TUFA GONGGONG WEISHENG SHIJIAN
DIANXING ANLI XIANCHANG DIAOCHA FANGLUE

突发公共卫生事件
典型案例现场调查方略

王 鸣 杨智聪 ◎ 主编

中山大学出版社
·广州·

版权所有　翻印必究

图书在版编目（CIP）数据

突发公共卫生事件典型案例现场调查方略/王鸣，杨智聪主编.—广州：中山大学出版社，2013.12

ISBN 978-7-306-04735-9

Ⅰ.①突…　Ⅱ.①王…②杨…　Ⅲ.①公共卫生—突发事件—卫生管理—中国　Ⅳ.①R199.2

中国版本图书馆 CIP 数据核字（2013）第 266862 号

出 版 人：	徐 劲
策划编辑：	鲁佳慧
责任编辑：	鲁佳慧
封面设计：	曾 斌
责任校对：	周 玢
责任技编：	何雅涛
出版发行：	中山大学出版社
电　　话：	编辑部 020-84111996，84113349，84111997，84110779
	发行部 020-84111998，84111981，84111160
地　　址：	广州市新港西路 135 号
邮　　编：	510275　　传　真：020-84036565
网　　址：	http://www.zsup.com.cn　E-mail:zdcbs@mail.sysu.edu.cn
印 刷 者：	广东虎彩云印刷有限公司
规　　格：	787mm×1092mm　1/16　19.75 印张　460 千字
版次印次：	2013 年 12 月第 1 版　2020 年 12 月第 3 次印刷
印　　数：	2001～2005 册　定　价：60.00 元

如发现本书因印装质量影响阅读，请与出版社发行部联系调换

本书编委会

主　审　唐小平
主　编　王　鸣　杨智聪
副主编　王玉林　袁　俊
编　委（以撰写章节为序）
　　　　丁　鹏　肖新才　景钦隆　罗　雷　袁　俊
　　　　杨智聪　王　鸣　沈纪川　董智强　梁建华
　　　　蔡文锋　刘艳慧　刘于飞　毛新武　谢朝军
　　　　钟　嶷　王德东　李铁钢　陈建东　贺　征
　　　　王玉林

作者简介

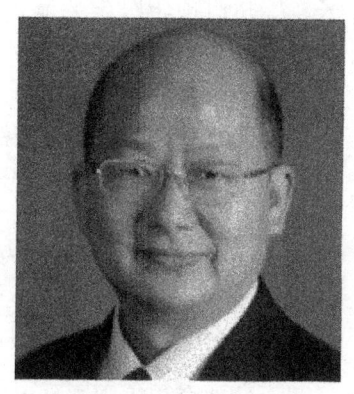

王鸣，卫生部突出贡献中青年专家、国务院特殊津贴专家、广州市优秀专家、广州市突发公共卫生事件应急专家委员会主任委员，流行病学主任医师，中山大学研究生导师。现任广州市疾病预防控制中心主任、中华预防医学会广东省分会副会长、中华预防医学会广州分会会长、广东省预防医学会流行病学专业委员会副主任委员，《华南预防医学》杂志副主编，《中华流行病学杂志》、《中华预防医学杂志》、《中国公共卫生》、《中国预防医学杂志》编委，《中华流行病学杂志》、《中华预防医学杂志》特约审稿专家。

获"全国五一劳动奖章"、"广东省五一劳动奖章"、"广州市劳动模范"、"广东省抗'非典'一等功"、"广州市抗击'非典'模范"。2010年获中华预防医学会"公共卫生与预防医学发展贡献奖"，2008年被评为"中国科协抗震救灾先进个人"，2009年被中华人民共和国卫生部评为"全国卫生应急先进个人"。

以主要完成人获广东省科学技术奖特等奖、二等奖，广州市科学技术奖一等奖、二等奖、三等奖，中华医学科技奖一等奖，中华预防医学会科学技术奖三等奖。

以第一作者或通讯作者在国际和国家级专业杂志上发表系列论文，其中多篇被 New England Journal of Medicine、Emerging Infectious Diseases、Journal of Virology、PANS、Vaccine、Plos One 等SCI期刊收录。著有《实用免疫接种培训教程》、《医院感染控制技术》、《甲型流感》、《集结汶川》等著作。

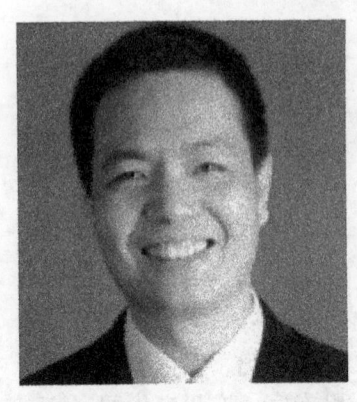

杨智聪，流行病学主任医师，中山大学公共卫生学院及广东药学院研究生导师。现任广州市疾病预防控制中心副主任、广东省和广州市传染病防控与突发公共卫生事件应急专家、中华医学会公共卫生分会委员、广东省医学会卫生学分会副主任委员、广东省预防医学会消毒学专业委员会副主任委员、广东省预防医学会流行病学专业委员会常委、广东省和广州市社区卫生学会副会长、广州市预防医学会流行病学专业委员会主任委员，《中华现代医院管理杂志》、《热带医学杂志》、《广东药学院学报》编委。

长期从事传染病预防控制、公共卫生信息建设和公共卫生管理工作。组织开展了登革热、甲型 H1N1 流感、H5N1 和 H7N9 禽流感、手足口病、霍乱等急性传染病及食物中毒、环境污染等突发公共卫生事件的调查处理工作，亲历地震、冰雪、洪涝等现场救灾和应急防病。获"广东省抗击'非典'三等功"、"广东省医学会先进工作者"、"广州市抗击'非典'先进个人"、"广州市抗震救灾优秀共产党员"、"广州市创建国家卫生城市先进个人"、"广州医师奖"、"广州市卫生局优秀科技人才"等荣誉。

主持或参与美国国立卫生研究院（NIH）、国家自然科学基金、广东省和广州市重大重点科技攻关和应用基础等课题研究 20 多项。以第一作者或通讯作者发表学术论文 47 篇，其中被 SCI 收录 8 篇。主编出版学术专著《登革热》和《医院感染控制技术》。以第一完成人获国家计算机软件版权 6 个、广州市科技进步二等奖和三等奖各 1 项。

序

社会进步使然,过去可能不为人们所认知或关注的突发公共卫生事件,发生于今天则是我们必须及时发现并积极面对的挑战。21世纪以来,我们接二连三地经历了SARS、新型H1N1流感、人感染H7N9禽流感等紧急疫情。突发公共卫生事件的发生时间、发生场所和受害主体的不确定性,增加了现场调查的难度并影响了正确判断的形成,若处置不当随时会引发更为复杂的社会热点事件和不可预料的深层次负面影响。因此,正确处置突发公共卫生事件,不仅能有效地保护公众的健康,还能有力地维护社会稳定和经济的正常发展。

献身广州市疾病控制事业的专家们,认真收集了他们亲身经历和处理解决的突发公共卫生事件典型案例,加以科学地整理和分析,从而编写了本书,将突发公共卫生事件处置的技能、方法、规范与要求有机融合在各案例的各个环节,充分展示了他们在实际工作中熟练综合运用流行病学理论与方法、临床医学知识和实验室技术,灵活解决疑难问题的能力。本书具有较强的针对性、实用性和实操性,是公共卫生专业技术人员必读的辅助专业技术书籍,也是预防医学和公共卫生管理领域不可或缺的参考教材。

本书作者在与大家充分分享突发公共卫生事件应急处置中积累的宝贵经验的同时,也实事求是地剖析了某些案例处置中存在的不足及教训,以此引以为鉴,这更是难能可贵的。

广州市卫生局局长、主任医师

陈怡霓

2013年8月于广州

前　　言

20 世纪以来，由于环境污染、人口密集、"地球村"形成、病原生物变异、新发传染病出现等综合作用，全球步入了一个突发公共卫生事件的高发期。随着 SARS、苏丹红、三鹿奶粉、H1N1 流感、H5N1 禽流感、H7N9 禽流感等突发公共卫生事件的相继出现，社会对突发公共卫生事件越来越关注。突发公共卫生事件涉及面广且影响范围大，一方面对民众生命、健康、心理产生危害；另一方面，也对社会经济、社会秩序、生态环境、国家形象及国际声誉等造成不同程度的危害。日趋严重的突发公共卫生事件态势对公共卫生体系提出了严峻的挑战，特别是对公共卫生技术人员在处理突发公共卫生事件的知识和技能方面提出了新的要求。

虽然我国已有 40 多年的公共卫生专业人才的教育培养历史，但基本沿用前苏联陈旧的培养模式，培养出来的公共卫生技术人员面对突如其来的公共卫生事件，在应急能力、现场调查处置能力、现场组织协调能力、分析问题能力、社会适应能力、风险沟通能力等方面普遍显得不足。

针对目前公共卫生技术人员存在的短板，我们组织了大批富有实战经验的公共卫生专家学者，对工作中经常遇到的各种类型的突发公共卫生事件的实际调查处理案例进行剖析，从背景、现场调查、样本采集与检测、流行病学统计分析、结论与讨论等方面，模拟工作过程进行详细叙述，其中穿插开放性的提问并附有参考答案，目的是让公共卫生技术人员犹如亲临其境、感同身受，启发其在遇到类似事件时多思考分析，将专业理论知识运用到现场实际工作中，不断提高处置突发公共卫生事件的能力与水平。

本书既可作为在校预防医学学生的辅助教材，也可作为现场流行病学工作者的参考教材。

本教材承蒙传染病防治专家唐小平教授的审阅和指导，陈怡霓主任医师在百忙之中为本书作序，在此一并表示感谢。

由于编写时间较为仓促，作者较多且水平有限，书中难免存在不足和疏漏之处，恳请专家和广大读者原谅并不吝提出宝贵意见，以助本书渐臻完善。

杨智聪、王鸣
2013 年 8 月于广州

目　录

第一章　传染病类突发公共卫生事件
- 案例 1　某高校诺如病毒引起的感染性腹泻暴发 …………………………… 3
- 案例 2　登革热暴发疫情的调查与控制 ……………………………………… 17
- 案例 3　通过乘坐火车传播的甲型 H1N1 流感 ……………………………… 33
- 案例 4　疑似伤寒实为登革热暴发流行 ……………………………………… 48
- 案例 5　实验室人员肾综合征出血热感染 …………………………………… 57
- 案例 6　利奇菲尔德沙门氏菌引起学校感染性腹泻暴发 …………………… 63
- 案例 7　实验室误诊为麻疹的风疹暴发 ……………………………………… 80
- 案例 8　食源性诺如病毒感染暴发调查 ……………………………………… 88

第二章　食物中毒类突发公共卫生事件
- 案例 9　副溶血性弧菌和诺如病毒混合感染的食源性肠胃炎暴发 ………… 109
- 案例 10　动物实验在大茶药中毒事件中的快速诊断 ……………………… 129
- 案例 11　故意投毒致急性砷中毒事件 ……………………………………… 138
- 案例 12　家庭聚集性急性胃肠炎事件 ……………………………………… 148
- 案例 13　旅游团副溶血性弧菌食物中毒 …………………………………… 161

第三章　环境因素类突发公共卫生事件
- 案例 14　偷驳自来水供水管引发的亚硝酸盐急性中毒事件 ……………… 173
- 案例 15　水污染导致群体胃肠炎暴发调查 ………………………………… 185
- 案例 16　小百货店里发生的一氧化碳中毒事件 …………………………… 202
- 案例 17　水源性细菌性痢疾暴发现场调查 ………………………………… 211

第四章　医源性感染类突发公共卫生事件
- 案例 18　使用过期注射液导致脓肿分枝杆菌感染事件 …………………… 227
- 案例 19　密切接触引发医院内甲型 H1N1 流感暴发 ……………………… 245
- 案例 20　准分子激光原位角膜磨镶术后弥漫性板层间角膜炎暴发事件 … 259

第五章　昆虫类突发公共卫生事件
- 案例 21　公园里发生的恙虫病聚集事件 …………………………………… 281
- 案例 22　寄生于蠹虫的球腹蒲螨引发的幼儿皮炎暴发 …………………… 294

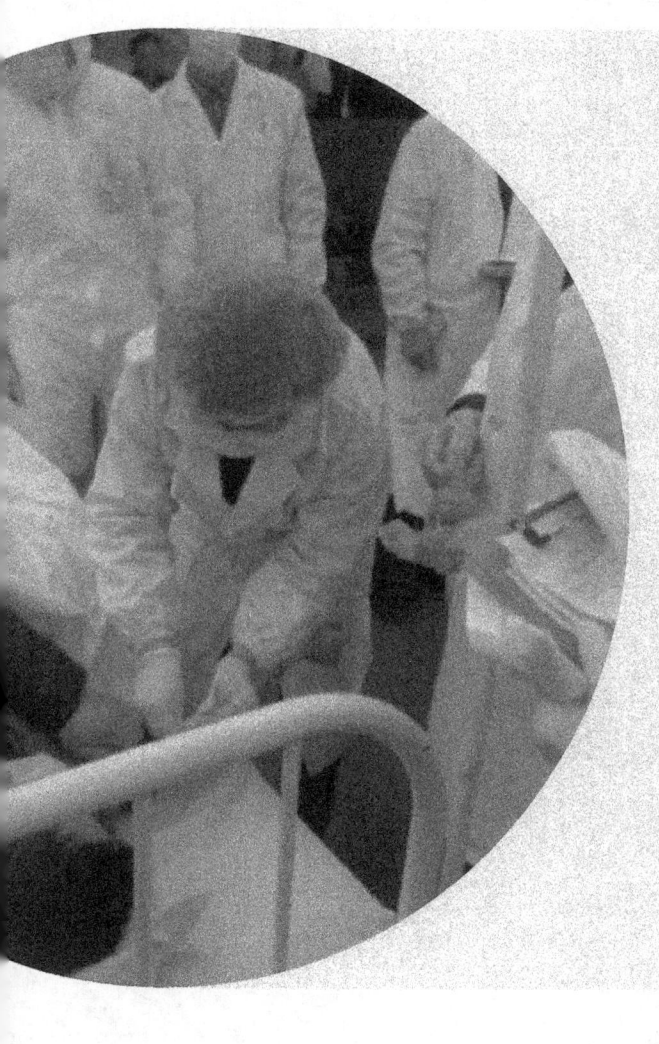

第一章 传染病类突发公共卫生事件

案例 1
某高校诺如病毒引起的感染性腹泻暴发

学习目的

- 熟悉感染性腹泻暴发的定义。
- 熟悉诺如病毒引起感染性腹泻的致病特点。
- 掌握病例对照研究设计。
- 了解高校群体性腹泻的控制措施。

第一部分 背 景

2013年1月16日下午,广州市疾病预防控制中心(CDC)接天河区CDC报告,辖区内HN大学1月14日以来,先后有59名学生出现腹痛、腹泻症状,临床诊断为"急性胃肠炎"。接报后,广州市CDC立即派出工作人员会同天河区CDC人员赴现场进行流行病学调查和疫情处理工作。

> 问题1:作为接到报告的疾病预防控制中心医生,你觉得在去现场调查之前需做好哪些准备?
> 参考答案:
> (1)组成现场调查组,包括流行病学、实验室、临床医学、卫生学等专业人员。
> (2)准备必须的资料和物品,包括:相关调查表和调查器材、现场预防控制器材、采样设备和试剂、现场联系资料、电脑、照相机和个人防护用品等。

HN大学位于天河区,校园占地面积6.6 km²,是一所公办全日制高校。学校设有17个学院共1 267个班级,学生约3.8万人,教职工2 900多人,校医院所在的社区卫生服务中心医务人员共117人。学生宿舍分为5个区域(HS、TS、YS、QLN、QLB),共83栋宿舍楼;教学区与宿舍区共设师生饭堂6家,其中Z园、H园、X园每日就餐人数约为8 000人,DX园、S园每日就餐人数约为5 500人,LR园每日就餐人数约为

1 600人。校园内环境良好，整体卫生情况较好。

该校设有1家校医院（同时为社区卫生服务中心）为校内师生提供医疗服务。学生、教职员工患病后一般凭医保卡在该院就诊，转诊或到其他医疗机构就诊需校医院同意。

据校医院报告，自1月14日以来，门诊临床诊断为"急性胃肠炎"的病例显著增多，多为2012级本科新生；病例以腹痛、腹泻等症状为主，经止泻、补液等对症治疗后，多数好转，无重症病例和转院病例。1月16日采集的10宗患者标本中，9宗诺如病毒核酸检测阳性。

1月17日起，该校2009—2011级本科大部分专业完成教学计划，学生陆续离校；2012级本科学生1月7日至1月22日留校进行军训。

问题2：在听取校医院的情况介绍后，你对该起事件有何初步判断？应开展哪些工作？

参考答案：
（1）初步判断该起事件为诺如病毒引起的感染性腹泻事件。根据国家《突发公共卫生事件相关信息报告管理工作规范》规定，"1周内，同一学校、幼儿园、自然村寨、社区、建筑工地等集体单位中发生20例及以上感染性腹泻病例，或死亡1例及以上"，需报告突发公共卫生事件相关信息。

（2）在核实诊断和确定暴发存在后，应开展以下后续工作：建立病例定义并核实病例数目，开展病例调查并进行描述性分析，确定初步的病因假设并进行验证，调查过程中同时采取控制措施，进一步完善现场调查，形成书面报告。

第二部分　现场调查

一、病例搜索

市、区CDC调查组根据患者临床表现，制订病例定义如下：

（1）疑似病例：自2013年1月11日以来，该校具有呕吐（≥2次）、腹泻（排便≥3次/24小时，且有性状改变）、呕吐伴腹泻症状之一的学生、教官及教职员工。

（2）确诊病例：疑似病例的粪便/肛拭子或呕吐物中检出诺如病毒核酸者。

通过查阅校医院门诊登记本、电话调查等方式，对该校1月份以来的感染性腹泻病例进行了搜索，截至28日10时，共发现符合病例定义的个案282例，罹患率为0.69%（282/40 900）。

所有病例临床症状均较轻，临床主要表现为呕吐（86.52%）、腹泻（83.90%）、恶心（73.15%）、腹痛（51.78%）、发热（14.61%）等症状。病程1～2日，大部分病例经校医院对症治疗后康复，无住院病例和重症病例。

校医院对早期5名病例进行血常规检查，3例血常规无异常，2例白细胞计数升高[$(10.40\sim12.10)\times10^9$/L]。

二、流行病学调查

（一）流行曲线

经调查核实，首例病例发病时间为1月11日，末例病例发病时间为1月27日，发病高峰出现在1月16日至19日，病例数占病例总数的56.03%（158/282）。282例病例发病流行曲线见图1-1-1。

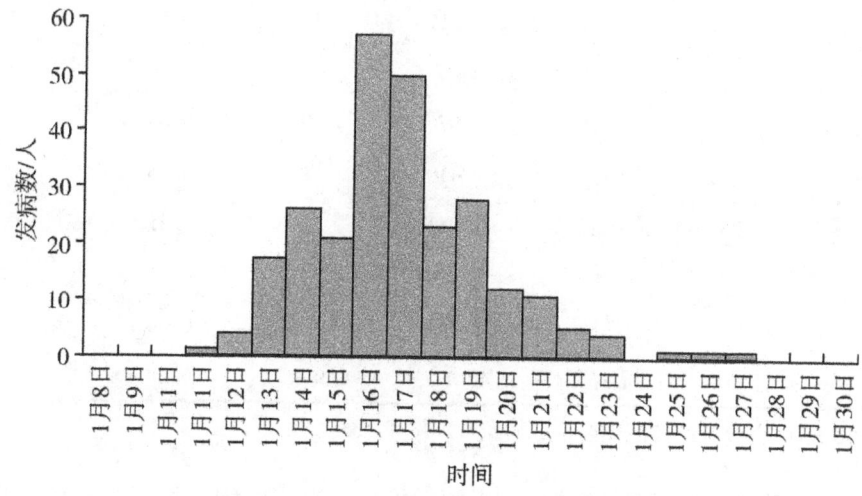

图1-1-1　HN大学感染性腹泻发病流行曲线

根据调查情况，初步核实诊断为一起学校诺如病毒暴发疫情，暴发原因或危险因素有待进一步调查。

（二）病例分布

17个二级学院中的16个学院有病例报告，其中经济管理学院、工程学院和信息学院病例数较多，分别占报告病例数（构成比）的15.12%、12.79%和11.24%；从罹患率分析，生命科学学院、食品学院和园艺学院罹患率较高，分别为1.79%、1.08%和1.05%。详见表1-1-1。

表1-1-1　各学院病例分布情况

学院分布	学生数/人	教职工数/人	合计/人	病例数/人	罹患率/%	构成比/%
生科	948	80	1 028	17	1.79	6.59
食品	2 132	84	2 216	23	1.08	8.91
园艺	1 243	96	1 339	13	1.05	5.04
经管	4 293	118	4 411	39	0.91	15.12
理学	2 343	194	2 537	21	0.90	8.14

续表1-1-1

学院分布	学生数/人	教职工数/人	合计/人	病例数/人	罹患率/%	构成比/%
信息	3 624	133	3 757	29	0.80	11.24
资环	2 017	165	2 182	17	0.84	6.59
工程	4 551	182	4 733	33	0.73	12.79
艺术	3 387	134	3 521	23	0.68	8.91
水利	1 816	51	1 867	11	0.61	4.26
林学	2 094	117	2 211	11	0.53	4.26
人文	1 561	106	1 667	7	0.45	2.71
公管	3 881	95	3 976	9	0.23	3.49
外语	1 273	137	1 410	2	0.16	0.78
农学	963	88	1 051	2	0.21	0.78
动科	900	99	999	1	0.11	0.39
兽医	1 074	88	1 162	0	0.00	0.00
合计	38 100	1 967	40 067	258*	0.68	100.00

*此处合计不含教职工病例。

5个学生宿舍区均有病例报告,其中TS区、QLN区和QLB区报告病例数较多,分别占报告病例数的48.84%、19.77%和16.66%;从罹患率分析,TS区和QLN区罹患率较高,分别为1.02%和0.71%。详见表1-1-2。

表1-1-2 各宿舍区病例分布情况

宿舍分布	栋数	学生数/人	病例/人	罹患率/%	构成比/%
HS	24	8 100	21	0.26	8.14
TS	22	12 300	126	1.02	48.84
YS	8	2 500	17	0.68	6.59
QLN	10	7 200	51	0.71	19.77
QLB	19	8 000	43	0.54	16.66
合计	83	38 100	258*	0.68	100.00

*此处合计不含教职工病例。

各病例所在宿舍均有4~6人共同居住,除少数宿舍有2例及以上病例外,绝大多数宿舍(93.28%)只有1例病例,没有明显的宿舍聚集性。详见表1-1-3。

表1-1-3 宿舍聚集性情况

宿舍病例数/个	宿舍数/个	构成比/%
1	222	93.28
2	13	5.46
3	2	0.84
4	1	0.42
合计	238*	100.00

*此处合计不含教职工病例。

282名病例中,男女发病比为1.88:1(184/98);其中学生258例,占病例数的91.49%,学生与教师罹患率分别为0.68%(258/38 000)和0.83%(24/2 900)。所有学生病例中,2012级学生罹患率(1.92%)高于其他年级。各年级病例分布情况见表1-1-4。

表1-1-4 各年级病例分布情况

年级分布	学生数/人	病例数/人	罹患率/%	构成比/%
2009级	9 693	23	0.21	8.91
2010级	9 462	15	0.14	5.81
2011级	9 481	17	0.16	6.59
2012级	9 464	203	1.92	78.69
合计	38 100	258	0.61	100.00

问题3:通过三间分布的描述,你觉得本次疫情有何特征?应进一步开展哪些方面的调查?

参考答案:

(1)学生发病多于教师,且学院与宿舍区有聚集性,需进一步调查聚集性的原因,由于已经有病原学结果,应着重考虑诸如病毒引起腹泻暴发的可能因素,如饮水、饮食等。

(2)2012级新生占病例大多数,且处于军训期,需进一步调查军训相关情况,如集中饮食、住宿情况。

(3)发病流行曲线呈现持续传播的曲线图特征,提示可能存在持续的污染源或者人-人接触传播。

经现场调查和电话调查,确定调查时间段内首发病例为刘某,女,18岁,2012级艺术学院新生,住QLB宿舍区。发病前3日均在H园餐厅进食早、中、晚三餐,食用过面、鱼丸、青菜等食品。11日18时出现呕吐(2次)、恶心、腹泻(4次/日)等症状，13 日至校医院就诊，医生诊断为"急性胃肠炎"，经对症治疗后好转，至 17 日电话调查时已痊愈。

（三）饮食情况调查

学生就餐情况调查结果如下：

该校共有餐厅 6 家，主要分布在不同的宿舍区，其中 Z 园（TS 区）、H 园（QLN 区）、X 园（HS 区）每日就餐人数各约为 8 000 人，DX 园（QLB 区）、S 园（YS 区）每日就餐人数各约为 5 500 人，LR 园（非宿舍区）每日就餐人数约为 1 600 人。学生平日多在自己所在宿舍区餐厅就餐。2012 级新生由于军训，存在跨宿舍区就餐的情况。

餐厅卫生学调查发现学校各餐厅周围环境一般，H 园、DX 园、X 园、Z 园和 S 园餐厅厨房面积较大，约为 3 000 m^2，LR 园餐厅厨房面积较小，约为 1 000 m^2。各餐厅厨房布局合理，分为烹调制作区、洗涤消毒区、原料粗加工处理区、备餐区和仓库。菜品在厨房炒制后经熟食通道送至售卖窗口。餐厅有消毒设施及制度，消毒工作由专人负责，并按照规程操作。现场发现 DX 园餐厅的烹调制作区内可见明显鼠迹。

各餐厅共有工作人员 454 名，均持证上岗，均否认近期有发热、腹泻、呕吐等不适症状及外伤。现场调查发现，个别厨工在制作食物时未戴手套，口罩佩戴不规范。1 月 16 日采集 13 宗 H 园餐厅厨工标本，未检出食物中毒常见致病菌和 4 种常见肠道病毒（诺如病毒、轮状病毒、星状病毒和腺病毒）抗体。1 月 21 日再次对全校 6 家餐厅 74 名厨工采样，进行诺如病毒核酸检测，其中 DX 园 2 宗厨工肛拭子和 H 园餐厅 1 宗厨工肛拭子结果阳性。

对食物供应情况的调查发现，H 园餐厅 1 月 16 日前持续供应花甲、田螺和生蚝等水产品。花甲和田螺经水煮后冲自来水，然后焖 15～20 分钟出品；生蚝经清洗后加蒜蓉，放入烧烤机烘烤 30 分钟后出品。

除上述餐厅外，该校内还有 1 个烧烤场，位于 TS 宿舍区 Z 园餐厅附近，环境一般。平时 19 时至 24 时营业，主要售卖小炒、快餐和烧烤等菜品，已于 1 月 16 日停止营业。

问题 4：通过上述调查，学生就餐情况成为本次疫情的可疑环节。为寻找事件原因，需进行何种流行病学研究？具体要求如何？

参考答案：

为寻找病因线索，可以开展病例对照研究和队列研究。

（1）在难以调查事故全部病例或事故暴露人群不确定时，适合开展病例对照研究。

1）调查对象。选取病例组和对照组作为研究对象。病例组应尽可能选择确诊病例或可能病例。病例人数较少（<50 例）时可选择全部病例，人数较多时，可随机抽取 50～100 例。对照组应来自病例所在人群，通常选择同餐者、同班级、同家庭等未发病的健康人群作对照，人数应不少于病例组人数。病例组和对照组的人数比例最多不超过 1∶4。

2）调查方法。根据初步判断的结果，设计可疑餐次或可疑食品的调查问卷，采用一致的调查方式对病例组和对照组进行个案调查，收集进食可疑食品或可疑餐次中所有食品的信息以及各种食品的进食量。

3）按餐次或食品品种，计算病例组进食和未进食之比与对照组进食和未进食之比的比值（OR）及95%可信区间（CI）。

（2）在事故暴露人群已经确定且人群数量较少时，适合开展队列研究。

1）调查对象。以所有暴露人群作为研究对象。

2）调查方法。根据初步判断的结果，设计可疑餐次或可疑食品的调查问卷，采用一致的调查方式对所有研究对象进行个案调查，收集发病情况、进食可疑食品或可疑餐次中所有食品的信息以及各种食品的进食量。

3）按餐次或食品进食情况分为暴露组和未暴露组，计算每个餐次或食品暴露组的罹患率和未暴露组的罹患率之比（RR）及95% CI。

（四）病例对照研究

为查明暴发原因，调查人员开展了病例对照研究。

选取早期56名病例，及在整个疫情暴发过程中与病例组同宿舍的未患病师生对照（60名），用统一设计的肠道传染病个案调查表对研究对象发病前3日就餐情况进行回顾性个案调查。

发现病例组在发病前3日至H园餐厅就餐的比例为76.79%（43/56），高于对照的36.67%（22/60），差异有统计学意义（$\chi^2=18.93$，$P<0.001$），$OR=2.01$（95% CI：1.46～3.01）。病例组在发病前3日至DX园餐厅就餐的比例为55.36%（31/56），高于对照组的33.33%（20/60），差异有统计学意义（$\chi^2=5.71$，$P=0.017$），$OR=1.67$（95% CI：1.08～2.55）。结合餐厅卫生学调查的结果，提示本次疫情与在H园和DX园餐厅就餐有关。

此外，病例对照研究同时发现以下结果：

（1）56名病例中2012级新生占76.79%（43/56），其他年级病例较少。

（2）病例主要集中于QLN、QLB和TS宿舍区，比例分别为35.71%（20/56）、25.00%（14/56）和23.21%（13/56），其他宿舍区较少。

（3）调查病例均否认近期有校外饮食史；除2012级军训新生外，其余病例无近期集体活动史。

问题5：2012级新生罹患率明显高于其他年级，且是唯一有集体活动的年级，如何看待军训对本次疫情的影响，应开展哪些调查？

参考答案：

虽然进行了病例对照研究，且发现发病前3日内DX园就餐史和H园就餐史是发病的危险因素，但新生军训，生活饮食相对集中，对疫情的扩散和传播可能有影响，因此，应对新生军训情况进行调查，主要包括军训场地、就餐地点的卫生学调查、饮用水情况调查等。

(五) 2012 级新生军训情况调查

1 月 7 日起,该校 2012 级新生开展军训活动。由于人数较多,军训根据专业分不同场地同时进行,且存在中途更换场地的情况,详见表 1-1-5。经现场调查,校园内各军训场地均为露天运动场,各场地有专用卫生间,但面积较小,只有 1~2 个洗手水龙头。

表 1-1-5 2012 级新生军训地点分布与病例分布

分团	专业	1月7日至9日	1月10日至12日	1月13日	1月14日	1月15日	1月16日	1月17日	1月18日	1月19日
一团	理学(TS)# 兽医(TS) 动科(TS) 水利(HS)	HS(0)*	HS(1)	HS(0)	HS(2)	HS(4)	HS(4)	HS(5)	HS(3)	HS(1)
二团	经管(TS) 工程(TS)	TS(0)	TS(0)	YS(2)	YS(2)	YS(6)	YS(18)	YS(12)	YS(6)	YS(9)
三团	资环(TS) 园艺(TS) 信息(TS)	YS(0)	YS(1)	TS(0)	TS(2)	TS(0)	TS(16)	TS(16)	TS(3)	YS(5)
四团	食品(QLB) 生科(QLB) 艺术(QLN) 林学(QLB)	QLN(1)	QLB(1)	QLN(3)	QLB(9)	QLN(2)	QLB(9)	QLN(4)	QLB(3)	QLN(6)
五团	公管(QLB) 人文(QLB) 外语(QLB) 农学(QLB)	QLB(0)	QLN(0)	QLB(2)	QLN(4)	QLB(4)	QLN(1)	QLB(4)	QLN(5)	QLB(1)

#括号内为住宿区。
*括号内为每时段的发病数。

由表 1-1-5 可知,新生发病日期分为 3 个阶段,即 11—14 日、15—17 日、18 日以后。

早期(11—14 日):新生病例主要来自四团。四团该段潜伏期(8—11 日)的军训场地为 QLB(DX 园食堂),宿舍区为 QLN 和 QLB(H 园和 DX 园),病例可能因受到食堂厨工的污染而感染。

中期(15—17 日):新生病例主要来自二团和三团。二团该段潜伏期(12—14 日)的军训场地为 YS 区(S 园),宿舍区为 TS(Z 园)。三团该段潜伏期的军训场地和宿舍区均为 TS(Z 园),造成 TS 区的持续感染,故该阶段病例主要集中在 TS 区。

晚期(18 日以后):由于二、三团住 TS、四团住 QLB 和 QLN,造成这 3 个宿舍区的病例持续。

> 问题6：通过新生军训的调查，逐步理清了疫情传播的可能模式，根据目前的调查，是否可以对疫情定性？
> 参考答案：
> 根据目前得到的信息，可以判定军训对疫情的进一步传播和扩散起到了推动作用，但还不能对疫情定性。主要原因是：诺如病毒引起的腹泻多为食源性感染，其次为接触传播；目前确定了食物，但饮用水的情况未进行调查，无法排除饮用水是否污染。故需进一步对饮用水情况进行调查。

（六）饮用水调查

学校生活用水主要为市政自来水供水，校内桶装饮用水为QK牌天然饮用净水，部分学生直接使用自来水烧开饮用。新生军训期间，校方在各训练场备有热姜汤供学生饮用。据调查，大部分学生除饮用热姜汤外，均饮用从宿舍带来的纯净水或开水，均否认饮用生水。

TS宿舍区的生活用水为二次供水，该宿舍区分为3个片区（1～9栋、10～16栋和17～24栋），由3个低位水池分别供水，各供水水池密封良好，周围环境较整洁。现场采集了TS区各供水片区宿舍的二次供水水样26宗，未检出诺如病毒核酸。早期病例对照研究发现，各供水片区的病例数相近，罹患率分别为1.13%（54/5 250）、0.72%（24/3 809）和1.17%（49/4 667），差异无统计学意义（$\chi^2=4.41$，$P=0.11$）。

QK天然饮用净水厂位于校园内，为一层独栋建筑，分为泵水、消毒、灌装和储存4个区域，总面积约1 000 m²。各区环境整洁，工作人员按规程操作。现场采集水厂水3宗和灌装工人肛拭子标本1宗，均未检出诺如病毒核酸。早期病例对照研究结果显示，病例组饮用天然饮用净水的比例为55.36%（31/56），对照组比例为38.33%（23/60），差异无统计学意义（$\chi^2=3.37$，$P=0.066$）。综上，基本可以排除此次疫情与饮用水的关联。

（七）实验室检测

共采集240宗样品，包括现症患者、餐厅厨工肛拭子、环境涂抹拭子和饮用水、管网水样品等，进行4种常见肠道病毒（诺如病毒、轮状病毒、星状病毒和腺病毒）抗原检测、食物中毒常见致病菌和诺如病毒核酸检测。所有样品均未检出食物中毒常见致病菌。其中24宗样品检出诺如病毒，经测序，均为GⅡ.4/Sydney_2012型），其中11宗为患者肛拭子，5宗为H园厨工肛拭子，4宗为DX园厨工肛拭子，2宗为学生患者宿舍洗手间环境涂抹拭子，H园和DX园餐厅员工男洗手间环境涂抹拭子各1宗。详见表1-1-6。

表1-1-6 标本采集及实验室检测结果

日期	样品来源	样品名称	样品数/个	诺如病毒检测结果
1月16日	厨工（H园）	肛拭子	13	（-）
	患者	肛拭子	10	9宗（+）
	水样	自来水、桶装水等	6	（-）
1月21日	厨工（6个餐厅）	肛拭子	74	DX园2宗（+），H园1宗（+）
	环境涂抹	厨房、厕所等	44	4宗（+）
	水样	自来水、桶装水等	31	（-）
1月23日	厨工（H园、DX园）	肛拭子	24	DX园2宗（+），H园4宗（+）
	水厂工人	肛拭子	1	（-）
	患者	肛拭子	5	2宗（+）
	水样	自来水、桶装水等	14	（-）
1月28日	环境涂抹（H园、DX园）	厨房、厕所等	16	（-）
	患者	肛拭子	2	（-）
合计			240	24宗（+）

问题7：你觉得实验室检测结果对本次疫情调查处理的作用是什么？

参考答案：

实验室检测结果为查明病因提供了有力证据，从临床表现和病例对照研究发现，疫情特点符合诺如病毒感染性腹泻的特点，从厨工、患者和环境中分别检出诺如病毒核酸，且进行了同源性分析，证实为现场调查对病因的假设。

需要注意的是，在现场调查中，应针对不同的疫情采集不同的样品，且不同样品的采集、包装与送检、实验室检测方法也不同；在对实验室结果的分析判断上，需要将实验室结果与现场调查相结合，特别是在检出多种病原体的情况下，如何判断真正的病原体必须结合现场调查情况，避免实验室"一锤定音"的情况。

第三部分 结 论

一、事件性质

根据现场流行病学调查结果、患者临床表现和实验室检测结果，判定该起事件为一起诺如病毒引起的感染性腹泻暴发事件，传播途径主要为食源性传播。经甄别核实，发病人数共282人，其中学生258人，教职工24人，均为轻症，经门诊治疗后已痊愈。

问题8：根据上述现场调查和实验室结果，你觉得本次疫情应如何定性？

参考答案：

根据现场调查和实验室结果，可以判定本次疫情为一起诺如病毒引起的感染性腹泻暴发事件，食源性感染是主要感染来源，可能存在密切接触传播等途径。

二、事件主要原因

判定该起事件为一起诺如病毒引起的感染性腹泻暴发事件，主要原因可能如下。

1. 该校 DX 园与 H 园餐厅厨工感染诺如病毒后污染食物、餐具或餐厅环境所致

主要依据为：

（1）病例临床表现与病原学结果相符。病例具有相同的临床表现，症状较轻，无重症病例，病程 1～2 日，符合诺如病毒感染的临床表现。11 名现症患者的肛拭子中检出诺如病毒核酸，病原明确。

（2）病例对照结果提示餐厅为感染高风险地点。病例对照研究结果显示，诺如病毒感染的潜伏期内（12～72 h），大部分病例有 H 园餐厅（$OR=2.01$；95% CI：1.46～3.01）或 DX 园餐厅（$OR=1.67$；95% CI：1.08～2.55）就餐史。

（3）餐厅厨工与患者所检出病毒同型。5 名 H 园餐厅厨工和 4 名 DX 园餐厅厨工的肛拭子中检出诺如病毒，且厨工检出的诺如病毒与病例中检出的诺如病毒为同型（均为 GⅡ.4/Sydney_2012 型）。

（4）针对餐厅的控制措施效果显著。从餐厅员工洗手间的环境涂抹拭子中检出诺如病毒核酸，提示厨工感染后已污染环境。自 1 月 18 日餐厅进行彻底消毒、加强厨工卫生教育和管理后，该校感染性腹泻发病数大幅下降。

（5）排除本次疫情与饮用水的关联。经对学生饮用的 QK 天然饮用净水和二次供水采样检测，未检出诺如病毒核酸；病例分布与供水范围无明确关联，介水传播的可能性不大。

2. 本起疫情存在人－人传播途径

（1）早期（11—14 日）新生病例主要来自四团。四团该段潜伏期（8—11 日）的军训场地为 QLB（DX 园食堂），宿舍区为 QLN 和 QLB（H 园和 DX 园），病例可能因在 DX 园和 H 园食堂就餐而感染。

（2）由于军训期间相对集中化的管理和学生密切接触，学生集中就餐和如厕，各训练场地卫生设施简陋，卫生条件一般，洗手设施不足，病例未及时隔离等原因，均是造成疫情在军训学生间扩散的潜在危险因素。

第四部分 防控措施

一、实施措施

疫情调查处置过程中，遵循边调查边处置的原则，根据现场情况，及时开展多项防控措施，具体如下：

1. 做好疫情报告和病例监测工作

1月17日，广州市CDC会同天河区CDC赴现场进行病例搜索和调查，要求校医院做好病例的诊疗工作，自18日起实行新增病例日报制度；天河区CDC将该起事件作为突发公共卫生事件相关信息进行网络直报，并指导校医院做好传染病报告工作。

2. 召集并协调有关部门，分头开展防控工作

（1）1月18日，广州市卫生局、天河区卫生局、天河区食品药品监督管理局和天河区卫生监督所等有关部门领导到现场督导防控工作，要求校方做好现症病例的管理工作，对病例所在宿舍、各餐厅和图书馆、军训场等公共场所进行彻底的清洁消毒。

（2）天河区CDC指导校医院规范预检分诊流程，开辟专门场地接诊和治疗腹泻病例。同时做好院内清洁消毒和医护人员个人防护，预防院内感染的发生。

（3）校方在官方网站和官方微博上发布诺如病毒感染预防控制指引，同时印刷纸质版指引分发至每个宿舍。

3. 开展二次供水和饮用水调查

1月21日，广州市CDC和天河区CDC对学校6间餐厅和TS宿舍区的二次供水水池进一步开展卫生学调查并采样；对QK牌天然饮用净水水厂进行调查并采样，督促校方对全校供水管网和饮水机进行检查并彻底清洁消毒。

4. 受污染餐厅停止供餐并清洁消毒

1月23日，将H园和DX园餐厅中9位诺如病毒感染厨工调离工作岗位，督促就医；天河区CDC对2家餐厅的员工厕所进行了彻底消毒；1月25日，H园和DX园餐厅开始停止供餐1周并再次进行彻底的清洁消毒工作。

5. 做好假期留校人员健康监测

建议该校加强对春节期间留校人员的健康状况随访，发现类似症状者督促就医，并加强呕吐物、排泄物的消毒处理。

6. 信息通报

（1）建议广州市卫生局将有关疫情通报至省、市教育部门，督促有关大中专院校加强对师生的症状监测（腹泻、呕吐等胃肠道症状），早期发现疫情并及时报告。

（2）建议广州市食品药品监督管理局对在穗大中专院校食堂进行督导检查，发现隐患及时处理。

二、防控效果及风险评估

1. 防控效果评估

由于学校未及时报告事件信息且门诊日志登记项目不全,影响了早期处置;通过加强病例管理、采取全面严格消毒措施和停止受污染餐厅供餐等措施,疫情得到控制。

2. 风险评估

此次疫情的病原为诺如病毒 $GⅡ.4/Sydney\_2012$ 型,该毒株 2012 年在日本、澳大利亚和欧洲曾引起较多的暴发事件。该校疫情发生在学校寒假前夕,不排除已感染患者离校将病毒传播至校外引起暴发的可能;同时,寒假期间,该校部分学生留校,发病后粪便、呕吐物处置不规范,易污染环境,学生返校后仍可能引起暴发。

三、本次调查的局限性

> 问题9:你觉得本次疫情调查处置有何局限性?
> 参考答案:
> (1)介入时间略晚,错过了疫情处置的最佳时机。
> (2)虽然开展了病例对照研究,但未能明确造成感染的可疑餐次和食物。
> (3)未能明确密切接触对于疫情扩散的影响。

虽然通过详细的现场调查,基本查明疫情发生及扩散的原因,但本次疫情调查处置仍有以下局限性:

(1)由于学校未及时报告事件信息且门诊日志登记项目不全,影响了早期处置,尽管调查人员及时开展现场调查,但错过了最佳介入时机。

(2)未能明确食源性感染的具体来源,如餐次和特定食物。

(3)该校宿舍区近年进行了更名,新旧名称同时使用,给调查处理工作造成了一定困扰,后统一名称,使调查结果清晰起来。

(4)没有对接触传播的作用进行调查,病原体引入军训人群的具体方式没有明确。

(丁鹏 肖新才)

点评:

本案例是一起较完整的诺如病毒聚集性胃肠炎事件的现场调查和分析,制订了病例定义并进行病例搜索,根据疫情的"三间"分布提出假设并通过病例对照明确了本次疫情的传播途径为食源性,实验室检测结果也证实了这一假设,但本次调查的局限性为未能明确造成感染的可疑餐次和食物。

参考文献

[1] Widdowson M A, Sulka A, Bulens S N, et al. Norovirus and foodborne disease, United States, 1991—2000 [J]. Emerg Infect Dis, 2005, 11: 95 – 102.

[2] Dolin R. Noroviruses-challenges to control [J]. N Engl J Med, 2007, 357 (11): 1072 – 1073.

[3] 李灵辉, 郑慧贞, 李晖, 等. 广东省 2005 年诺瓦克样病毒感染暴发疫情 [J]. 华南预防医学, 2006, 32 (5): 11 – 14.

[4] 李晖, 方苓, 邹丽容, 等. 广东省暴发性胃肠炎中诺如病毒的分子流行病学特点分析 [J]. 中华微生物和免疫学杂志, 2007, 27 (1): 5 – 8.

[5] Siebenga J, Annelies K, Koopmans M. Food-borne viruses in Europe network report: the norovirus GⅡ 4 2006b (for US named Minerva-like, for Japan Kobe034-like, for UKV6) variant now dominant in early seasonal surveillance [J]. Euro Surveill, 2008, 13 (1 – 3): 1 – 4.

[6] Bull R A, Eden J S, Rawlinson W D, et al. Rapid evolution of pandemic noroviruses of the GII.4 lineage [J]. PloS Pathog, 2010, 6 (3): e1000831.

[7] 桑少伟, 赵仲堂, 索继江, 等. 北京地区急性胃肠炎患者诺如病毒分子流行病学调查 [J]. 中华流行病学杂志, 2013, 34 (3): 263 – 265.

[8] van Beek J, Ambert-Balay K, Botteldoorn N, et al. Indications for worldwide increased norovirus activity associated with emergence of a new variant of genotype Ⅱ.4, late 2012 [J]. Euro Surveill, 2013, 18 (1): 8 – 9.

[9] Yen C, Wikswo M E, Lopman B A, et al. Impact of an emergent norovirus variant in 2009 on norovirus outbreak activity in the United States [J]. Clin Infect Dis, 2011, 53 (6): 568 – 571.

[10] Phillips G, Tam C C, Rodrigues L C, et al. Risk factors for symptomatic and asymptomatic norovirus infection in the community [J]. Epidemiol Infect, 2011, 139 (11): 1676 – 1686.

[11] Lopman B, Gastanaduy P, Park G W, et al. Environmental transmission of norovirus gastroenteritis [J]. Curr Opin Virol, 2012, 2 (1): 96 – 102.

[12] Thornton A C, Jennings C, Karen S. Noroviruses: agents in outbreaks of acute gastroenteritis [J]. Disaster Manag Response, 2004, 2 (1): 4 – 9.

[13] 徐潜. 医院诺如病毒胃肠炎的流行与控制 [J]. 中国医学科学院学报, 2008, 30 (5): 614 – 617.

[14] Wu H M, Fornek M, Schwab K J, et al. A norovirus outbreak at a long-term-care facility: the role of environmental surface contamination [J]. Infect Control Hosp Epidemiol, 2005, 26 (10): 802 – 810.

第一章 传染病类突发公共卫生事件

案例 2
登革热暴发疫情的调查与控制

学习目的

- ☞ 掌握登革热病例的诊断、发现和报告要求。
- ☞ 掌握登革热疫情的流行病学调查技术。
- ☞ 了解登革病毒实验室检测方法。
- ☞ 了解系统发生学分析与分子溯源研究方法。
- ☞ 掌握登革热疫情控制措施及效果评价方法。

第一部分 背 景

2010 年 9 月 13 日,广州市 CDC 实验室在检测一例发热伴血小板减少症状的血清标本中检测出登革病毒 IgM 阳性、IgG 阴性。实验室人员随即将该情况通知现场调查人员。

> 问题 1:现场人员接到实验室人员检测出登革病毒 IgM 阳性后应怎么办?
> 参考答案:
> (1)核实病例信息。
> 1)患者识别信息:姓名、性别、年龄、民族、职业、工作地点、现住地址、联系方式。
> 2)发病及就诊情况:发病日期、就诊日期、发病地点、就诊医院、入出院日期、住院医院、入院诊断、临床分型、转归等。
> 3)临床表现及一般实验室检查(血常规结果)。
> 4)病例的分类、接触史及危险因素调查。包括接触者发病情况、居住及工作地蚊虫滋生情况以及防蚊灭蚊措施等。
> (2)核实方式:电话、面对面个案调查。

经电话询问,病例 1,女,30 岁,现住广州市白云区景泰街,9 月 6 日 8 时,无明显诱因出现发热（39℃），自行服用维生素C、氨加黄敏胶囊予以退热治疗，但发热反复未见缓解。9日，因四肢出现皮疹，自认为过敏前往药店购买过敏药服用，但病情仍旧反复。12日20时，患者前往白云区景泰街医院就诊，门诊医生以"发热伴血小板减少"建议患者前往广州市第八人民医院就诊。21时，广州市第八人民医院以"发热待查？疑似登革热"收治入院。

问题2：如何判定登革热疑似病例？
参考答案：
符合下列条件之一即可判定为登革热疑似病例：
（1）发病前14天内去过登革热流行区，急性起病、发热（24～36小时内达39～40℃，少数为双峰热）、较剧烈的头痛、眼眶痛、全身肌肉痛、骨关节痛及明显疲乏等症状。可伴面部、颈部、胸部潮红、结膜充血等。
（2）发病前14天内去过登革热流行区，急性起病、发热（24～36小时内达39～40℃，少数为双峰热）、较剧烈的头痛、眼眶痛、全身肌肉痛、骨关节痛及明显疲乏等症状。可伴面部、颈部、胸部潮红、结膜充血等。同时具备白细胞减少和血小板减少。

患者现住广州市白云区景泰街A小区，为一DNMJY科技有限公司办公室文员。发病前2周内，患者的主要活动地点局限在公司和居住小区范围内。否认有东南亚、南美洲等登革热疫区旅游史。

问题3：该病例属输入性病例还是本地感染病例？如何判定是输入性病例还是本地感染病例？
参考答案：
该病例属本地感染病例。
（1）输入性病例：是指感染地不在本地，发病前15天内到过有登革热流行的国家或地区（如东南亚、南美洲等），有蚊虫叮咬史的登革热病例。"输入"是一个相对的概念，在外地感染或发病后来到某地，对于该地也是输入病例。
（2）本地感染病例：登革热病人发病前15天内未离开过本地区（以区县为单位），或未到过有登革热疫情报告的地区，其感染地属于本地。表示病人工作或活动地点附近已有带病毒的成蚊存在。

第二部分 现场调查

9月14日,广州市 CDC 和白云区 CDC 工作人员前往患者住院医院、居住小区和工作地点开展现场流行病学调查。

> 问题4:登革热现场调查的准备工作有哪些?
> 参考答案:
> (1)疫情处理交通工具的准备。疫情处理车辆随时处于待命状态,一旦出现疫情,可以在较短的时间内集结出发。
> (2)疫情处理箱常备物品的准备。配备登革热疫情处理箱,包括以下物品:现场调查的相关表格[登革热(登革出血热)个案调查表、登革热病例调查一览表/登革热发病情况入户调查登记表、登革热媒介伊蚊监测滋生地调查登记表、登革热媒介伊蚊成蚊密度调查表、媒介伊蚊登革病毒分离送检登记表、疑似登革热病人检材送检一览表和病原学检测结果一览表等表格],宣传小折页、纸、笔、蚊幼采集容器、塑料吸管、防蚊油、手电筒以及盛装蚊幼的容器等。
> (3)现场采样箱的准备。必要时会对可疑病例、密切接触者或疫点(疫区)内的健康人群进行血标本的采集。采样箱内应包括一次性针筒、一次性手套、干燥试管、消毒棉签、橡胶带等,所有物品可按50~100人份准备。
> (4)个人一般物品和防护物品的准备。登革热的调查现场环境一般较复杂,同时还要避免被疫点(疫区)的蚊虫叮咬等,因此参加现场调查的人员要求尽量穿长袖衣服,带上防蚊油或防蚊霜、工作服、工作证、雨伞或遮阳帽等。

市、区 CDC 工作人员在现场划定以病例住家半径100 m 范围为疫点,半径400 m 范围为警戒区(图1-2-1)。

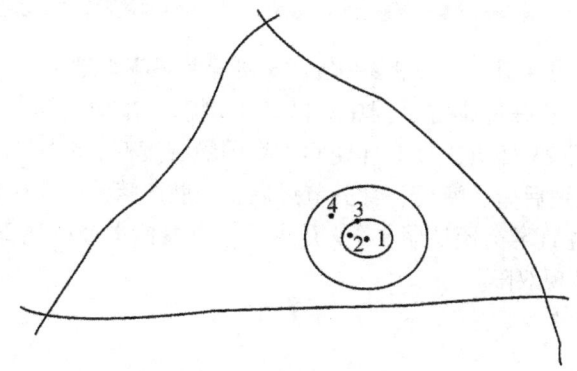

图1-2-1 景泰街病例地理分布

以病例1住家半径100 m 范围划定疫点,半径400 m 范围划定疫区。

问题 5：现场调查主要包括哪些内容？

参考答案：

(1) 核实病例诊断。

(2) 划定疫点和疫区。

(3) 病例的主动搜索与核实。

(4) 媒介状况快速评估与监测。

(5) 流行病学调查要点。

1) 本地病例的搜索，要追踪可能的传染源。对于指示病例、首例或首批病例，要详细调查其发病前 25 天内（最长外潜伏期加最长内潜伏期），当地是否有类似病人，尤其是来自登革热流行区的人群出现，寻找可能的输入病例，探索本地病例的传染源。

2) 详细查清疫区中的自然条件、人群居住条件、流动人口特点和环境卫生、卫生设施、卫生习惯、植被、地形地貌、气温、降雨量等，分析流行的自然因素和社会因素。

9月15日，GZZYY 大学附属第一医院报告 1 例患者（病例 2），发热伴血小板减少，患者为景泰街派出所警员，发病前 15 天内未离开过工作地点景泰街和位于邻近街道的永平街，该患者 9 月 13 日血液标本登革病毒抗体检测呈现阴性，9 月 19 日 IgM 阳性、IgG 阴性。9 月 19 日，GZZYY 大学附属第一医院和广州市第八人民医院各再报 1 例登革热疑似病例（病例 3 和病例 4）。

问题 6：本次疫情是否属于暴发疫情？如何判定？

参考答案：

本次疫情属于暴发疫情。

登革热暴发：一个最长潜伏期（15 天）内，在人口相对集中的地点（例如 1 个居委会、学校、自然村、集体单位等），发生 3 例及以上登革热病例。

9月13日至11月4日，景泰街共报告 18 例登革热本地感染病例（表 1-2-1、表 1-2-2）。此外，在追踪传染源过程中，随访 1 例输入性病例李某，26 岁，现住越秀区华乐街，其在 8 月 25 日至 9 月 1 日期间去泰国曼谷度假，8 月 31 日晚，其急性发热达 38.5 ℃，伴有眼眶后痛、疲乏、骨关节疼痛、四肢皮疹。9 月 6 日退热痊愈。9 月 2 日，发热缓解期前往景泰街探访朋友。9 月 4 日，血液标本登革病毒 IgM 和 IgG 检测呈现阴性，9 月 8 日呈现双阳。

表1-2-1 病例信息及实验室监测一览表

序号	年龄/性别	发病日期	采样日期	时间间隔/天	IgM	IgG	病毒分离
病例1	30/F	09/06/2010	9/13/2010	7	+	+	—
病例2	31/F	09/07/2010	9/13/2010	6	+	-	Ⅳ
病例3	29/F	09/09/2010	ND	ND	ND	ND	ND
病例4	55/M	09/11/2010	9/18/2010	7	+	+	Ⅳ
病例5	56/M	09/13/2010	9/21/2010	8	+	+	—
病例6	63/M	09/14/2010	9/26/2010	12	+	+	—
病例7	61/F	09/20/2010	9/23/2010	3	+	-	Ⅳ
病例8	19/F	09/21/2010	9/27/2010	6	+	-	Ⅳ
病例9	16/M	09/27/2010	9/29/2010	2	+	-	Ⅳ
病例10	82/M	09/27/2010	9/28/2010	1	-	-	—
病例11	80/M	09/30/2010	10/06/2010	6	+	+	—
病例12	25/M	10/05/2010	ND	ND	ND	ND	ND
病例13	25/F	10/08/2010	10/11/2010	3	+	-	—
病例14	22/F	10/11/2010	ND	ND	ND	ND	ND
病例15	40/F	10/16/2010	10/22/2010	6	+	-	—
病例16	27/M	10/21/2010	10/27/2010	6	+	+	—
病例17	54/F	10/23/2010	10/29/2010	6	+	+	—
病例18	54/F	10/29/2010	11/04/2010	6	+	-	—

注：病例3，病例12和病例14属临床诊断病例，但未采集血清标本。ND：未做。—：病毒分离阴性。IgM和IgG结果为第一份血清标本检测结果。

表1-2-2 登革热病例临床表现分布表

症状	频数（构成比/%）
发热	18（100）
头痛	13（72.22）
关节痛	3（16.67）
肌肉痛	8（44.44）
乏力	16（88.89）
皮疹	10（55.56）
面部潮红	2（11.11）
皮肤瘀点	13（72.22）
结膜充血	4（22.22）
眼眶骨痛	2（11.11）
呕吐	1（5.56）
白细胞减少	16（88.89）
血小板减少	12（66.67）

第三部分 分子溯源

共分离出 6 株 DENV-4 型病毒株，其中 1 株来自输入性病例李某（D10168-GZ），另外 5 株来自本地病例，详见表 1-2-1。其中分离出的第一株本地病例毒株为 Guangzhou 10660。

问题 7：简述登革热的实验室检测方法？
参考答案：

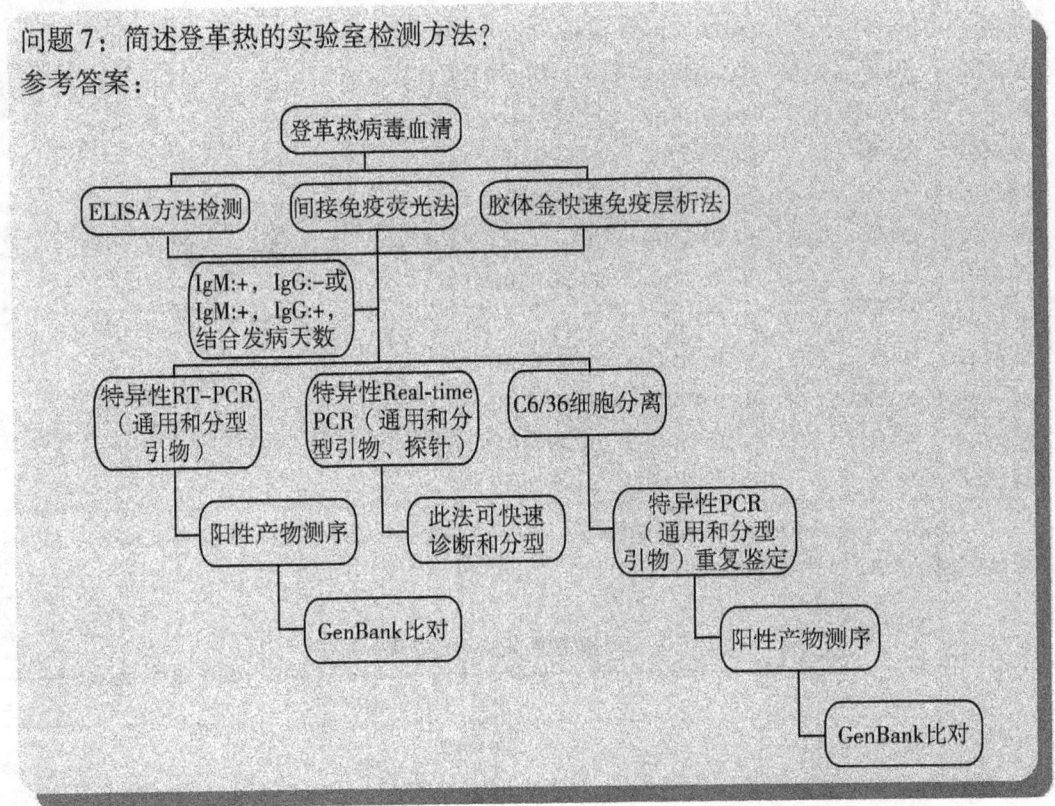

问题 8：判定疫情传染来源的方法有哪些？
参考答案：
（1）流行病学方法：追踪到与本地暴发有关联的输入性病例。
（2）分子系统发生学：探究病毒的来源和扩散过程。

登革病毒（DENV）为二十面体包膜病毒，分为 4 个血清型：DENV-1、DENV-2、DENV-3、DENV-4，4 型的基因序列研究较为透彻。DENV 基因组为单股正链 RNA，长约 11 kb，病毒 RNA 具有感染性。cDNA 序列分析表明，病毒 RNA 仅含有 1 个开放读码框架，包含约 96% 的核苷酸，编码全部病毒蛋白。基因组分为 2 个区段：5'端 1/4 编码病毒3个结构蛋白，3'端3/4编码7个非结构蛋白。5'端和3'端均有一段非编码区。基因组编码顺序为：5'-Ⅰ型帽子结构-非编码序列-AUG-C蛋白（核衣壳蛋白）基因-M蛋白（膜蛋白）基因-E蛋白（包膜蛋白）基因-NS1基因-NS2a基因-NS2b基因-NS3基因-NS4a基因-NS4b基因-NS5基因-非编码序列。见图1-2-2。

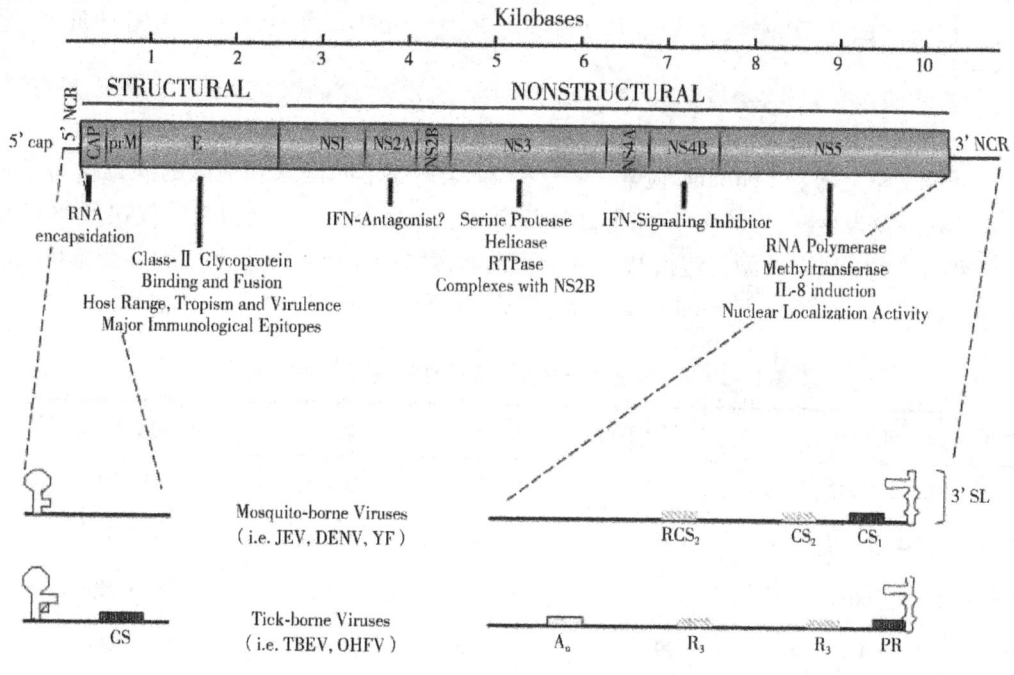

图1-2-2　登革病毒基因组结构

5株来自本地感染病例毒株和1株输入病例毒株的E基因被提取后，调查人员着手进行系统发生学分析。1株输入病例毒株D10168-GZ的E基因GenBank登录号为JN029829，本地毒株Guangzhou 10660的E基因GenBank登录号为JN599977。

问题9：什么是分子系统发生学？其主要应用有哪些？
参考答案：
　　分子系统发生学是指从生物大分子的信息确定不同生物在进化过程中的地位、分歧时间以及亲缘关系，建立分子系统树，推断生物大分子的进化历史的学科。可以研究物种和基因之间的亲缘关系，研究病毒的来源和扩散过程，研究种群的规模变化和迁徙模式。主要应用有：
　　（1）直系同源基因和旁系同源基因检测。
　　（2）估计物种分歧时间。
　　（3）寻找对自然选择重要的氨基酸残基。
　　（4）检测重组位点。
　　（5）识别与疾病相关的位点变异。
　　（6）确定新的病原体。

问题10：构建系统发生树的基本步骤有哪些？

参考答案：

系统发生树的构建包括4个主要步骤：获取核酸序列，选择基因区段，选择构建方法和确定分型界限。核酸序列除了研究者自己测定获得外，还可通过文献查阅及通过访问国际DNA数据库如GenBank（美国）、EMBL（欧洲）、DDBJ（日本）等获得。

通过文献复习和GenBank检索，共选择32条来自不同国家和地区的病毒株为参考株，构建系统发生树。其中，广州市自1978年首次暴发登革热疫情以来，仅在1978年和1990年分离到DENV-4型，包括1990年分离的病毒株Guangzhou B5和1978年登革热疫情分离的毒株CN78-56，GenBank登录号分别为AF289029和EF436279。见表1-2-3。

表1-2-3 构建系统发生树所用的32株参考株一览表

序号	病毒株	分离年份	来源	基因序列	GenBank登录号
1	ThD4_0087_77	1977	Thailand	genome	AY618991
2	ThD4_0348_91	1991	Thailand	genome	AY618990
3	ThD4_0017_97	1997	Thailand	genome	AY618989
4	ThD4_0476_97	1997	Thailand	genome	AY618988
5	ThD4_0734_00	2000	Thailand	genome	AY618993
6	ThD4_0485_01	2001	Thailand	genome	AY618992
7	Guangzhou B5	1990	China	genome	AF289029
8	814669	1981	Dominica	genome	AF326573
9	02-12-1HuNIID	2002	Thailand	envelope	AB111088
10	SW36i	2004	Indonesia	envelope	AY858049
11	0712aTw	2007	Indonesia	envelope	EU448463
12	0108aTw	2001	Singapore	envelope	EU448464
13	CN78-56	1978	China	envelope	EF436279
14	CHI9951.09	2009	Chile	envelope	JF937549
15	FSL3686	2008	Peru	envelope	GQ139571
16	BID-V2447	1999	Puerto Rico	genome	FJ882600
17	NIV_0952326	2009	India	envelope	HQ600557
18	ND-110	2007	India	envelope	HM237349

续表 1-2-3

序号	病毒株	分离年份	来源	基因序列	GenBank 登录号
19	2641Y08	2008	Singapore	envelope	HQ875339
20	SB8572	2002	Malaysia	envelope	FM986674
21	0712aTw	2007	Solomon	envelope	EU448462
22	0403aTw	2004	Indonesia	envelope	EU448461
23	MY01-22713	2001	Malaysia	envelope	AJ428556
24	BID-V1157	2007	Venezuela	genome	EU854299
25	0409aTw	2004	Philippines	envelope	EU448458
26	0509aTw	2005	Philippines	envelope	EU448448
27	06K2270DK1	2005	Singapore	genome	GQ398256
28	0509aTw	2005	Cambodia	envelope	EU448455
29	H27	2006	Myanmar	envelope	EU478410
30	0702aTw	2007	Thailand	envelope	EU448454
31	P73-1120	1973	Malaysia	envelope	AF231724
32	P75-514	1975	Malaysia	envelope	AF231723

分析人员利用本地疫情的分离毒株和参考株，构建系统发生树。采用 MEGA 4.0 软件利用邻接法构建，进化树评估应用自展法取 1 000 次重复值。序列命名规则：国家/毒株名称/分离年份/GenBank 登录号。国家代码为 CL：智利，CN：中国，DM：多美尼加，ID：印度尼西亚，IN：印度，KH：柬埔寨，MM：缅甸，MY：马来西亚，PE：秘鲁，PH：菲律宾，PR：波多黎各，SB：所罗门，SG：新加坡，TH：泰国，VE：委内瑞拉。构建的系统发生树见图 1-2-3，部分毒株 E 基因的同源性分值见表 1-2-4。

问题11：如何描述和解释系统发生树？
参考答案：
　　来自本地病例的毒株 Guangzhou 10660 和输入病例的毒株 D10168-GZ 的 E 基因序列完全一致（100%），且同属于登革病毒Ⅳ型基因Ⅱ型。而广州市 1990 年分离的 DENV-4 为基因Ⅰ型，1978 年分离的 DENV-4 虽为基因Ⅱ型，但同源性分值仅 96.7%。因此，此次分离的病毒可以判定为在广州市出现的新基因型。其基因序列与来自东南亚本地循环的毒株高度相似，结合流行病学输入病例的调查，可判断疫情来源于泰国。

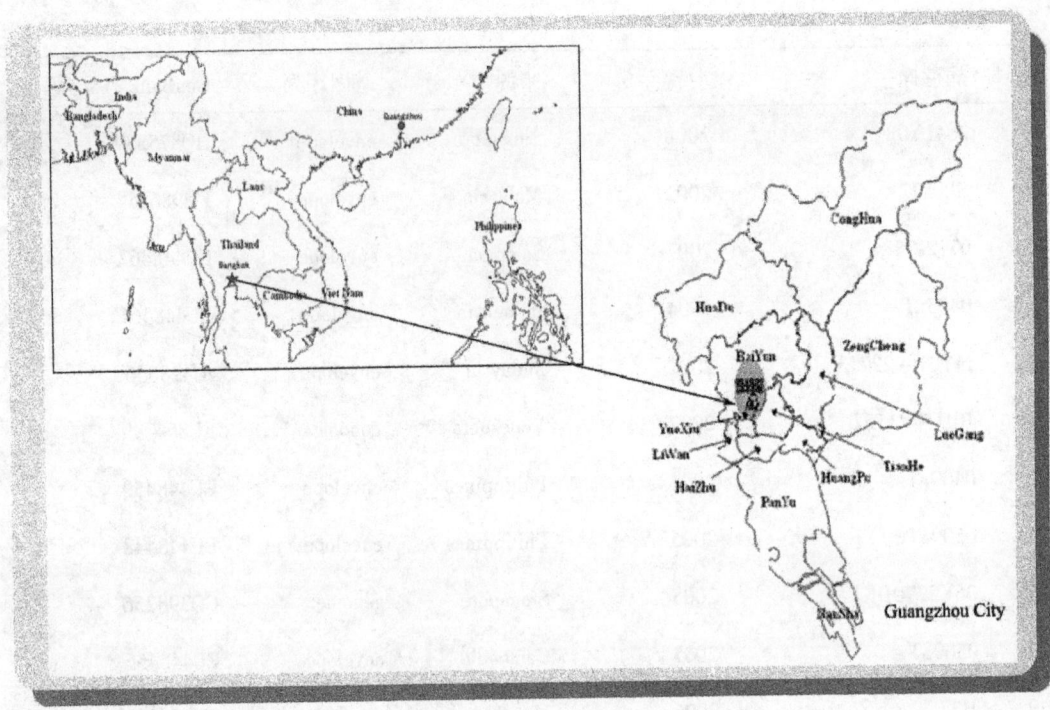

表1-2-4 不同病毒株E基因之间相似性分值

序号	病毒株	1	2	3	4	5	6	7	8	9	10	11	12
1	Guangzhou 11290		100.0	99.9	99.9	100.0	100.0	98.9	98.6	96.7	93.9	98.8	98.5
2	Guangzhou 10660			99.9	99.9	100.0	100.0	98.9	98.6	96.7	93.9	98.8	98.5
3	Guangzhou 10579				99.9	99.9	99.9	98.8	98.5	96.6	93.8	98.7	98.4
4	Guangzhou 11870					99.9	99.9	98.8	98.5	96.6	93.8	98.7	98.4
5	Guangzhou 10931						100.0	98.9	98.6	96.7	93.9	98.8	98.5
6	D10168-GZ							98.9	98.6	96.7	93.9	98.8	98.5
7	02-12-1 HuNIID								99.2	97.0	93.9	99.3	99.1
8	0712aTw									96.9	94.3	99.0	98.7
9	CN78-56										94.9	97.1	96.6
10	Guangzhou B5											87.1	88.1
11	SW36i												95.3
12	2641Y08												

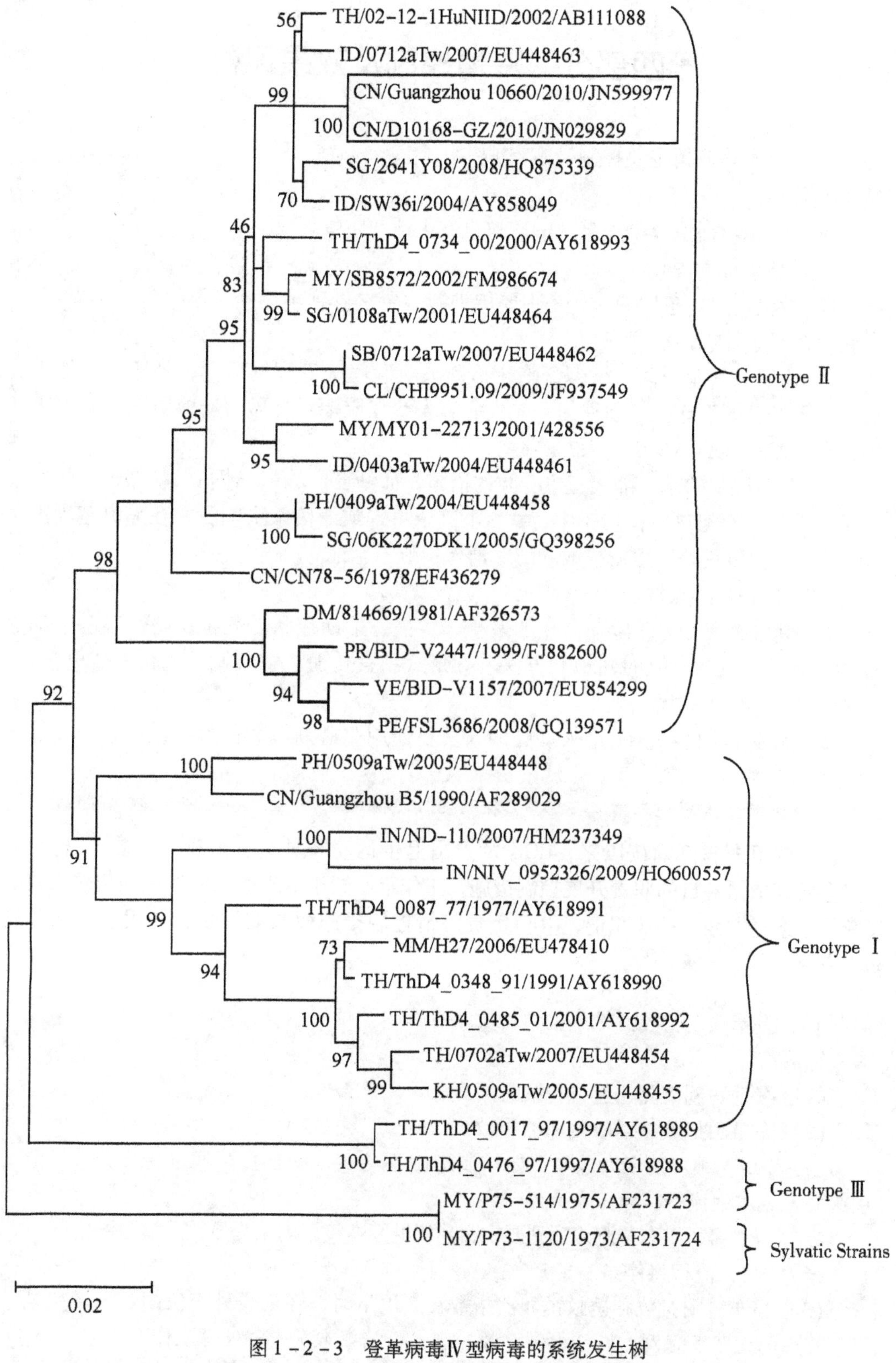

图1-2-3 登革病毒Ⅳ型病毒的系统发生树

第四部分 疫情控制及效果评价

问题12：登革热疫情主要控制措施有哪些？
参考答案：
（1）切断传播途径是关键，清理蚊虫滋生地、防蚊灭蚊。
（2）传染源管理。
1）救治病人。急性期病人是主要传染源，要求做到早诊断、早报告、早隔离、早就地在有条件机构治疗。
2）患者救治及隔离。疑似、临床诊断或实验室确诊病例治疗、卧床休息地点要做好灭蚊防蚊工作。有条件的，或重症病人要住院治疗并做好防蚊隔离。病例隔离期限从发病日起不少于5天并热退。
3）防蚊隔离要求。隔离室应有防蚊措施，如纱窗、纱门（网）、蚊帐，发热病人可用杀虫剂浸泡蚊帐；或在住处喷洒击倒杀虫剂或滞留杀虫剂。并在隔离室周围100 m范围内每周杀灭伊蚊成蚊和随时清除伊蚊滋生地。
（3）保护易感人群。
1）健康教育。①宣传登革热的发生、传播、早期症状、危害及防治等基本知识。②宣传防蚊、灭蚊的知识和方法。③形式：宣传册、宣传画、宣传栏、电视、广播宣传、知晓率调查。
2）做好个人防护。①进入疫区的人员要使用驱避剂。②住处要设有纱门、纱窗等防蚊设施。

自首例报告病例确认以来，CDC及爱国卫生运动委员会、街道、居委，以及市、区卫生局等依据各自的职责开展控制措施，工作重心置于清理蚊虫滋生地和防蚊灭蚊的切断传播途径方面。按照职责，CDC负责疫情控制措施效果的评价，持续监控和改进防控措施。

问题13：登革热疫情控制效果的评价方法有哪些？
参考答案：
（1）续发病例情况、流行持续时间。
（2）布雷图指数、诱蚊诱卵器指数。
1）当 $BI>20$，判定为危险，如控制措施不落实，一旦登革病毒传入，有可能引起暴发或本地流行。
2）当 $BI>5$，媒介控制未达到要求，建议继续在疫区内杀灭成蚊及清除滋生地。
当 $BI<5$，流行将停息。
（3）当布雷图指数和诱蚊诱卵器指数在5以下时，在最长外潜伏期和内潜伏期（25天）内无新发病例，疫情得到有效控制，可结束本次应急处理工作。

疫情持续时间69天，约10周，平均每周1~2例。各病例按发病时间先后顺序，间隔最长为15天，最短0天，中位数3天。

病例报告日期疫点首日布雷图指数（BI）指数最大值11.86，最小值1.39，中位数4.61。9月29日之前共报告9例，除9月13日（BI 4.09）外，疫点首日BI指数均大于5；29日之后共报告10例病例，除10月27日（BI 10.10）外，疫点首日BI指数均小于5。29日前后疫点首日BI指数差异有统计学意义（$W=65.00$，$P<0.05$）。见图1-2-4。

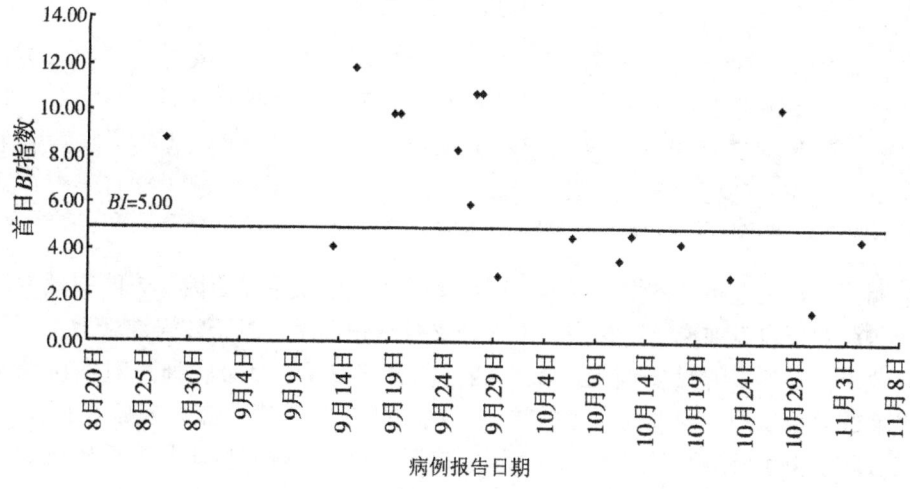

图1-2-4 病例报告日期疫点首日BI指数分布

自8月28日每隔3日BI指数监测显示，共监测42次，BI指数22次（52.38%）大于5。9月29日之前，共监测16次，共有14次（87.50%）大于5；9月29日之后（包含当日），共监测26次，共有8次（30.77%）大于5。9月29日前后BI指数监测差异有统计学意义（$W=439.00$，$P<0.05$）。在10月29日末例病例发病之前，共监测32次，其中21次（65.63%）大于5；在末例病例发病后，共监测10次，仅1次（10.00%）大于5。10月29日前后BI指数监测差异有统计学意义（$W=150.00$，$P<0.05$）。见图1-2-5。

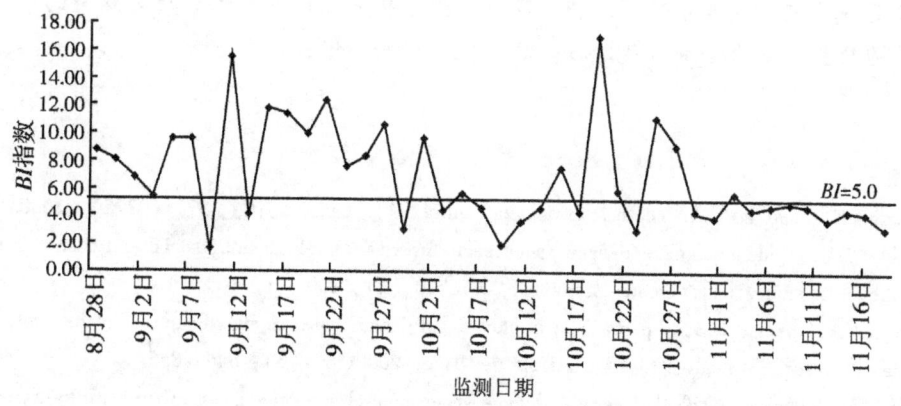

图1-2-5 疫情处理期每隔3日BI指数趋势

问题14：如何解释疫情持续时间和图表？

参考答案：

从疫情处理期间续发病例的发病情况分析，平均每周 1～2 例续发病例，可认为从首例至末例病例期间，疫情控制效果持续不理想。但从病例报告日期疫点首日 BI 指数分析，疫情可分为 2 个阶段，时间以 9 月 29 日为界，前后疫点首日 BI 指数差异有统计学意义，可认为 29 日之后疫情控制措施明显起效，第二阶段病例大部分可能是在第一阶段疫情处理期间感染后引发的。

按照要求，疫情发生时 1 周内要求 BI 指数降至 5 以下。从疫情处理期间每隔 3 日 BI 指数的监测结果分析，亦可以 9 月 29 日为界，疫情处理分为 2 个阶段，时间以 9 月 29 日为界，前后每隔 3 日 BI 指数差异有统计学意义，亦可表明控制措施在 29 日开始明显起效，第二阶段期间 25 日、27 日 BI 指数大于 5，可能与 22 日降雨有关。

早期群众动员不足是疫情控制第一阶段效果不佳的最重要原因。未能有效发动疫区居民，居民对于自身在疫情防控中的责任与义务认识不足，对于蚊媒滋生地重视程度不够，导致疫情早期 BI 指数未能在 1 周之内下降至 5 以下。此外，通过对本次暴发疫情影响因素的分析发现，境外病原体的输入、白纹伊蚊高密度分布以及临床医生（特别是基层医院、卫生院等）对登革热的识别、诊断、报告方面经验不足，病例就诊不及时等是本次疫情在本地发生并导致暴发流行的重要因素。

（景钦隆　杨智聪）

点评：

登革热是广东省重点控制的急性传染病，疫情传播速度快、社会影响大。但由于输入性疫情与本地感染疫情在控制对策和措施方面都有所不同，因此，判定疫情感染来源对于指导现场处置具有极重要的意义。此次疫情处置中，在现场流行病学调查的基础上，采用分子流行病学分析的方法，及时检测分析并准确判定登革病毒感染的来源，不仅为现场处置，更为全市的疫情防控对策提供了科学依据。

参考文献

[1] Massad E, Coutinho F A. The cost of dengue control [J]. Lancet, 2011, 377 (9778): 1630-1631.

[2] Gubler D J. Epidemic dengue/dengue hemorrhagic fever as a public health, social and economic problem in the 21st century [J]. Trends Microbiol, 2002, 10 (2): 100-103.

[3] Suaya J A, Shepard D S, Siqueira J B, et al. Cost of dengue cases in eight countries in the Americas and Asia: a prospective study [J]. Am J Trop Med Hyg, 2009, 80 (5): 846-855.

[4] Luz P M, Vanni T, Medlock J, et al. Dengue vector control strategies in an urban setting: an economic modelling assessment [J]. Lancet, 2011, 377 (9778): 1673-1680.

[5] Holmes E C, Twiddy S S. The origin, emergence and evolutionary genetics of dengue virus [J]. Infect Genet Evol, 2003, 3 (1): 19-28.

[6] de Melo F L, Romano C M, de Andrade Z P. Introduction of dengue virus 4 (DENV-4) genotype I into Brazil from Asia? [J]. PLoS Negl Trop Dis, 2009, 3 (4): e390.

[7] Temporao J G, Penna G O, Carmo E H, et al. Dengue virus serotype 4, Roraima State, Brazil [J]. Emerg Infect Dis, 2011, 17 (5): 938-940.

[8] Fernandez J, Vera L, Tognarelli J, et al. Detection of dengue virus type 4 in Easter Island, Chile [J]. Arch Virol, 2011, 156 (10): 1865-1868.

[9] Dash P K, Sharma S, Srivastava A, et al. Emergence of dengue virus type 4 (genotype I) in India [J]. Epidemiol Infect, 2011, 139 (6): 857-861.

[10] Klungthong C, Zhang C, Mammen M J, et al. The molecular epidemiology of dengue virus serotype 4 in Bangkok, Thailand [J]. Virology, 2004, 329 (1): 168-179.

[11] Foster J E, Bennett S N, Vaughan H, et al. Molecular evolution and phylogeny of dengue type 4 virus in the Caribbean [J]. Virology, 2003, 306 (1): 126-134.

[12] Carrington C V, Foster J E, Pybus O G, et al. Invasion and maintenance of dengue virus type 2 and type 4 in the Americas [J]. J Virol, 2005, 79 (23): 14680-14687.

[13] Zanotto P M, Gould E A, Gao G F, et al. Population dynamics of flaviviruses revealed by molecular phylogenies [J]. ProcNatlAcadSci U S A, 1996, 93 (2): 548-553.

[14] Lanciotti R S, Gubler D J, Trent D W. Molecular evolution and phylogeny of dengue-4 viruses [J]. J Gen Virol, 1997, 78 (Pt 9): 2279-2284.

[15] Forshey B M, Morrison A C, Cruz C, et al. Dengue virus serotype 4, northeastern Peru, 2008 [J]. Emerg Infect Dis, 2009, 15 (11): 1815-1818.

[16] Li D S, Liu W, Guigon A, et al. Rapid displacement of dengue virus type 1 by type 4, Pacific region, 2007—2009 [J]. Emerg Infect Dis, 2010, 16 (1): 123-125.

[17] Weaver S C, Vasilakis N. Molecular evolution of dengue viruses: contributions of phylogenetics to understanding the history and epidemiology of the preeminent arboviral disease [J]. Infect Genet Evol, 2009, 9 (4): 523-540.

[18] Wu J Y, Lun Z R, James A A, et al. Dengue Fever in mainland China [J]. Am J Trop Med Hyg, 2010, 83 (3): 664-671.

[19] Luo L, Yang Z, Wang Y, et al. The analysis of the epidemiologic features of dengue fever from 1978 to 2006 in Guangzhou, China [J]. Chi J Infect Dis, 2008, 26 (8): 490-493.

[20] Sun J, Lin J, Yan J, et al. Dengue virus serotype 3 subtype III, Zhejiang Province, China [J]. Emerg Infect Dis, 2011, 17 (2): 321-323.

[21] Tang Y, Kou Z, Zhang F, et al. Both viremia and cytokine levels associate with the lack of severe disease in secondary dengue 1 infection among adult Chinese patients [J]. PLoS One, 2010, 5 (12): e15631.

[22] Zheng K, Zhou H Q, Yan J, et al. Molecular characterization of the E gene of dengue virus type 1 isolated in Guangdong province, China, in 2006 [J]. Epidemiol Infect, 2009, 137 (1): 73-78.

[23] Araujo J M, Nogueira R M, Schatzmayr H G, et al. Phylogeography and evolutionary history of dengue virus type 3 [J]. Infect Genet Evol, 2009, 9 (4): 716-725.

[24] Yan J Y, Zhang Y J, Mao H Y, et al. Diagnosis of a dengue fever outbreak in Yiwu city, Zhejiang province in 2009 and its molecular tracing of the pathogen [J]. Zhonghua Yufang Yixue Zazhi, 2010,

44（12）：1091-1096.

[25] Luo H. A big challenge for prevention and control of dengue fever in China [J]. South Chin J Prev Med, 2007, 18: 1128-1130.

[26] Yang F, Ma S, He J. Epidemiological analysis of imported cases of dengue fever in Guangdong province and Hongkong during 2004—2006 in China [J]. Zhonghua Liuxingbingxue Zazhi, 2009, 30 (1): 42-44.

[27] Lu L, Lin H, Tian L, et al. Time series analysis of dengue fever and weather in Guangzhou, China [J]. Bmc Public Health, 2009, 9: 395.

[28] Gubler D J. Dengue and Dengue Hemorrhagic Fever [J]. ClinMicrobiol Rev, 1998, 11 (3): 480-496.

[29] Nogueira R M, Epping H A. Dengue virus type 4 arrives in the state of Rio de Janeiro: a challenge for epidemiological surveillance and control [J]. MemInstOswaldo Cruz, 2011, 106 (3): 255-256.

案例 3
通过乘坐火车传播的甲型 H1N1 流感

学习目的

- ☞ 熟悉多部门多地区的联防联控。
- ☞ 掌握现场流行病学传播链调查。
- ☞ 掌握密切接触者的追踪。
- ☞ 了解新发传染病通过感染环节调查了解其相关传播特征。

第一部分 背 景

2009年4月份以来，墨西哥、美国等地相继发生新型甲型H1N1流感的暴发和流行。在当今发达的交通方式和运输能力情况下，新型流感病毒很快席卷全球各个角落。在疫情流行早期，我国采取了强有力的"外堵输入"的政策，力图将病毒控制在国门之外。在全国上下通力协作下，延缓了病毒进入我国的进程。6月10日以前，我国仍以输入性病例为主，全国各地所有的甲型H1N1流感病例均可以明确为输入性病例或者为输入性病例传播导致的二代病例，传播来源和传播链明确。广州市也是我国较早发现甲型H1N1流感病例的地区之一。5月18日，广州市确认了本市首例输入性甲型H1N1流感病例；5月29日，广州市确诊了首例由输入性病例引起的社区续发病例。6月10日，广州市CDC在从四川乘坐列车返穗学生的咽拭子标本中检出甲型H1N1流感病毒核酸阳性。此前，国内已报告的病例，无论是输入疫情还是输入引起的本地社区续发，都有明确的传染来源，而本例病例是国内无法找到明确传播来源的首例甲型H1N1流感病例，标志着国内的甲型H1N1流感防控形势又有了一个新的转变。由于本次疫情长时间在列车上传播，并且感染的病例到达目的地后在各地再次引起续发病例，以该例学生病例为指示病例，在进行密切接触者追踪和调查的过程中，本次暴发疫情中陆续共发现20例病例，涉及四川、广东、广西、海南、贵州等多省。对于该类多地区疫情的调查处理，联防联控机制起到了非常好的效果。

第二部分 现场调查

6月10日4时许,广州市CDC和白云区CDC以及120、110先后接到白云区某职业技术学院一学生报称发热不适的求助电话,因其在四川同趟返穗列车的朋友已发病,并在回海南的火车上被"隔离",遂怀疑自己感染"甲流"。而此事件发生前夕,四川省也发生了国内较有影响的一起因由美国回国的输入性病例参加"九寨沟—黄龙"旅游团引发了多例二代病例的甲流疫情。市CDC和白云区CDC高度重视,接报后要求患者立即到校医处就诊,并指示立即出动调查采样,以排查与四川当前疫情的关系。10日13时,市CDC从该学生咽拭子标本检出甲型H1N1流感病毒核酸阳性,立即出动专业人员会同白云区CDC开展流行病学调查。

一、广州首发病例调查情况

学生患者吴××,男,22岁,四川籍,广东某职业技术学院学生,现住于该校宿舍D栋403室。患者之前在广州读书,于2009年6月1日由广州乘火车到成都,3日早晨抵达成都,6月7日下午17时乘成都至广州的1222/1223次(普快,无空调,开窗)列车回广州,6月9日上午9时15分抵达广州火车东站。6月10日凌晨3时感觉发热,并电话了解到同一列火车车厢同卡位也有一个发热病例,现正在被"隔离",于是电话报110和120,要求协助CDC处理。5时就诊于校医处门诊,因检测为甲型H1N1流感病毒核酸阳性结果,应CDC指示转入白云区第一人民医院留观室隔离观察。市、区CDC在白云区第一人民医院对吴××开展了详细的流行病学调查。

问题1:为排查该病例是否与四川旅游团存在联系,作为本地调查人员应如何开展调查?

参考答案:
(1)通过病例访谈,了解其详细的流行病学史。时间、地点、接触的人员等均需要了解得非常详细,判断是否有可能的联系。
(2)初步了解情况后,尽可能与患者接触过的密切接触者取得联系(可只选择一些关键或重点人物),探究他们与四川疫情可能的关联。
(3)通过已知情况,进一步与四川省CDC取得联系了解情况,通过当地专业部门掌握的情况由当地提供本次疫情与四川疫情是否有联系。如有需要,请四川省CDC协助调查当地密切接触者或提供情况。

通过对该学生患者的调查,该患者明确没有外游史,也没有与境外回归人员有直接而明确的接触史。该学生去四川的目的是探望其女友黄××和一名好友李×,黄××为成都某医学院学生,其间还接触过接车的刘×同学。自述虽住于医学院附近一间小宾馆,但未去过医院,也未去过旅游点,未接触过发热及呼吸道症状病人和外国人。在成都期间，刘×同学、女友黄××和好友李×均未出现发热等异常。活动史曾乘坐多次公交车、人力车和1次出租车；曾和李×一起游泳；患者、女友黄××和好友李×在医学院附近唱过卡拉OK等。几乎每日均逛成都土门新村，曾逛过天回镇和火车北站（据四川有关方面提供资料四川旅游团疫情成员可能在火车北站停留过，但时间、地点上无交叉），曾多次在附近阿×菜馆就餐。曾2~3次晚饭后在医学院里的林荫大道散步。据四川CDC提供的资料，未发现吴××行踪与旅游团行踪有相关联系。

吴××6月7日下午17时乘成都至广州的1222/1223次（普快，无空调，开窗）列车回广州，座位是12车车厢14号上铺，同卡座6人曾一起聊天并部分互留电话，途中与13号中铺四川某财经大学学生李×（已被隔离）曾单独在窗边较长时间聊天。吴××未去过其他车厢，当时同卡座6人均无发热等症状。患者6月9日上午9时15分抵达广州火车东站，约9时40分乘坐841路于10时15分到达盈翠华庭，约10时20分转乘864路公交车回学校，约10时35分在黄石东路站下车，步行回到学校宿舍的时间约为10时40分。10日晨，吴××在3名舍友的陪同下到校医处就医。

二、列车上其他病例追踪调查情况

市CDC通过电话与李×取得联系，李×的行踪为：7日乘坐1222/1223（12车13号中铺）从成都至广州，9日上午9时到达广州；乘坐地铁从广州东站至客村站；乘坐250路公交车至赤岗朋友家住；9日晚20时，乘坐公交车至珠影站，转地铁至广州火车站；晚21时20分乘坐广州至三亚的K407（第4号车厢）至海口，海南大学的朋友接车入住大学学生宿舍。李×于9日上午11时开始咽痛，自服感冒冲剂，晚上10时在回海口的火车上发热为38.6℃，但没有佩戴口罩，列车员发现后将其送到列车员乘坐间单独留观，多次测量体温（范围36.6~37.5℃）。10日体温最高为39.1℃，并有咽红、扁桃体肿大Ⅱ度等情况。李×因发热不适去求诊，路上被当地CDC人员截获送医院隔离治疗，调查发现与其在广州会合后一起乘列车前往海口的一名高中同学也出现发热症状（陈×，女，湖南某大学学生，37.5℃），海口市CDC已对这两人采集标本进行检测。10日21时30分，广州市CDC从海南省CDC获知李×检测初步结果为甲型H1N1流感核酸呈阳性，陈×的检测结果为阴性。

问题2：根据以上资料，分析判断患者吴××可能在哪里感染？
参考答案：
　　该病例属于异地输入性病例。因明确没有外游史，也没有与境外回归人员有直接而明确的接触史，依目前资料分析，可认为属于本土感染但来源不明，从潜伏期推算基本排除在广州感染的可能性，可能的感染地为由蜀来穗列车或成都市区。因李×和吴××发病时间相近（20小时以内），暂不能确定感染来源，同代同源病例的可能性较大。

10日8时许，广州市CDC与成都市CDC电话联系得知吴××、李×均不在该市当前有关暴发疫情的密切接触者名单之中。综合对吴××、李×在川和来穗活动情况进行调查，没有发现与成都 CZ6660、CZ6659 航班疫情（涉及四川一起疫情暴发）有直接关联，广州市 CDC 立即对采集的吴××标本进行检测，检出阳性结果。

问题3：如何判定密切接触者？
参考答案：
   当时情况下，密切接触者的判断标准参照《甲型 H1N1 流感病例密切接触者判定与管理方案（试行）》。密切接触者是指在未采取有效防护情况下接触传染期甲型 H1N1 流感病例的人群，具体包括：诊断、治疗或护理、探视甲型 H1N1 流感病例的人员；与病例共同生活或有过近距离接触的人员；或直接接触过病例的呼吸道分泌物、体液；或可能暴露于被病例污染的环境或物体的人员等。
   在判定密切接触者，分析其感染发病的可能性时，要综合考虑与病例接触时，病例是否处于传染期、病例的临床表现、与病例的接触方式、接触时所采取的防护措施，以及暴露于被病例污染的环境和物体的程度等因素，进行综合判断，以采取有针对性的防控措施。

问题4：密切接触者的追踪方法有哪些？
参考答案：
   参照《甲型 H1N1 流感病例密切接触者判定与管理方案（试行）》。
   （1）各地卫生部门应在当地政府的领导下，与有关部门密切配合，采取一切必要措施追查病人的所有密切接触者；涉及跨区域的密切接触者，可通知有关省份协助追查。
   （2）所在地疾病预防控制机构负责对密切接触者进行登记和调查。
   （3）对涉及外籍密切接触者的有关情况，地方卫生行政部门应立即向当地外事部门报告并向卫生部通报。

问题5：根据以上资料，通过哪些途径可以进行对密切接触者的追踪以便于下一步医学观察？
参考答案：
   根据以上资料，可以按照患者行踪进行各部分密切接触者的追踪。
   （1）对四川省的密切接触者，可以请求四川省 CDC 协助调查处理。
   （2）对于 K407、1222/1223 次列车上人员，通过联系铁路部门，追踪乘务人员，尽可能地追踪乘客，但因为目前并未实现实名制，追踪到乘客的可能性小，但可以通过其他方式，如拿到同卡位乘客的电话，通过发公告来寻找密切接触者。
   （3）火车站返校的路上乘坐的交通工具可以通过详细访谈，或通过交通部门查询羊城通等，取得交通工具的详细站点时点内容，发布公告寻找密切接触者（特别关注出现症状的人员）。

(4) 通过了解患者详细的职校校内活动情况，访谈确定密切接触者和在校内发布公告寻找密切接触者。

(5) 通过学校了解校医院内的密切接触者，特别是未做好防护的医务人员。

国家疾病预防控制部门也非常重视本次疫情，多次召开电视电话会议进行协调和指导。将吴××的行踪和密切接触者情况与四川省CDC进行沟通，请求协助进行密切接触者的追踪和医学观察，包括吴××女友、同学刘×等。

卫生部门根据流行病学调查，初步确定吴××在广州期间的密切接触者27名，均为该学校学生。立即通知广州铁路CDC追查K407、1222/1223次列车有关乘客和乘务组，甄别列车上的密切接触者，并对11日K407（返程车次为K512，三亚至上海南）返穗乘务组进行集中医学观察，调查获悉K407来穗途中无乘客和乘务人员出现发热和主动申报健康异常情况，没有提供该车次的旅客资料。对1221/1224次返成都出现发热的12和14号车厢2名乘务组人员，通知成都方面进行追踪，铁路部门已安排该2人留贵阳进行隔离诊治。因李×发热，K407列车员对与其乘坐同车厢的其他乘客进行登记，广州市CDC要求广州铁路CDC立即组织人力对有关个人信息进行整理并反馈，以协助海南方面对李×的密切接触者进行追踪管理。对病例和接触者进行详细调查，并通过广东省CDC与海口市CDC、成都市CDC保持联系，了解当地疫情处理进展。

6月10日17时，吴××从白云区第一人民医院转送广州市第八人民医院。6月11日吴××的咽拭子标本经广东省CDC复核为阳性。通过吴××提供的列车同卡位的乘客的电话号码，6月11日，得知吴××同卡座其他5人中，目前1人为学生李×，已检测出甲型H1N1流感阳性，在海南隔离治疗；2人已联系上，分别在广西南宁和广东顺德，已转广东省CDC请求当地协查并要求采样进行传染源排查，电话了解该2人未出现症状；另2人，1人电话关机，已转广东省CDC应急办通过公安协查，1人具体信息无法追踪（男性，40岁左右，在广州打工）。再次详细访谈学生吴××确认其在广州的行踪情况，寻找交通工具上、校内、校医处等地的密切接触者，并已将其乘坐火车、公交等信息发出公告，寻找同车暴露人员。对密切接触者出现发热症状，送广州市第八人民医院进行隔离治疗，采样送检以排除甲型H1N1流感以及季节性流感等急性呼吸道疾病。其他的密切接触者送往指定酒店进行医学观察。

通知广州铁路CDC追查K407、1222/1223次列车有关乘客和乘务组，甄别列车上的密切接触者，对11日K407（返程车次为K512三亚至上海南）返穗乘务组进行集中医学观察。最后，1222/1223次列车长方××、列车员邓××、汪××、熊××被确诊为甲型H1N1流感病例。1222/1223次列车乘客在贵州下车的覃×、广西下车的王××和殷××被确诊为甲型H1N1流感病例，均由当地协查发现和确诊。该列车相关病例座位见图1-3-1。

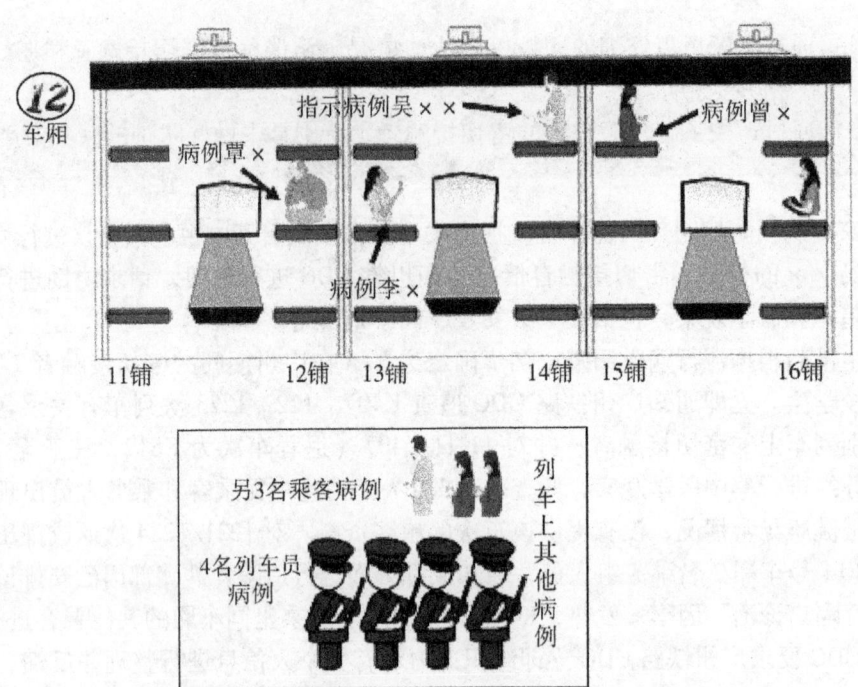

图1-3-1 成都至广州1222/1223次列车相关病例座位

1222/1223次列车上海南病例李×在广州期间，曾住于陈×家中，12日由海珠区CDC上门进行消毒。其间3名李×密切接触者，其中2名在广州，目前无症状，已要求海珠区送指定医学观察点。另1名在中山，已转广东省CDC协查。在李×乘坐的K407（K512）次列车的43名乘务员中，经甄别，9名为密切接触者。1名因有发热送入广州市第八人民医院，其余8名送入指定医学观察点。海南省请求协查的K407列车上4名李×密切接触者已全部找到，其中白云区3例、花都区1例，已全部送往指定医学观察点，未发现感染。李×密切接触者中未发现有后续病例。

为加强学校的流感防控，白云区卫生局、教育局和市、区CDC派出人员指导涉疫学校全面加强流感防控工作，加强对师生员工流感样病例监测工作，一旦发现流感样病例，立即报告。

三、广州首发病例学校续发病例调查情况

对吴××在学校的密切接触者中，发现1名舍友周×和1名校医护士李×被感染。周×为陪同吴××共同就诊的3名同学之一，后被送往医学观察，于12日0时左右开始出现头晕、头痛、咳嗽、咳白色痰、乏力等症状，后咽拭子检测为甲流核酸阳性结果，根据流行病学调查认为感染来源应为吴××，从潜伏期推算感染地为与吴××同住的D栋403宿舍。从发病时间推算，因患者周×和吴××发病时间相隔约2天，推算周×可能是吴××的二代病例。卫生部门根据流行病学调查再次确定周×在广州期间的密切接触者3名，3人均为与患者一同在酒店进行医学观察的学生，均未出现发热症状。

患者护士李×为该校校医门诊部护士，6月9日17时，交接班值夜班，当值还有1名医生师×。6月10日接校保卫处通知，学校有1名"甲流"患者接触者出现症状，需接诊。于是准备好桌子、体温计、口罩等物品摆于门诊部外空地上，并竖立屏风准备接诊。10日6时，吴××与其他3名学生（包括后来被确诊的周×）来就诊。李×叫4人戴好口罩，并询问基本情况。李×着装为一次性医用口罩和白大衣。李×询问时间不超过5分钟，相距1m。之后，由4人自行进入屏风自测体温。之后，由当职医生师×用手机了解体温结果和症状。10日7时，白云区CDC医务人员到门诊部调查处理，将吴××带入门诊部内的观察室进行调查，其他3人在门诊部大厅进行调查；8时，将吴××带去广州市第八人民医院就诊，并对观察室进行消毒处理。患者李×除与吴××等4名学生交谈不足5分钟外，其他时间均未直接接触，主要在护士注射室或注射室门口。在注射室内李×均戴口罩，其间曾换下旧口罩，重新戴上2副口罩（同时），均未去过留观室，只去过二楼值班室和护士注射室，自诉洗过几次手。10时多，李×和另一医务人员杨×接到指令后去学校里的招待所对吴××密切接触者进行测量体温等医学观察工作。对密切接触者开展医学观察期间均戴口罩和戴手套，并及时将体温计放入消毒液中。下午因吴××甲型H1N1流感检测阳性，李×和师×于10日18时住进学校招待所进行医学观察。11日16时，李×被解除医学观察。李×否认近期接触外国人和到过实验室。

> 问题6：根据病例护士李×接诊吴××的过程，指出其在流感防控中存在哪些医院感染的风险环节？
> 参考答案：
> 可以看出，护士李×已经非常谨慎地去接诊患者吴××，但仍存在一些医院感染的风险环节，关键是防护情况。第一，在第一次接诊患者吴××时仅佩戴一次性医用口罩。世界卫生组织（WHO）指出，医护人员首选应用N95口罩，外科口罩仅是N95口罩无法供应时的代用品。外科口罩的主要功能是对使用者排入空气中的飞沫进行阻拦，防止污染环境，它无法有效过滤或隔离空气中的微小颗粒物，如在咳嗽、打喷嚏或在某些治疗过程中产生的气溶胶等。且外科口罩的设计并不需要与脸部有密合的形状，它与使用者脸部的配合是宽松式的，因此在边缘存在泄漏的可能，对微生物和其他污染物的防护是不完全的。第二，在护士后期的诊疗过程中，也出现防护错误的做法，如戴上2副口罩，这种做法是错误的，并不比戴1副口罩好，甚至在某些情况下，如里层戴一次性口罩，外面戴N95口罩，会严重影响N95口罩的效果。第三，真实情况下该护士是否还存在其他违反医院感染控制的风险无法求证。

12日下午16时，学校单位组织门诊部人员乘坐旅游大巴去从化温泉开会，包括医务人员35人、小孩3人、大巴司机1人共39人。护士李×曾于6月12日18时入住某温泉酒店208房间，与杨×一起住，之后在1楼吃饭，酒店只有这个会议团，无其他人。约20时30分,在该宾馆卡拉OK包房,开始在2间小包厢后到大厅。约22时,李×回房间后与6人同行去酒店温泉。13日早8时就餐,早餐后,李×与同事3人在208房间打牌。约10时感觉头晕,测体温37.7℃。电话联系后于11时退房打的赶往广州市第八人民医院,因的士司机不认路,共坐过2部的士。第一部由从化到广东外语外贸大学,车牌号粤A×××××。第二部由广东外语外贸大学至广州市第八人民医院,13时30分至14时45分,车牌号粤A×××××。酒店职员清洁工曾×一直未与护士李×有直接接触,12日也未到过208房间,仅在13日15:10时即护士李×离开208房4小时后负责该房间的清洁,结果被感染。在病例酒店职员曾×的居住和工作场所开展病例搜索均未再发现其他甲型H1N1流感病人。见图1-3-2。

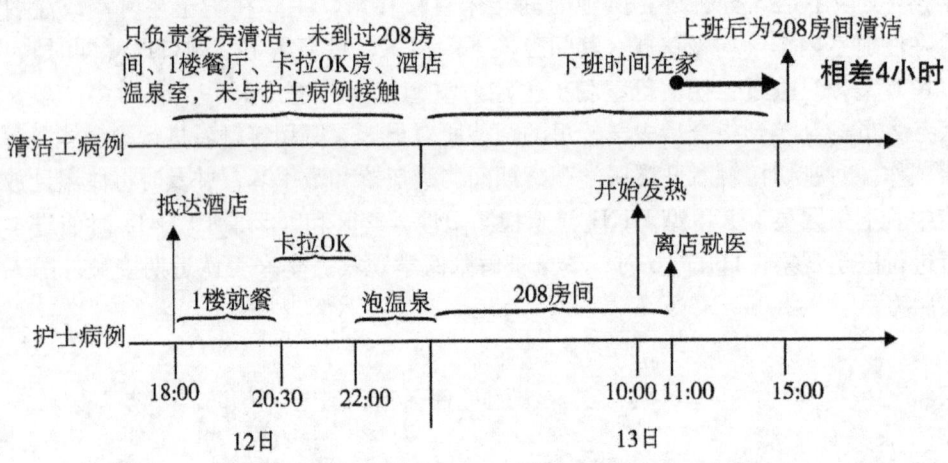

图1-3-2 酒店清洁工感染环节调查情况

问题7:根据清洁工曾×的感染过程流行病学调查结果,提示新型H1N1流感病毒可能存在什么传播途径?
参考答案:
根据调查结果,强烈提示甲型H1N1流感病毒可能存在污染物或环境间接传播途径。

问题8:如要进一步证明问题7中的传播途径,还能通过哪方面的措施去验证?
参考答案:
(1)寻找更多的流行病学支持,在其他的现场流行病学中用数据来证明。
(2)寻找文献支持,查看理论上是否可行或者已有证明的资料。
(3)使用实验室方法来证明,比如可采用模拟实验或者动物实验、志愿者实验等来证明,但需考虑伦理学问题。

通过查询相关流感病毒的文献得知,流感病毒能在坚硬、无孔的物体表面存活 24~48 小时。也曾发现流感病毒通过被污染的餐具、茶具或玩具而传播的证据。结合本次事件调查中流行病学调查证据,说明甲型 H1N1 流感病毒通过被污染的物品或环境传播流感病毒是可能的。

卫生部门确定护士李×所在校医门诊部 35 名医护人员、3 名医护人员家属、大巴司机 1 人、的士司机 2 人、家人 4 人,及李×于 12 日之后就诊过程中接触的同事和病人,由相关区、县级市 CDC 对密切接触者进行追踪和医学观察。通知从化 CDC 对酒店进行消毒和随访。另通过取得护士李×羊城通和的士车牌,请市交通委员会协调调出行程,发布行程公告寻找密切接触者。

四、2 例广州乘客病例调查情况

发布学生病例吴××交通信息公告后,广州 CDC 接到 1222/1223 次列车 12 车车厢 15 号、16 号卡位 2 名乘客的电话,目前一名发热 38.3 ℃ 及咳嗽(曾×,后被确诊甲型 H1N1 流感病毒核酸阳性结果),另一名发热 37.3 ℃(胡×,排除),均已送往广州市第八人民医院。还接到 12 车车厢 12 号卡位覃×的电话,称出现打喷嚏症状,通过增城市 CDC 进行流感调查采样和医学观察,结果显示阳性,送广州市第八人民医院并开展密切接触者追踪调查,覃×在增城期间确定密切接触者 9 名,未发现感染。

列车病例曾×在一投资有限公司做咨询顾问,2009 年 6 月 4 日与同事胡×乘由广州至成都 K192 次空调列车(两人座位为硬座 90 号、91 号),5 日到达四川成都火车站后,先在售票处购票,约 14 时 10 分乘坐公交车 300 路至天府广场附近,约 15 时住进青羊区年湾招待所,18 时到附近公园对面小食店就餐,然后到附近家乐福超市购物,约 22 时返回招待所。

6 日早上,曾×与胡×于 8 时 40 分参加第十七届好博成都全国医药、保健品交易会,负责发放资料。均在附近小食店进餐。二人于 7 日上午 9 时左右到达展馆。中途 10 时 20 分至 11 时 30 分,曾×、胡×与四川的客户郭×到附近茶楼谈业务。二人约 13 时离开展馆,之后逛天府广场附近公园,约 15 时 30 分到成都火车北站候车,在候车室距离他们 2 m 左右的范围内曾有人咳嗽。

7 日 17 时,曾×和胡×乘坐 1222/1223 次列车,座位分别为 12 车车厢 15 号上铺和 16 号上铺。曾×否认中途与白云区病例吴××有过近距离接触。途中均食泡面和自带食品,没有去过其他车厢。8 日 19 时 20 分左右,曾×曾在柳州站下车见其父母(住在柳州)。据其反映 16 号中铺是一安徽女性,是某旅行团成员,刚到过九寨沟,有咳嗽症状。该旅行团 6~8 人,在贵阳下车(据另一 12 号铺位密切接触者反映,该旅行团可能是山西某财政系统的旅行团)。据曾×回忆,8 日中午列车广播称有工作人员不舒服,请列车上医务人员帮忙。曾×否认接触过外国人、否认到过实验室。

问题9：至此，调查发现似乎与四川旅行团疫情有关，应如何核实？

参考答案：

可追踪关键的旅行团中的安徽女性，因其到过九寨沟，可能是本次传染来源。可通过铁路部门、贵阳相关部门、山西相关部门进行核查，希望找到16号中铺的患者。

后来，经过贵阳、山西等地区的协助调查，未能追踪到16号中铺的旅行团患者，失去了可能传染源的追踪。

列车病例曾×和同事胡×于9日9时15分到达广州东站，乘坐9时32分的41路公交车（空调车）至东圃，约10时到达东圃站。胡×步行回家，曾×步行回宿舍，当时屋内无其他员工。曾×中午在宿舍进行清洁洗衣等，15时45分步行去公司，约15时50分到达公司。18时下班步行回宿舍（宿舍有姬×、蓝×、薛×3名同事），晚上未外出。

10日8时前，曾×步行到公司，一直至18时下班。回宿舍，晚上未外出，另3名同事均在。曾×于6月10日中午约12时开始出现干咳，伴有咽干，11日有咳白色稀薄痰，自服"金嗓子"等对症治疗后有好转。11日下班后回宿舍，约20时与同宿舍同事蓝×到附近的星辰网吧2楼上网，至24时返回。12日上午8时听同事说卫生部门已登公告寻找1222/1223同列车同车厢密切接触者，于是致电广州市CDC。因曾×检测体温为38.3℃，12时40分由天河区CDC将其送往广州市第八人民医院进行隔离诊治。

问题10：根据曾×的活动情况如何开展对密切接触者的追踪？

参考答案：

针对曾×的活动史，患者基本上发病前后接触的为该公司的员工以及网吧人员，可通过单位、网吧登记的身份证或者在周边张贴告示来寻找密切接触者，特别是要求如出现流感样症状者要通知卫生部门。

经过卫生部门甄别，确定列车病例曾×在广州期间的密切接触者13名，均为曾×所在公司职员，由天河区CDC负责医学观察，对网吧工作人员进行随访并追查11日晚在网吧上网的人员。

五、广州乘客通过网吧传播及续发病例追踪情况

卫生部门在近期同在该网吧上网的人群中，进一步发现了附近某学校学生姜×、宁×、林×（隐性感染者）被感染，继续追踪还发现姜×同宿舍舍友陈×、文×（隐性感染者）和为姜×接诊的校医刘×（隐性感染者）被感染。

网吧附近学校学生姜×6月12日上午约10时与同学陈×两人前往星辰网吧2楼上网，期间在1楼吃饭，16时回宿舍聊天，21时40分前往星辰网吧2楼通宵上网，23时到1楼吃夜宵。13日（周六）8时，在楼下糖水店吃了一碗绿豆沙后回宿舍休息，12

时左右开始有发热、咳嗽、全身乏力等症状，18 时起床去吃晚饭，由于乏力无法外出，便在宿舍与舍友聊天，约 20 时休息。21 时 30 分左右，舍友发觉患者症状有所加重，报告班主任后一起把患者送往学校医务室就诊（接诊医生刘×未戴口罩），测体温 39.3 ℃，然后再送往学校旁边医院（医生已戴口罩）进行输液治疗至 14 日凌晨 2 时，患者自觉好转，回宿舍继续休息。后经咽拭子检测阳性。

17 日卫生部门对曾×和姜×的 23 名密切接触者咽拭子标本进行检测，检出 5 人甲型 H1N1 流感病毒核酸阳性，其中 4 名学生、1 名校医。6 月 11 日，学生林×与列车病例曾×曾同时在星辰网吧 2 楼上网，12 日林×在网吧 3 楼上网。6 月 13 日，学生宁×、学生陈×在曾×曾去过的星辰网吧 2 楼上网。学生陈×、文×与姜×是同班同学，并住同一宿舍。宁×与病例姜×居住于同层楼宿舍。校医刘×曾于 6 月 14 日接诊过姜×，当时未作任何相应防护。文×、林×、刘×未出现流感样症状，判断为隐性感染者。具体暴露接触情况见图 1-3-3。

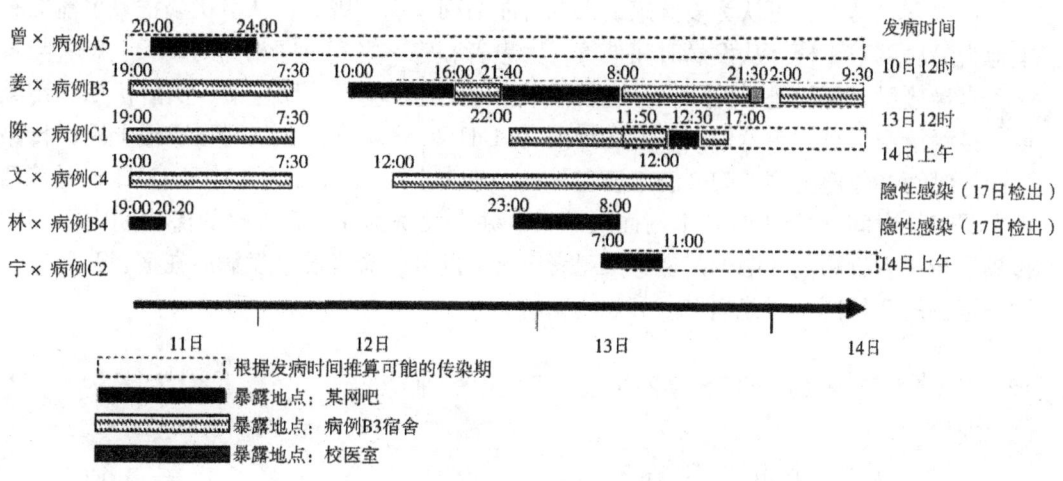

图 1-3-3 网吧和宿舍感染环节流行病学调查结果

注：姜×、陈×、文×三人同宿舍，宁×和林×均不认识姜×。

问题 11：从上图各病例在宿舍、网吧的暴露情况，推测姜×、陈×、文×、林×、宁×的感染场所是哪里？
参考答案：
  从潜伏期、传染期、接触情况推算，患者曾×于发病期间（11 日 20—24 时）在某网吧 2 楼上网，传染了同一时间在邻座上网的隐性感染患者林×，同时污染了网吧内环境。患者姜×因 12 日 10 时至 13 日 8 时曾两次在网吧长时间（17 小时）上网而被感染，并在发病前 4～5 小时的潜伏期内于网吧传染了与其有近距离接触的隐性感染患者宁×。此外，患者姜×发病后在宿舍又传染了同一宿舍的 2 位同学（患者陈×和患者文×）。

问题 12：传播链的调查需要考虑哪些影响因素？

参考答案：

传播链的调查很重要的一点是要有明确的流行病学联系，而且从各方面均要支持才比较可靠，如从发病时间、潜伏期、传染期、单次还是多次接触、是否存在直接或间接传播的可能、隐性感染传播的可能、社区多途径传播的可能等，需要进行细致的流行病学调查才能排除。

针对网吧宿舍甲型H1N1流感传播链的调查，其中可能造成结论错误的一点是也许同时存在其他途径的传播。为了排除患者姜×可能由学校内存在的隐性感染者传染，调查组在校园内的学生宿舍随机抽取了20名既未暴露于病例污染场所（网吧和宿舍）也未接触过确诊病例的无症状非密切接触者采集咽拭子检测，开展人群隐性感染调查，结果检测H1N1病毒核酸均为阴性，说明患者姜×在学校社区传播感染的可能性较小。

根据调查结果，可认为姜×感染来源可能为列车病例曾×，从潜伏期推算可能的感染地为星辰网吧2楼。从发病时间推算，因患者和曾×发病时间相隔约2天，患者与曾×无直接接触，可能是10小时后接触曾×污染的网吧环境导致感染。从潜伏期、传染期、接触情况推算，患者曾×于发病期间（11日20—24时）在某网吧2楼上网，传染了同一时间在邻座上网的隐性感染患者林×。患者姜×因12日10时至13日8时曾两次在网吧长时间（17小时）上网而被感染，并在发病前4~5小时的潜伏期内于网吧传染了与其有近距离接触的隐性感染患者宁×。此外，患者姜×发病后在宿舍又传染了同一宿舍的2位同学（患者陈×和患者文×）。

问题 13：为验证通过网吧传播的假设，可使用哪种方法？

参考答案：

可使用病例对照或队列研究的方法。

为证实网吧是传播的场所以及接触传播是一个主要因素，调查组尝试开展了队列研究。调查5名学生病例学校宿舍所在楼层的同住人员6月11日之后去网吧及与该患者接触的情况，应用回顾性队列研究进行验证，开展了回顾性队列研究。抽取学校5名学生病例宿舍所在楼层的同住人员共274人，调查他们11日之后去网吧以及与患者的接触情况。去网吧（$RR=10.42$，$95\% \ CI$：$1.18\sim91.76$），接触患者姜×（$RR=9.92$，$95\% \ CI$：$1.46\sim67.42$）均为危险因素。见表1-3-1、表1-3-2。

表1-3-1 学生病例宿舍所在楼层回顾性队列研究结果

暴露因素	暴露		非暴露		罹患率（AR）		RR	95% CI
	病例/人	总人数/人	病例/人	总人数/人	暴露	非暴露		
某网吧	4	76	1	198	5.26	0.51	10.42	1.18~91.76
接触病例姜×	2*	25	2	248	8.0	0.81	9.92	1.46~67.42

*曾×病例本人不放入病例栏目。

表1-3-2 不同可疑暴露方式的罹患率

可疑暴露方式		暴露数/人*	病例数/人	罹患率/%
有病例的列车车厢		300	11	3.7
有病例的网吧		100	2	2.0
污染的环境	网吧	50	1	2.0
	客房	4	1	25.0
有病例的宿舍		14	3	14.3
病例医护过程		4	2	50.0

*部分为估计人数。

该校医刘×在对姜×就诊时未做任何防护。病例姜×分别于13日21：30和14日9：30时到校医处就诊和测量体温。校医病例两次对病例姜×进行体温检测和查体（查看咽部和扁桃体），均是在双方无任何防护的情况下开展。

问题14：本次疫情调查发现2名医务人员被感染，针对此结果请提出对防控"甲流"疫情的建议。
参考答案：
（1）加强基层医护人员（特别是学校校医等）的"甲流"防控的培训。
（2）加强基层医护人员（特别是学校校医等）"甲流"期间接诊病人的个人防护。

问题15：本次疫情调查中甲型H1N1流感可能存在哪些传播特点？
参考答案：
适合甲型H1N1流感传播的环节有：近距离接触，通风不畅的密闭空间，高危场所如网吧、宿舍、门诊诊疗处，可能因存在被污染的环境或物品从而间接造成续发病例（酒店清洁工、学生姜某）。

第三部分 结 论

对吴××A4的追踪调查共发现19个相关病例，一代、二代、三代病例分别为11例、3例和6例，主要分3部分：①列车相关的病例共11例，其中乘客7例，乘坐的车厢（铺位）分别为12车（12号中铺）、12车（13号中铺）、12车（14号上铺）、12车（15号上铺）、14车（5号上铺）和11车（软卧铺）的2名朋友；乘务人员4例，分别为12车车厢广播员1例、同时服务于11车和12车车厢的服务员1例、同时服务于

13车和14车车厢的服务员1例、列车长1例。最早发病时间是6月9日,为12车(15号上铺)乘客,最迟发病时间是6月13日,为11车(软卧铺)乘客。②患者A4的后续病例共发现3名,包括同宿舍室友(患者B1)、学校门诊部值班护士(患者B2)以及曾对患者B2所住酒店房间进行打扫的清洁工(患者C3)。③患者A5的后续病例共发现6名,包括与其同时在某网吧的学生(患者B4)和间隔10小时后来网吧的患者B3、患者B3的2名同宿舍室友(患者C1和C4)、与患者B3同时上网吧的患者C2和接诊患者B3的校医(患者C5)。

在被追踪到的189名与3例搭乘返穗列车病例及其续发病例的密切接触者中,共发现续发病例9例,二代续发率为4.8%。见图1-3-4。

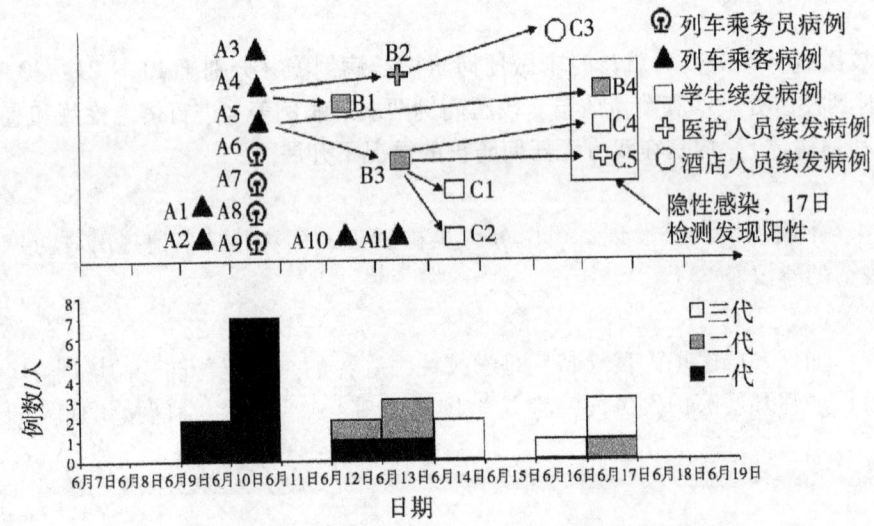

图1-3-4 甲型H1N1流感暴发病例流行曲线和传播链图

本起疫情传播链复杂,涉及多个省份和多个部门,需要各地区和各部门积极协作,才能有效地进行全面系统的防控、保证效果,体现了联防联控对待新发传染病防控的重要性。同时也暴露了基层医疗机构(特别是校医)传染病防控的意识仍然薄弱,需加强学校校医等基层医疗人员的院内感染控制工作。现场流行病学调查结果提示,密切接触如共同居住、防护不当的医护过程,或较密闭空间如交通工具、网吧等,比较适合甲型H1N1流感病毒的传播;可能存在污染的环境或物品间接传播病毒的现象。本次疫情发现的后续病例均在应急监测和密切接触者医学观察中发现,说明采取积极的应急监测和密切接触者管理对发现病例和防止疫情扩散起到很大的作用。

列车感染环节由于无法寻找传染源不能详细分析,但本起事件中有7例与同一车厢(12车车厢)相关,提示12车车厢危险度最高。我们的推测是:在6月7日17时开动的列车上12车车厢的12号至15号铺位中存在1名甲型H1N1病毒超级传播者,先将病毒传给了12车车厢的4名乘客(A1、A3、A4、A5),12车车厢广播员A6,同时服务于11车、12车车厢的乘务员A7和来往巡查的列车长A8,由同时服务于11车、12车车厢的乘务员A7将病毒转传给11车车厢的2位乘客(A10、A11),列车长A8则将病毒转传给同时服务于 13 车、14 车车厢的乘务员 A9 和 14 车车厢的乘客 A2。

（袁俊　杨智聪）

点评：

此案例追踪调查甲型 H1N1 流感的传播链较翔实，从列车车厢内感染的一代病例一直追索至宾馆、宿舍、网吧、校医室感染的二代和三代病例，并且对每个病人的感染时间、感染地点、感染环节都一一描述清楚。同时，运用回顾性队列研究证实了传播甲型 H1N1 流感的场所，十分难得。

参考文献

[1] 杨智聪, 刘于飞, 袁俊, 等. 一宗起源于列车的甲型 H1N1 流行性感冒暴发传播链的调查研究 [J]. 中华传染病杂志, 2009, 27：594 – 598.

案例 4
疑似伤寒实为登革热暴发流行

学习目的

- ☞ 熟悉夏季常见发热皮疹性传染病疫情。
- ☞ 了解登革热与伤寒临床表现的异同。
- ☞ 掌握血清肥达反应结果在本次疫情诊断中的作用。
- ☞ 掌握本次疫情确诊的依据。

第一部分 背 景

2002年9月12日，广东增城市（县级市）卫生防疫站向广州市 CDC 报告，该市石滩镇石头村郭屋社近来出现多例以"发热、头痛、呕吐、皮疹"为主要表现的病人，石滩镇医院检验结果显示部分病例的肥达反应"O"抗体及"H"抗体滴度明显升高，遂怀疑为"伤寒"暴发流行，在逐级上报疫情的同时，按"伤寒"流行开展灭蝇、消毒井水、预防服药、隔离治疗病人等控制措施。

> 问题1：收到增城卫生防疫站的报告后，应作出什么样的判断？还要考虑什么？
> 参考答案：
> （1）向当地防疫站专业人员核实报告内容。
> （2）了解当地既往的疾病流行史。
> （3）了解当地防疫部门已获取的流行病学调查信息，包括疫情一般情况、人群的疫苗接种情况等。
> （4）了解当地医院的检验方法。

问题2：肥达反应检测阳性的意义是什么？
参考答案：

肥达反应是由法国医师 Fermand Widal 在 1896 年建立的抗原-抗体混合反应（Widal agglutination test，WAT），该试验一直用于临床伤寒的辅助诊断或流行病学的调查。

但是非伤寒沙门氏菌引起的其他疾病（疟疾、登革热、粟粒性结核病、心内膜炎、慢性肝病、布鲁杆菌等）的病人血清抗体也会与伤寒沙门氏菌抗原发生交叉反应，该反应增加了肥达反应结果的假阳性率，降低了肥达反应的特异性。

第二部分 现场调查

9月13日，广州市 CDC 组成疫情调查工作小组到现场开展调查和处理工作。初步调查发现，郭屋社户籍人口有254人（73户），首例病例于8月10日发病，近2个月来曾出现过发热的村民有37人（32户），男性15人，女性22人，其中学生和儿童8人。对当时尚住石滩镇医院的5例现症患者进行调查，患者自诉数天前发热，伴腹部不适，曾"出过疹"。检查体温多在38～39℃，触诊肝、脾肿大不显著，皮肤皮疹不明显，仅见2例可疑"玫瑰疹"；当地医院检验报告显示 WBC 减少（未作嗜酸性粒细胞计数）。外环境调查该村卫生状况较差，村里无自来水，全村饮用水来自同一口井，未设公用打水桶，各家各户都用自家的水桶在该井打水。各家也备有自用的机压井，主要用于洗衣、清洁，但有时村民为了方便也有饮生水的习惯。部分村民的粪池离家用井的距离不足3 m。

根据临床症状、体征、肥达反应结果，调查小组初步判断本次疫情为"伤寒"暴发流行，要求当地卫生防疫部门按伤寒开展预防与控制，并采集病人血37份，水样13份（饮用井水、病家井、厕所等）、肛拭子11份做伤寒细菌培养和肥达反应。考虑到当时正值广州市登革热流行高峰，并取其中8份血清做登革热的抗体检测。

问题3：伤寒的诊断依据是什么？根据目前所掌握的信息，是否可确认为一起伤寒暴发疫情？
参考答案：

从目前情况看，这起疫情仍未有充分的依据可确诊为伤寒。本次疫情临床症状主要为发热、头痛、呕吐、皮疹，这是多种传染病所共有的临床表现，并非伤寒的特异性表现；现场检查现症病例发现伤寒特有的"玫瑰疹"并不明显，触诊肝、脾肿大不显著；虽然 WBC 减少，由于没有进一步做嗜酸性粒细胞计数，也缺乏参考意义。部分病例的肥达反应"O"抗体及"H"抗体滴度明显升高，究竟是本底本身就高，还是感染了伤寒引起仍不清楚。虽然外环境卫生条件差及居民的饮生水的不良习惯是支持感染伤寒的因素，但由于其他检验结果未出，因此也不能为确诊伤寒提供证据。

问题4：在现场，除了伤寒外，调查人员是否还要考虑引起这起疫情的其他因素？

参考答案：

当时广州市正发生较大范围的登革热流行，尽管增城市尚未报告发生登革热病例，但由于这起疫情以发热、皮疹为主，且伴有 WBC 减少，应该将登革热纳入考虑之中。

9月15日，广州市 CDC 肥达反应结果发现，郭屋社病人血清伤寒抗体水平普遍升高，其中"O"抗体≥1:80以上者有8人，"H"抗体≥1:320者有9人，副伤寒 B≥1:160者有28人（表1-4-1），但所有的伤寒细菌培养（血、水、肛拭子）均为阴性。与此同时，在8份进行了登革热检测的血清中，也检出了4份登革热抗体 IgM 阳性。随后即对其余的血清做登革热抗体检测，在37份样本中，登革热 IgM 或 IgG 阳性的有18人，用 RT-PCR 的方法从其中8份标本中检出4份登革 I 型病毒阳性。

表1-4-1 增城市石滩镇发热病人实验结果

病例编号	性别	年龄	发病日期	采血日期	肥达反应					DF 检测			
					O	H	A	B	C	IgM	IgG	PCR	DF 分离
病例1	男	34	9月10日	9月11日	—	—	—	1:160	1:160	(+)	(+)	(+)	
				9月27日	—	—	—	—	—				
病例2	男	30	9月11日	9月11日	—	1:80	1:80	—	1:80				
				9月27日	—	—	—	—	—				
病例3	男	51	9月10日	9月11日	—	1:80	—	1:320	1:80				
				9月27日	—	—	—	—	—				
病例4	男	49	9月10日	9月11日	1:80	—	1:80	—		(+)	(+)		
				9月27日	—	—	1:160	—					
病例5	女	58	9月6日	9月11日	—	—	—	1:80	—	(+)	(+)		
				9月27日	—	—	—	—	—				
病例6	女	7	9月11日	9月11日	—	—	—	1:80	—	(+)	(+)	(+)	
				9月27日	—	1:80	—	1:80	—				
病例7	女	11	9月6日	9月11日	—	—	—	1:320	—		(+)		
				9月27日	—	—	—	—	—				
病例8	女	6	9月11日	9月11日	—	1:80	—	1:80	1:80	(−)			
				9月27日	1:160	1:160	—	—	1:80				
病例9	男	62	9月11日	9月11日	—	1:160	—	1:160	1:160	(+)	(+)		
				9月27日	—	—	—	1:80	1:160				

续表 1-4-1

病例编号	性别	年龄	发病日期	采血日期	肥达反应					DF 检测			
					O	H	A	B	C	IgM	IgG	PCR	DF分离
病例10	女	35	8月30日	9月11日	—	—	1:80	—	—	(−)	(+)		
				9月27日	—	—	—	—	—				
病例11	女	64	9月5日	9月11日	1:80	1:320	1:80	1:160	—				
				9月27日	1:80	1:160	—	1:80	1:160				
病例12	女	52	9月2日	9月12日	1:1280	1:640	—	1:320	1:80	(+)	(+)		
				9月27日	—	1:640	—	1:160	—				
病例13	女	77	8月27日	9月12日	—	—	1:80	1:160	1:80		(+)		
				9月27日	—	—	—	1:160	1:80				
病例14	女	23	9月11日	9月12日	1:160	1:160	—	1:320	1:80				
				9月27日	—	1:160	—	1:80	—				
病例15	男	32	8月10日	9月13日	—	1:80	—	1:320	—				
				9月27日	—	—	—	1:320	1:320				
病例16	女	12	9月11日	9月13日	—	1:320	—	1:320	—				
				9月27日	—	1:160	—	1:160	—				
病例17	女	48	8月10日	9月13日	1:80	1:160	1:160	1:160	1:80				
				9月27日	—	—	—	—	—				
病例18	女	64	8月12日	9月13日	—	1:80	—	1:160	—	(+)	(+)		
				9月27日	—	—	—	—	1:80				
病例19	男	21	9月8日	9月12日	—	1:80	—	1:160	1:160	(+)	(+)		
				9月27日	—	—	—	1:160	1:80				
病例20	女	28	9月16日	9月17日	—	1:80	—	—	—	(−)			Ⅰ型
				9月27日	—	1:160	—	1:80	1:80				
病例21	男	51	9月11日	9月11日	—	1:160	—	1:80	—	(+)			
病例22	男	18	9月10日	9月12日	—	—	—	1:80	—	(−)			
病例23	男	30	9月10日	9月12日	1:80	—	—	1:320	1:160	(−)			
病例24	女	38	9月8日	9月12日	—	—	—	1:160	—		(+)		
病例25	男	20	9月10日	9月12日	—	1:80	—	1:320	1:80				
病例26	女	30	9月8日	9月12日	—	—	1:80	1:160	—				
病例27	男	30	9月1日	9月12日	1:80	1:160	—	1:640	—				
病例28	女	11	9月6日	9月12日	1:80	1:80	—	1:320	—	(−)	(+)		

续表 1-4-1

病例编号	性别	年龄	发病日期	采血日期	肥达反应 O	H	A	B	C	DF 检测 IgM	IgG	PCR	DF 分离
病例 29	女	17	9月12日	9月13日	—	—	—	1:320	—				
病例 30	女	15	9月12日	9月13日	1:160	1:320	1:80	1:640	1:160	(−)			
病例 31	女	32	8月22日	9月13日	—	—	—	1:320	—	(+)	(+)		
病例 32	男	16	9月5日	9月13日	—	—	—	—	—				
病例 33	男	37	不详	9月13日	—	—	—	1:160	—				
病例 34	女	70	9月12日	9月13日	—	—	—	1:80	—	(−)	(+)		
病例 35	女	43	9月6日	9月13日	—	—	1:160	1:160	—	(±)	(+)	(+)	
病例 36	女	35	不详	9月13日	—	—	—	1:160	—				
病例 37	男	38	不详	9月13日	—	—	—	1:640	—	(−)			
病例 38	女	50	9月9日	9月13日	—	—	—	1:320	1:80	(−)	(+)		
病例 39	男	26	8月15日	9月17日	—	—	—	—	—	(−)			
病例 40	女	10	9月16日	9月17日	—	—	—	—	—	(−)			Ⅰ型
病例 41	女	40	9月4日	9月17日	—	—	—	—	—	(±)			
病例 42	男	18	8月22日	9月17日	—	—	—	1:80	1:80	(−)			
病例 43	女	10	9月13日	9月17日	—	—	—	—	—	(−)			
病例 44	男	33	9月15日	9月17日	—	—	—	1:160	—	(−)			Ⅰ型
病例 45	男	65	8月30日	9月17日	—	—	—	—	—	(−)			
病例 46	女	40	9月16日	9月17日	—	1:80	—	—	—	(−)			Ⅰ型
病例 47	女	32	8月29日	9月13日	—	—	—	1:80	1:80	(+)			

问题 5：根据广州市 CDC 的检验结果，判断本次疫情是登革热，还是伤寒，还是两者混合感染？下一步应怎么做？

参考答案：

从 9 月 15 日的检验结果看，这次疫情的原因显得有些扑朔迷离，因为近 50% 的病例登革热 IgM 或 IgG 阳性，且 RT-PCR 的方法从 8 份标本中检出 4 份登革Ⅰ型病毒阳性，这是支持登革热的有力证据。但另一方面，病例的血清伤寒抗体水平也普遍升高，不能轻易排除伤寒。

根据现场初步调查的结果，尤其是广州市CDC的第一次实验室结果，调查组认为，发生在石滩镇的传染病暴发流行很可能为一起登革热暴发疫情，而不是原来认为的"伤寒"。至于在登革热流行中，是否有可能夹杂个别的伤寒病例，则有待进一步的调查。

一、进一步的流行病学调查的重点

（1）病原学检测。采集所有现症病人血标本，做登革热的病毒分离和伤寒的细菌培养；继续采水和病人粪便做伤寒细菌培养。

（2）血清学调查。

1）取患者发病2周后的第二份血做肥达反应，观察抗体滴度的变化，以进一步确认是否存在伤寒的流行。

2）采集郭屋社最近2～3个月内未出现身体不适的"正常人"血清做肥达反应，以观察当地居民伤寒抗体的本底水平；并与广州市区正常人群作对照。

3）收集增城以外其他地方的登革热抗体阳性的病例血清做肥达反应，观察登革热抗体与伤寒抗体是否存在交叉反应的可能性，以解释郭屋社患者登革热抗体与伤寒抗体水平同时升高的现象。

4）部分血样同时送广东省CDC分别做登革热和伤寒的相关检测，与广州市CDC的结果作比对，以排除实验室误差。

问题6：上述进一步流行病学调查的重点意义是什么？
参考答案：

（1）病原学诊断可提供最权威的证据，可起到一锤定音的作用。如能分离到病原，即可确诊。

（2）在血清学调查中，最重要的是取患者发病2周后的第二份血做肥达反应，观察抗体滴度的变化，如第二份血标本伤寒抗体滴度比第一份血呈现4倍升高，则可证实患者感染过伤寒。

其余的主要意义在于质量控制。

（3）对郭屋社开展逐户调查，查清近3个月来全社所有"患过病"的人的发病时间、症状、体征及其他流行病学特征，并了解其最近是否接种过伤寒疫苗。

二、现场调查结果

（1）入户调查共210人，发现近3个月来有过身体"不舒服"者56人。上述56人中，现住石滩镇医院者8人，在广州市级医院住院的有6人，另有5人现患在家，其余已"痊愈"在家。男性20例，女性36例，年龄分布为3～76岁。

（2）发病时间分布为8月上旬4例、中旬4例、下旬7例，9月上旬21例、中旬（11—16日）16例，另4例发病时间不详。

问题7：病例发病时间集中在8月至9月上旬说明什么？

参考答案：

（1）登革热流行具有明显的季节性，与白纹伊蚊繁殖的时间十分吻合。而当时广州市正发生较大范围的登革热流行。

（2）伤寒流行的季节性不明显，可全年流行。

从发病时间上判断此为登革热流行更合理。

（3）据统计，患者平均发热天数为5天，约1/3曾出现过"皮疹"，皮疹出现呈一过性，大约3天消退，仅1例出现过腹泻症状。病程普遍较短，5～7天，很多病人自诉经村医"打了一两次针"病就好了。现场发现的现患患者中，个别尚可见明显的未完全消退的粟粒状皮疹。对尚在医院住院的4例现症病人进行调查，4例患者均可见典型的登革热样皮疹，后经检验证实，此4例病人中，3例登革热 IgM、IgG 抗体均阳性，RT-PCR 检测结果为登革 I 型病毒，肥达反应"O"抗体滴度均低于1∶80，伤寒 PCR 结果为阴性。

（4）郭屋村最近2年未开展过群体性伤寒疫苗接种。

问题8：从现症病例的临床表现中，是否已可得到答案？

参考答案：

现症病例呈现典型的登革热样皮疹，RT-PCR 检测结果为登革 I 型病毒阳性，至此，越来越多的证据开始向登革热倾斜。

三、实验室结果

（一）病原学检测

9月21日，广州市 CDC 从石滩镇郭屋村采集的血标本中分离出5株登革I型病毒，与当时广州市登革热流行的病毒型别一致，广东省 CDC 也检出相同的登革I型病毒。在第二次现场调查中采现症病人血样4份及正常人群和患者肛拭子130份，未培养出伤寒菌。

（二）血清学检测

（1）9月27日，从郭屋社抽取病人的恢复期血清20份做肥达反应，病人恢复期血清中"H"抗体（$t=-2.159$，$P<0.05$）、"A"抗体（$t=-3.382$，$P<0.01$）和"B"抗体（$t=-3.925$，$P<0.01$）滴度均较急性期降低，并以后两者为著。

问题9：第二次（恢复期血清）肥达反应结果说明了什么？

参考答案：

第二次肥达反应结果表明已基本可以排除伤寒流行。

（2）采集郭屋社正常人血清 47 份做肥达反应，"O"抗体、"H"抗体和副伤寒"B"的滴度均低于 1∶80；采集广州市正常人血 50 份做肥达反应，"O"抗体、"H"抗体和副伤寒"B"的滴度均低于 1∶80；将部分血清送广东省 CDC 做肥达反应，结果与广州市 CDC 的结果基本一致，排除了实验室误差的可能性。

（3）从广州市传染病院住院的登革热病人中抽取 4 份血样，由广州市传染病院与广州市 CDC 同时做肥达反应，结果皆为阴性，基本排除登革热抗体与伤寒抗体存在交叉反应的情况。

第三部分　结　论

根据上述的现场流行病学和实验室流行病学的调查结果，我们确认发生在增城市石滩镇郭屋社的传染病疫情是一起登革热暴发流行。

此后，当地政府、卫生防疫部门采取以整治环境卫生、清除积水、防蚊灭蚊、隔离治疗病人为重点的登革热防治综合措施，使郭屋社的疫情在较短时间内得到了控制，9 月 24 日后已无病例发生。

发生在增城市石滩镇郭屋社的传染病暴发疫情最终以确诊为登革热而得到控制。在这起疫情的调查处理中，我们对疫情的认识及诊断的思路经历了由表及里、由浅入深的过程，令人印象深刻。

（1）血清学诊断在这起暴发疫情调查中的作用。在这起暴发疫情的早期调查中，由于同时出现了伤寒肥达反应阳性和登革热抗体阳性的结果，给疫情的判断带来了困难。伤寒肥达反应结果无疑起了一个导向性的作用。在疫情调查之初，由于郭屋社的发热病人伤寒"O"抗体与"H"抗体普遍升高，将调查的思路引向了"伤寒"；而在疫情末期，"O"抗体与"H"抗体的显著降低，又为排除"伤寒"提供了佐证。因此，如何评价肥达反应在发热病人诊断中的意义，十分重要。虽然迄今为止，肥达反应仍然是诊断伤寒的一项重要辅助检查，但因为其特异性不强，容易与其他发热性疾病产生交叉反应或回忆反应而出现假阳性，故在判别伤寒时，必须将肥达反应结果与临床症状体征和其他实验室检查、流行病学资料相结合后才能作出正确的判断。本次暴发疫情，虽然部分病人的血清中伤寒或副伤寒的抗体滴度达到了诊断水平，但从临床表现看，大部分病人的热程较短（2～3 天），体温 38～39 ℃，无相对缓脉及特征性的玫瑰疹，这都与伤寒的典型症状中较长的热程（1～2 周）、高热（40～41 ℃）等特征性症状不符。此外，对患者血清肥达反应结果进行动态观察发现，2 周后抗体滴度不但没有升高，反而下降，这提示初次肥达反应抗体滴度高可能是其他感染性疾病引起的免疫紊乱所产生的免疫球蛋白与伤寒杆菌的菌体及鞭毛抗原发生交叉免疫反应所致交叉反应，或因患登革热这一急性传染病可能使伤寒、副伤寒沙门氏菌的"O"抗体、"H"抗体升高导致回忆反应，并不是由于伤寒感染所致。

肥达反应假阳性的原因，一般认为可能是机体一旦受到病原菌的感染，在发病早期免疫系统还不能准确识别靶抗原，免疫特异性不强，免疫功能发生紊乱，调动或激活了大量的免疫球蛋白来抵抗病原菌的侵入，所以病人体内非特异性抗体会有所升高，并且都有发热这一相同的非特异性反应。由于交叉反应抗原广泛分布于微生物界，血清学检查病人体内抗体的特异性价值有限。

另一方面，由于登革热的血清学检测同样存在特异性不高的问题，因此，尽管在调查中检测到登革热抗体，但凭此也不足以排除伤寒而确定为登革热。这起疫情的诊断，在经过细致的流行病学调查后获得了更多的证据，包括对症状体征的调查、患者双份血清肥达反应的效价观察、取正常人群血清设立对照和不同实验室比对试验以排除实验误差等。当然，最为关键的是登革热病毒分离阳性，最终才被证实为一起登革热的暴发流行。

（2）由于登革热的临床症状与其他发热、出疹性疾病相似，不容易被鉴别诊断，新发病地区往往在造成较大暴发流行时才会引起注意。根据本次增城市石滩镇郭屋社登革热暴发流行的调查体会，在流行季节出现以发热、出疹为主要症状的疑似病例流行，应该考虑登革热的可能性，常规开展登革热的血清学检测，在有条件的地方，应作病毒学分离，以求得确诊。

（3）增城市近年来曾发生过伤寒流行，疾病的常年流行及伤寒疫苗的预防接种，都有可能引起当地人群的伤寒抗体水平的升高。在这起发生在增城市石滩镇郭屋社疫情中，尽管因人群的第二份血的伤寒抗体水平较之第一份血的伤寒抗体水平下降而排除了伤寒暴发流行，但当地人群的伤寒抗体水平普遍较高，也应该引起注意。

（王鸣　沈纪川）

点评：

从这起暴发疫情的调查过程可见，对于不明原因的传染病流行，在未获得病原学证据之前，对血清学方法检测结果的评价必须十分谨慎，不能单凭一次的阳性结果而下诊断结论，应该收集更多的流行病学资料进行分析，并采恢复期血清作抗体效价的动态观察，才能够作出科学的判断。

参考文献

[1] 王树坤，储从佳，向正华，等. 肥达凝集试验在（副）伤寒诊断中的应用价值 [J]. 预防医学情报杂志，2002，18（4）：303 - 304.
[2] 文建华，梁凤屏，杜福，等. 广东省登热病原学和血清学检测 [J]. 中华实验和临床病毒学杂志，1998，12（2）：165 - 168.
[3] 刘于飞，黄源华，蔡衍珊，等. 广州市近50年伤寒、副伤寒流行趋势分析 [J]. 中国热带医学，2001，1（1）：23 - 25.

案例 5
实验室人员肾综合征出血热感染

学习目的

- ☞ 掌握提高流行病学调查中对发病相关因素敏感性方法。
- ☞ 掌握肾综合征出血热实验室感染的病因溯源。
- ☞ 熟悉肾综合征出血热的传播途径。
- ☞ 了解实验室感染肾综合征出血热疫情的应急处置技术。

第一部分 背 景

2007年3月13日，接广州市越秀区 CDC 报告，某大学动物实验中心一饲养员被诊断为流行性出血热病例，根据初步调查，不能排除实验动物感染的可能性。

患者谭×，男，44岁，汉族，某大学北校区动物实验中心饲养员，于3月7日无明显诱因发热，最高体温39.2 ℃，伴头部搏动性头痛，以前额为重，频繁恶心呕吐，为少量胃内容物，3月8日和9日两次到东山区人民医院就诊。3月9日开始出现精神差、反应迟钝、言语不清等神经系统症状。3月10日以"发热、头痛查因"收入中山大学附属第三医院神经内科，查体：体温37.5 ℃，脉搏115次/分，反应迟钝，语音不清，注射部位可见出血斑，球结膜轻度充血、眼底静脉轻度充血。3月11日，医生发现患者少尿，联系该院感染科会诊后转入感染一科。3月12日，采集血标本送广州市 CDC 检测出血热抗体。3月12日，临床诊断疑似流行性出血热，并于3月13日上午8时56分进行了网络直报，3月13日15时广州市 CDC 检测患者流行性出血热抗体 IgG 阳性(1∶40)。医院给予积极的对症支持治疗措施。

问题1：肾综合征出血热的主要症状和体征有哪些？
参考答案：
　　肾综合征出血热的主要症状和体征为发热、出血以及肾脏损害。

第二部分 现场调查

3月13日,广州市越秀区CDC向广州市CDC和广州市卫生局报告,请求协助调查。14日上午,广州市CDC会同广东省CDC、广东省实验动物监测所、越秀区CDC、越秀区卫生监督所等相关人员到疫情现场进行调查处理。

> 问题2:现场调查出发前需要准备哪些调查必需物资?
> 参考答案:
> 　　现场调查出发前需准备的物资包括调查表、采样登记表、采样设备、个人防护用品、冰壶等。

一、患者工作场所(实验动物部)基本情况

　　该实验动物部位于学校内,1995年建成使用,实验动物部大楼内共有学校实验动物中心、附属第一医院和附属肿瘤医院等3个部门从事实验动物的饲养和实验工作。整栋大楼共8层,8楼为会议室;7楼为肿瘤医院SPF(无特定病原体动物)饲养区,有工作人员3名;6楼为实验动物中心SPF饲养区,有工作人员29人;5楼为附属第一医院SPF饲养区,有工作人员7名;4楼为动物手术室;3楼为实验室;2楼为办公室;1楼为开放饲养区。除1楼的开放饲养区外,其他动物饲养室均为SPF饲养室。开放饲养区分为2个区域,患者谭×饲养动物的区域(一区)由学校实验动物中心管理,另一区域(二区)由附属第一医院管理。实验动物尸体及污物由学校爱国卫生运动部门按时收集并送广州市卫生处理厂进行无害化处理。

　　实验动物部大楼出入口防鼠设施不完善,且大门常处于开放状态,一楼部分窗口虽装有防鼠铁丝网,但已破旧脱落,未能达到防鼠要求。两开放饲养区一墙相隔,由一走廊相通,虽有通风系统,由于设计不合理,没有使用。两区均有空调设备,但已年久失修不能使用。一区虽有排气扇,但通风较差,且下水道口防鼠设施不完善。二区无主动排气装置,且下水道排污不畅,环境较差,房内多处见到鼠迹,现场调查时发现有野鼠出没。部分房间作为普通动物房,饲养动物有大白鼠、小白鼠、家兔、狗、猴等动物。

　　动物排泄物及废弃动物垫料无专用污物袋盛装,随意堆放。实验动物部附楼一楼设置的临时工宿舍与普通动物房相邻,之间没有相应的防鼠设施。实验动物部大楼周边环境卫生状况较差,杂草丛生,杂物随处堆积,员工反映周边常有野鼠出没。

　　经调查,实验室相关工作人员尚未发现类似发热患者。

二、患者居住环境与接触史调查

　　患者为某大学北校区实验动物中心临时聘用的动物饲养员,日常主要从事鼠类动物的饲养等勤杂事务,籍贯湖南湘潭,2002年到该实验动物中心做临时工至今,近一个

月来无外出史，与其妻子同住该动物实验中心1楼一小房间，与实验动物中心1楼感染出血热病毒的大白鼠动物房仅一墙之隔，卫生及通风条件一般。妻子在某大学做清洁工，健康状况良好，近期未出现发热、不适等。夫妇两人平时大都在学校食堂用餐。患者既往健康状况良好，否认既往患病史，无流行性出血热疫苗接种史。

> 问题3：经过以上调查有何初步印象？
> 参考答案：
> 　　患者发病前无外出史，为本地感染病例，发病前从事实验动物饲养工作，但是否为实验动物感染，有待进一步调查。

三、实验动物感染调查

3月14日广州市CDC从开放饲养区实验动物中采集了43份鼠肺标本，经RT-PCR检测，检出出血热抗原阳性标本4份，病毒分型为汉城型，均来自开放饲养区二区的大白鼠。

广东省实验动物检测所对3月14日、15日采集的55份鼠血标本进行了抗体检测，检出阳性标本1份，也来自开放饲养区二区的大白鼠。

患者所工作的一区所采集到的鼠肺标本均为阴性。

3月15日从1楼开放饲养区采集的20份标本（兔肺7份、狗血2份、兔血8份、猴血3份）进行了流行性出血热抗原、抗体检测，结果均为阴性。

四、疫情场所及附近环境鼠密度调查

3月14日、15日在实验动物部1楼开放饲养区内外共布放鼠笼210只，有效鼠笼179只，捕获小兽21只，捕获率11.73%，其中褐家鼠12只，臭鼩鼱6只，小家鼠2只，黄胸鼠1只。广州CDC对采集的21份鼠肺标本进行了荧光PCR检测，结果均为阴性；广东省实验动物检测所对其中8份鼠血进行了抗体检测，其中阳性标本2份。

> 问题4：如何进行室内外环境鼠密度调查？
> 参考答案：
> （1）根据环境情况制订调查方案。
> （2）在采取灭鼠措施前后各进行1次调查。
> （3）室内外同时布放鼠笼。
> （4）每次连续布放3天。

五、相关人员血清学检测

用酶联免疫吸附试验对采集的60份动物试验中心相关工作人员血清标本进行检测，其中1份标本肾综合征出血热（HFRS）抗体IgG阳性，经调查该工作人员近一个月以来健康状况良好,未到医院就诊过,可能为出血热既往感染者。

六、调查结论

此次疫情系感染流行性出血热的野鼠将病毒传播给开放饲养区的实验动物,工作人员再与实验动物接触而致发病。主要依据如下:

(1) 从开放饲养区采集标本中检出出血热核酸阳性标本 4 份,抗体阳性标本 1 份;2 家实验鼠供应单位的送检动物出血热抗体检测为阴性;开放饲养区内外采集的野鼠标本中检出出血热抗体阳性标本 2 份。

(2) 饲养区域的防鼠设备不完善,房内多处见到鼠迹,且现场调查时发现有野鼠出没。

(3) 患者所在的饲养区与感染出血热大白鼠所在饲养区相邻,环境卫生及通风条件较差,动物排泄物及废弃动物垫料无专用污物袋盛装,随意堆放于患者住处附近,加之患者住处与饲养区仅一墙之隔,故认为通过接触带毒实验动物粪、尿或螨或者气溶胶等方式感染的可能性较大,但不能完全排除被野鼠感染的可能性。

(4) 既往资料表明,该校曾 2 次(1990 年和 1997 年)发生感染出血热的大白鼠引起实验室工作人员发病的情况,且 1997 年在动物饲养房周围捕捉的野鼠中检测到有携带出血热病毒抗体。

第三部分 疫情控制

> 问题 5:目前应采取哪些防控措施?
>
> 参考答案:
>
> (1) 积极救治患者。
> (2) 立即封存 1 楼普通动物房里的所有动物,进行采样送检。
> (3) 查清动物实验室接触人员名单,搜索其他可疑类似发热患者。
> (4) 在实验动物中心附近进行鼠密度调查,捕捉野鼠并采样检测。
> (5) 采样后在全校区开展灭鼠行动,并开展宣传教育活动。

针对现场调查结果,提出以下控制建议:

(1) 撤销 1 楼普通动物房及临时工宿舍,按照实验动物饲养的有关要求饲养动物,动物中心大楼出入口及 1 楼窗户应重新安装防鼠设施,在其他临时存放动物的场所添置防鼠装置。

(2) 对 1 楼普通动物房饲养区的实验用小白鼠、大白鼠、家兔、狗立即进行扑杀和无害化处理,2 只实验用猴子进行医学观察 3 周。

(3) 加强实验动物、动物排泄物及动物垫料的管理。做完实验后应及时处理动物,动物排泄物及使用过的垫料应分类密闭存放,消毒处理。

(4) 查明本次疫情发生前一个月以来,从 1 楼普通动物房领出的鼠类动物的去向,及时封存或销毁,并对相关接触人员进行医学观察。

(5) 加强对实验动物中心人员的健康监护,建议为相关人员定期注射流行性出血热疫苗。

自 3 月 15 日起,学校在广州市 CDC 的指导下,迅速落实了如下措施:

(1) 配合广州市 CDC、越秀区 CDC 将该动物实验中心 1 楼饲养室内的动物全部杀灭,用含氯消毒剂浸泡后打包,由广州市卫生处理厂运走;同时采用过氧乙酸对其中的物体表面和空气进行全面的终末消毒处理,之后再用杀虫剂灭蚤。

(2) 在动物实验楼及全校区进行连续一个月的强化灭鼠活动,同时开展以清理环境"脏乱差"为主的爱国卫生活动,在宿舍、食堂、动物实验楼等重点场所落实好防鼠措施:集中收集处理餐厨垃圾,断绝鼠粮;堵塞鼠洞,修补好下水道、窨井的防鼠网等。

(3) 广东省实验动物监测所对向开放饲养区供应实验动物的 2 个单位的繁殖实验大鼠进行了抽样检测,以排除动物感染来源的嫌疑。

(4) 学校组织对 250 名师生员工进行了出血热疫苗的应急接种。学校还对 2 月份以来从开放饲养区领取动物以及与所领取动物接触的师生员工 125 人进行了登记备案和追踪随访,截至 3 月 30 日未发现出血热相关症状者。

第四部分 讨 论

(1) 本次疫情能够及时扑灭,没有造成大范围的扩散与流行,关键在于广州市越秀区 CDC 人员对病例进行了及时的流行病学调查,并在调查中保持谨慎的态度、敏锐的触角,对病人的职业进行了高度关注,并对疫情进行了及时报告。

(2) 本次发生疫情的实验动物均为大白鼠鼠群,说明大白鼠是 HV 的敏感动物,并可作为本病的宿主和传染源,其感染 HV 的类型主要为汉城型。

(3) 广州存在广泛的 HFRS 疫源地,是以家鼠型为主的疫区,如果动物实验室或动物饲养室达不到防鼠要求,可能会造成周围带病毒的鼠种进入动物房,造成实验动物的感染。此外,如果动物房内空气流通差,对动物饲养所需的垫料、动物排泄物不做消毒处理并乱堆乱放,对动物房不做定期消毒灭螨工作,均会引起实验动物的感染以及饲养人员和实验人员的感染。此次疫情也表明,广州市野外鼠类中 HV 流行较为活跃,疫情态势不容乐观。

(4) 本次疫情所引发的对于实验室生物安全的思考值得重视。

随着生命科学和生物技术的发展,实验室生物安全问题日益凸显。动物实验室和动物饲养室感染 HFRS 的事件,在国内外均多次发生。

通过对同类事件的研究发现,造成事件的原因主要为:实验室或饲养室条件不达标,防鼠设备不完善;管理存在一定漏洞;管理、饲养、实验人员等缺乏关于 HFRS 以及个人防护的知识;工作中不做自身防护。这提示我们,要想做好实验室的生物安全工作,就必须达到世界卫生组织所规定的相应生物安全水平,制定相关的实验室规章制度和具体的技术操作规定,严格系统地对实验室相关工作人员进行生物安全知识培训,做好实验室生物安全防护,并切实抓好对实验室和工作人员的监督管理工作。

由传染病病原引发的实验室生物安全事故轻则造成实验室人员的感染,重则导致传染性病原微生物的外泄而引发大范围的传染病流行,殃及社会,甚至会引发生物灾难,因此我们必须从以往的同类事件中吸取教训,以免重蹈覆辙。

(董智强)

点评:

动物实验室或动物饲养室感染HFRS的事件,此前在国内外均多次见报道,但广州市近10年来尚未见过此类疫情报道。此次发生在高校动物实验室的事件,再次给我们敲起了警钟,对实验室生物安全应时刻予以高度警惕并切实做好防范措施。该疫情的调查思路与现场处置技术,对今后同类事件的处置具有较好的指导意义。

参考文献

[1] Umenai T, Lee H W, Lee P W, et al. Korean haemorrhagic fever in staff in an animal laboratory [J]. Lancet, 1979, 1 (8130): 1314-1316.

[2] Kawamata J, Yamanouchi T, Dohmae K, et al. Control of laboratory acquired hemorrhagic fever with renal syndrome (HFRS) in Japan [J]. Lab Anim Sci, 1987, 37 (4): 431-436.

[3] Cho S H, Ju Y S, Kang D, et al. Laboratory-Acquired Infections with Hantavirus at a Research Unit of Medical School in Seoul, 1996 [J]. Korean J Prev Med, 1999, 32 (3): 269-275.

[4] Casals J, Hoogstraal H, Johnson K M, et al. A Current Appraisal of Hemorrhagic Fevers in the U. S. S. R [J]. Am J Trop Med Hyg, 1966, 15 (5): 751-764.

[5] 方喜业,陈化新,杨果杰. 流行性出血热与实验室感染 [J]. 中国实验动物学杂志, 2001, 11 (3): 180-183.

[6] 罗朝忠,瞿小梅,郭利章. 流行性出血热在实验动物中的传播与预防 [J]. 现代预防医学, 2003, 30 (3): 417-418.

案例 6
利奇菲尔德沙门氏菌引起学校感染性腹泻暴发

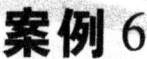

- 熟悉感染性腹泻与食物中毒的异同。
- 掌握条件致病菌检出的意义和对结果的判断。
- 掌握病例对照设计在暴发疫情中的应用。
- 了解利奇菲尔德沙门氏菌的致病特点。
- 掌握潜伏期的计算。

第一部分 背 景

2011年7月4日9时,广州市CDC接广东省某职业技术学校(以下简称"PY学校")领导电话报告,称该校自7月1日中午起,陆续有多名学生出现发热、腹痛和腹泻等胃肠道症状。

> 问题1:收到学校的报告后,应做出什么样的判断?还需了解什么信息?
> 参考答案:
> (1) 群体性事件,应怀疑食物中毒或者以感染性腹泻为表现的传染病暴发疫情。
> (2) 了解病例数、病人的典型临床症状,医院已采取的治疗情况,是否出现住院或死亡病例。
> (3) 学校已采取的措施。
> (4) 报告人的联系方式。

广州市、天河区CDC介入调查,对事件进行核实。经调查,PY学校位于广州市天河区,是一所以招收盲、聋、肢残人为主的综合性中专及大专学历特殊教育学校。校园占地面积0.033 km^2,已建成并投入使用的教学楼、培训楼、学生宿舍楼、食堂和教学办公楼等建筑面积2万多平方米。该校为全日制寄宿学校。全校共有教职工81人,学生359人，分为一、二两个年级21个班，后勤人员18人，食堂工作人员9人。学校开设计算机及应用、会计、针灸推拿、美术设计、美术绘画、服装设计与工艺等6个专业，学制3年，设有兼职校医1名。

截至7月4日，共有27名病例在该校医保定点医院（LD医院）就诊，主要临床表现为腹痛、腹泻等急性胃肠道症状，大便性状呈水样便、稀便，无明显脓血便，部分有发热、呕吐症状。患者脱水症状不明显，门诊以急性胃肠炎补液、抗炎等对症治疗后，症状均有所缓解，返校休息。病程1～4天，未出现重症及死亡病例。

27名就诊病例中，其中发热5例（18.52%），体温为38～39℃，最高39℃；中性粒细胞计数升高的有27例（100.00%），中性粒细胞比率增高的有12例（44.44%），淋巴细胞比率下降的有18例（66.67%）。

> **问题2**：根据患者的临床表现，初步判断是什么？
> **参考答案**：
> 根据现病例的临床表现、流行病学特点，初步判断该起疫情为一起感染性疾病暴发疫情，细菌性急性胃肠炎的可能性较大，但病毒性导致的急性胃肠炎的可能性仍需进一步排除。其依据为：
> （1）患者急起发病，具有聚集性。
> （2）病例主要表现为急性胃肠道症状，部分有发热，血常规显示为细菌性感染特征。
> （3）患者症状较轻，病程较短，未出现重症表现。

第二部分　现场调查

为准确掌握暴发疫情的规模，从而为明确诊断和开展疫情控制提供依据，调查组根据初期掌握的病例情况，制订病例定义如下。

病例定义：自2011年6月28日以来，PY学校学生、全体教职员工和相关工作人员中出现下列症状之一者：①发热伴腹痛；②腹泻（排便3次/天及以上，且有性状改变）；③呕吐1次以上者。

> **问题3**：本次调查制订的病例定义合理吗？
> **参考答案**：
> 基本合理。
> 病例定义的作用主要是确定发现病例的统一标准，使发现的病例具有同质可比性，并符合疫情调查或其他工作的要求。根据工作目的不同，对同一时间可有敏感性与特异性各不相同的多种病例定义。

一般而言应考虑以下几点：①是否为了诊断和治疗；②当期工作处于流行病学调查的哪个阶段；③是否为了确定病因；④是否为了常规检测与报告；⑤是为了内部工作的需要，还是为了对外公布信息。

病例定义应包含：①流行病学因素，如时间、地点、人群要素，危险因素或流行病学接触史；②临床信息，如临床特征、检验等；③针对实验室检查的信息等。病例定义是一个统一的标准，是确定被调查对象是否纳入病例的依据，是统计发病人数的流行病学工具，不同于临床诊断标准。

本案中此时制定的病例定义主要是用于搜索病例，以便进一步调查分析，需尽可能多地将病例搜索出来，定义应尽可能敏感且具有可操作性。本案例中发热伴腹痛未设定发热的体温要求，且腹痛是自述性症状，难于确切把握，对于后续病例数的甄别有一定的影响。在后续的调查中，应根据调查目的适时调整病例定义。如后续病例统计和归因调查中，对于未在食堂就餐的上述症状者，应予以剔除。

根据以上病例定义，调查组采用3种方式开展病例搜索：①于7月4日上午在学校班级老师的协助下，按照病例定义逐班进行病例搜索；②通过查阅校医室接诊记录，核实学校医务室接诊的病例；③查阅LD医院在6月28日以来接诊的腹泻病例，并根据学生名单逐一予以核实。

至7月4日17时，通过病例搜索共报告符合病例定义的有74例。分析具有详细个案资料的74例病例，临床症状均较轻，部分病例呈现自限性特征；49人到医疗机构就诊，经对症处置后均基本康复。主要临床表现为腹泻、腹痛，部分病例出现发热、呕吐等症状（见表1-6-1），病程在1~5天，中位数为2.3天。

表1-6-1　74例病例症状分布

症状	人数/人	构成比/%
腹泻（3次以上）	73	98.65
腹痛	66	89.19
发热	21	28.38
呕吐	9	12.16
发热+腹痛	19	25.67

问题4：以腹泻、腹痛为首发症状或主要症状的疾病应考虑哪些？
参考答案：
见下表。

潜伏期范围（平均）	症状和体征	病原
2～36小时 （6～12小时）	腹部痉挛、腹泻、有时恶心和呕吐	产气荚膜梭菌（腐臭性腹泻）、蜡样芽孢杆菌、链球菌
6小时～8天 （1～3天）	发热、腹部痉挛、腹泻、呕吐、头痛	沙门氏菌、志贺氏菌、致病性大肠杆菌
6小时～5天	腹部痉挛、腹泻、呕吐、发热、全身不适、恶心、头痛、脱水、有时血便、黏液样便	霍乱弧菌（O1与非O1）、创伤弧菌、河流弧菌、河弧菌（V. fluvialis）、副溶血性弧菌、诺如病毒
1～10天 （3～4天）	腹泻（通常血便）、腹痛、恶心、呕吐、全身不适、发热（O157少见）	肠出血性大肠杆菌、空肠弯曲菌
3～5天	发热、呕吐、非炎性水样便	诺如病毒、轮状病毒、星状病毒、腺病毒
3～7天	发热、腹泻、腹痛、类似急性阑尾炎	费氏耶尔森菌
1～6周	黏液样便（脂肪便）、腹痛、胃肠胀气、体重减轻	贾第鞭毛虫
1至数周	腹痛、腹泻、便秘、头痛、嗜睡、溃疡、症状轻重不一、有时无症状	溶组织内阿米巴
3～6月	神经过敏、失眠、饥饿痛、头痛、厌食、体重减轻、腹痛	牛肉或猪肉绦虫

经调查核实，首发病例出现在7月1日7时，其余病例的发病时间分别为7月1日24例、2日37例、3日10例、4日2例。见图1-6-1。

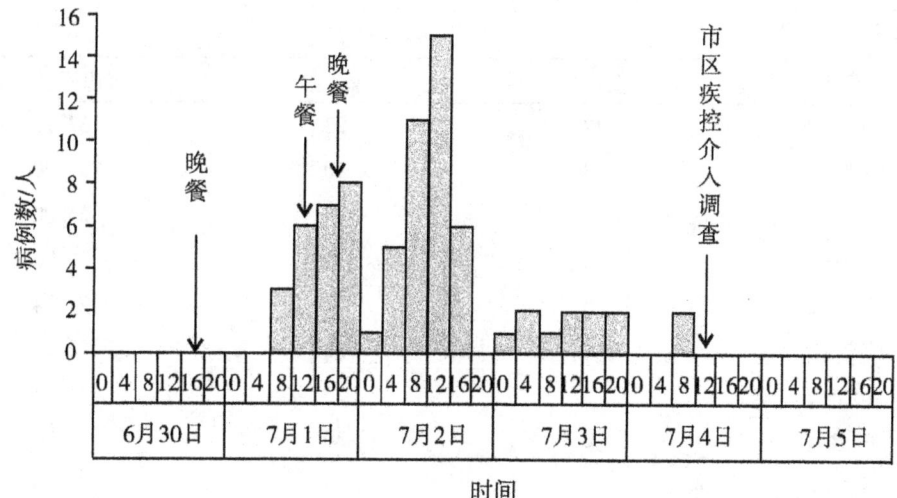

图1-6-1 PY学校感染性腹泻暴发流行曲线

各宿舍均有病例出现,病例所在的班级位置见图1-6-2。

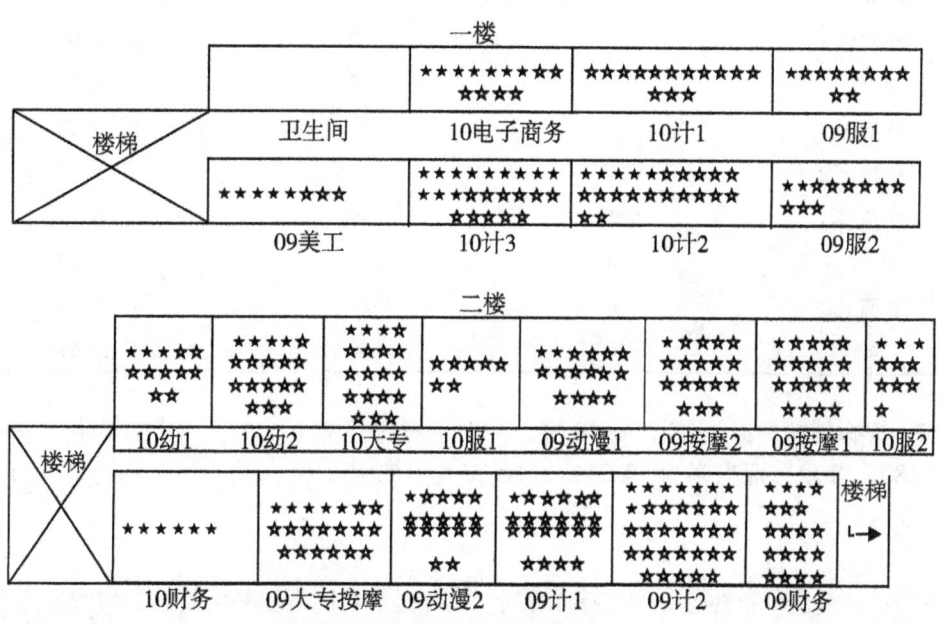

★为病例,☆为非病例。

图1-6-2 病例在班级的位置分布

全校 21 个班级中,19 个班级有病例报告,报告病例数为 1~12 例,其中报告病例较多的班级为 2010 级计算机 3 班,罹患率为 52.17%(12/23)。见表 1-6-2。

表 1-6-2 病例的班级分布

班级	发病数/人	总人数/人	罹患率/%
09 美工	5	8	62.50
10 电商	7	13	53.85

续表 1-6-2

班级	发病数	总人数	罹患率（%）
10 计 3	12	23	52.17
10 服装 2	3	10	30.00
09 大专	5	20	25.00
10 动漫 1	3	12	25.00
09 计 2	8	33	24.24
10 动漫 2	4	18	22.22
10 计 2	5	23	21.74
10 会计	6	30	20.00
10 大专	3	15	20.00
09 服装 2	2	11	18.18
09 财务	3	20	15.00
09 动漫 1	2	16	12.50
服装 1	1	10	10.00
09 计 1	2	22	9.09
09 动漫 2	1	17	5.88
09 按摩 2	1	18	5.56
09 按摩 1	1	19	5.26
10 计 1	0	14	0.00
10 服装 1	0	7	0.00
合计	74	359	20.61

74 例病例中，男 34 例，女 40 例，男女患病比例为 1∶1.17。其中学生 71 例，年龄为 18～28 岁，罹患率为 19.31%（68/352）；教师 1 例，教职员工罹患率为 0.92%（1/109）。

问题 5：从病例分布的流行病学特征分析，判断是食物中毒还是传染性疾病？为什么？

参考答案：

应高度怀疑为食物中毒或食源性传染病，但应进一步排除饮水传播的传染病。

（1）本起疫情发生于集体单位，病例短期内大量出现，病例临床表现基本一致。

（2）病例在学校各年级、班级、宿舍均有出现，无性别差异，聚集性特征不明显。

（3）无空间聚集性。

（4）病例集中在短时间内，发病曲线无明显拖尾的特征，符合短期一次性暴露的特征。

（5）由于病例分布于全校各年级，应考虑饮水引起的污染事件的可能。

调查组对食堂餐饮情况进行了调查。

该校有食堂1间,为一栋2层建筑,分设为1楼学生餐厅和2楼教职工餐厅。有1名主管和8名厨工共9人。其中,食品加工3人,洗碗工1人,糕点制作工1人,窗口服务工人3人。食堂的灶房在1楼,面积约为50 m^2,设置了独立的洗消间、加工间、备餐间和仓库。食堂有4个冰箱,分别储存冷冻肉制品、青菜、半成品和剩菜,调查时运行正常。现场检查发现食堂卫生状况一般,无更衣、洗手消毒设施,在食堂内无员工独立洗手间。操作间和食品销售区发现蟑螂、苍蝇。厨工在制作食物过程中穿工作服,不戴手套、口罩。

该校生活用水为市政自来水管网水,无二次供水系统,学校在宿舍和教学区设置了电热开水器供应师生日常饮水,调查时电热水器运行正常。被调查的学生和教职工均饮用校内电热开水器提供的开水和自购的瓶装水,最近1周均未饮用生水。

食堂供应对象为教职工和学生。其中教职工(除晚上值班外)主要供应早餐和午餐,学生为早、中、晚三餐。教职工和学生每餐食谱大部分相同,教职工食谱一般比学生多一两个单独的菜种。同一种食物制作方式相同,然后分餐至各自就餐场所,设有固定的2名厨工负责教职工餐厅食物销售工作。据调查,部分学生偶尔从学校周边快餐店购买外卖食物。教职工均在校外住宿,除晚餐外,早、中餐均在食堂就餐。6月28日至6月30日,值班教工11人除1名值班教师外,其余人员未在学校食堂进食晚餐,该名值班教师发病。

食谱调查发现,该校食堂管理部门未建立日常食谱台账记录。

调查人员根据学校食堂进货凭证、厨工回忆、学生回忆等手段,获得了6月28日至6月30日的食谱。见表1-6-3。

表1-6-3 6月28日至6月30日学校食堂进餐食谱

日期	餐次	食谱
6月28日（周四）	午餐	腐竹、丝瓜炒肉丸、红三鱼、鸡腿、白瓜炒肉丸
	晚餐	青瓜、水瓜炒肉丸、圆椒炒肉卷、鸡爪、鸭肉、米饭
6月29日（周五）	午餐	蒸南瓜、炒豆芽、丝瓜炒肉卷、苦瓜炒蛋、猪红、木耳炒肉、米饭、剁椒蒸鱼、盐焗鸡
	晚餐	卤水鸭肉、蒸鲫鱼、白瓜炒猪心、水瓜炒肉卷、大葱炒猪心、茄子肉片、冬瓜、米饭
6月30日（周六）	午餐	青瓜炒肉卷、豆角炒腊肉、茄子炒肉、豆腐、白瓜、苦瓜炒蛋、米饭、盐焗鸡、红烧鲫鱼、冬菇蒸排骨
	晚餐	卤水鸭肉、清炒黄瓜、酸豆角炒肉、卤鸡腿、辣椒炒肉卷

为了明确病因,市、区CDC采集了相关样本进行实验室检测。

7月4日现场共采集标本57份,其中学生肛拭33宗,食品11宗(7月3日留样食品),厨工肛拭8宗,外环境标本5宗。所有采样标本均分装2份,分别送市、区CDC进行了食物中毒常规致病菌和肠道病毒检测。

结果如下：

(1) 区 CDC 从上述 57 宗标本中检出奇异变形杆菌 11 宗（患者）和金黄色葡萄球菌 5 宗（环境标本 4 宗，留样食品 1 宗）。

(2) 市 CDC 从上述 57 宗标本中检出沙门氏菌 17 宗，其中肛拭 16 宗（病例 14 宗，厨工 2 宗）、环境标本 1 宗（食堂抹布）。

(3) 市 CDC 对上述样品进行病毒性胃肠炎常见病原检测，病例、厨工和食堂环境标本均未检出诺如病毒、腺病毒、轮状病毒和星状病毒。

(4) 市、区 CDC 实验室均未检出其他常见食物中毒致病菌（志贺氏菌、金黄色葡萄球菌、链球菌、致病性大肠杆菌、出血性大肠杆菌、霍乱弧菌、O139）。见表 1-6-4。

表 1-6-4 标本采集实验室检测阳性结果一览表

采样日期	标本类型	标本数/个	阳性结果	
			沙门氏菌	变形杆菌
7月4日	病例肛拭	35	13	6
	厨工肛拭	8	3	2
	食物	9		2
	食堂环境	5	1	1

问题 6：什么是条件致病菌？其公共卫生学意义是什么？本起疫情中部分患者粪便标本中检出的变形杆菌是否能作为判断疫情性质的依据？

参考答案：

(1) 条件致病菌又称为机会致病菌，在某种特定条件下可致病的细菌，称为条件致病菌。条件致病菌是人体的正常菌群，当其集聚部位改变、机体抵抗力降低或菌群失调时则可致病，如变形杆菌。

(2) 条件致病菌的公共卫生意义是：①条件致病菌寄居部位的改变，如某些大肠杆菌是肠道内的常见菌，当它们进入泌尿道，就会引起泌尿道感染；②条件致病菌往往是医院内感染事件的病因；③条件致病菌一般发生在免疫缺陷或者免疫抑制状态人群中。若在以上情况下检出条件致病菌，应分析其致病的可能性。

(3) 本起疫情中，区 CDC 从病例肛拭子中检出 11 宗变形杆菌，该结果仍不能作为疫情定性的依据。①变形杆菌为条件致病菌，可能存在于人体中，但需要一定数量才能致病。②从患者肛拭子、粪便中检出变形杆菌，同时需要从食物、环境中检出与患者型别一致的变形杆菌方能确认。③实验室检测结果需与患者的临床表现结合才能综合判断，本起疫情的患者的临床特征与变形杆菌感染中毒不一致。变形杆菌导致的胃肠炎型表现，主要表现为起病急骤、恶心、呕吐、腹痛、腹泻，腹泻为水样、带黏液恶臭、无脓血，一天数次至十余次。以上腹部绞痛为主，发热以高热为主。本案例中患者粪便无恶臭，腹泻次数较多，患者高热。

(4) 区 CDC 分离的变形杆菌，必须作血凝试验，才能确认。

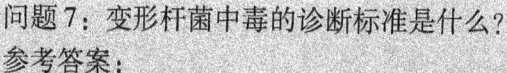

问题7：变形杆菌中毒的诊断标准是什么？
参考答案：
根据《变形杆菌食物中毒诊断标准及处理原则》（WS/T 9—1996）。
（1）流行病学特点：
1）在细菌性食物中毒中是较常见的一种，发病季节多在夏秋季节。
2）引起中毒的食品，主要以动物性食品为主，其次为豆制品和凉拌菜等，由于制作时造成污染而引起食物中毒。
3）本菌食物中毒潜伏期多数为5～18小时。
（2）临床表现：以上腹部刀绞样痛和急性腹泻为主，有的伴以恶心、呕吐、头疼、发热，体温一般为38～39℃，病程较短，一般1～3天可恢复，很少有死亡。
（3）实验室诊断：
1）由中毒食品和患者吐泻物中检出占优势、且生化及血清学型别相同的变形杆菌。
2）取患者急性期和恢复期（中毒后12～15天）的血清，用分离的菌株做血清凝集效价测定，恢复期滴度高于急性期滴度4倍，即有诊断意义。健康人对照为阴性。
（4）判定原则：
1）具有本菌的流行病学与临床表现。
2）实验室检验的各项指标的检定结果均与变形杆菌的特点相符。
3）综合分析上述特点作出正确判定。

鉴于市、区CDC的检测结果迥异，市CDC要求区CDC提交其检出的变形杆菌菌株进行鉴定；同时经了解，市CDC对样本采用的是培养方法检测，要求实验室再次采用血清凝集实验和RT-PCR方法对检出的菌株开展分型鉴定。

7月6日，市CDC实验室报告结果如下：
（1）荧光PCR检测沙门氏菌及志贺氏菌：共检测57份标本，其中20份沙门氏菌检测阳性，包括19份肛拭及1份环境标本。
（2）血清凝集实验检测沙门氏菌分型：共检测20份标本，其中19份肛拭中18份血清学分型一致，为利奇菲尔德沙门氏菌；1份为纽波特沙门氏菌；1份环境标本（厨房抹布）沙门氏菌血清学分型为利奇菲尔德沙门氏菌。
（3）对区CDC上送菌株开展鉴定，形态学和生化鉴定确认其为变形杆菌。血清学鉴定为奇异变形杆菌，11株变形杆菌同源性试验结果：2株食品株非同源，食品株与病人株之间、病人株与病人株之间同源性低。

根据实验室检测结果，结合病例的临床表现，调查人员认定本起事件是一起沙门氏菌导致的群体性急性胃肠炎事件。

问题8：区CDC检出变形杆菌的原因存在几种可能？应如何证实？

参考答案：

本案例中，市、区CDC对早期样本进行了平行检测，区CDC检出变形杆菌，而市CDC未检出。市CDC对区CDC上送的菌株进行鉴定，确定为变形杆菌。分析其存在以下可能：

（1）市CDC采用的是RT-PCR技术检测，对原始样本未经增菌处理，检测时变形杆菌数较少，低于检出限。

（2）区CDC采用是原始样本经增菌处理后进行的形态和生化学鉴定，变形杆菌增菌后易检出。

（3）天河区CDC对此批样本的检测存在污染的可能。

为了证实各种可能性，可以采取以下手段：

（1）市CDC实验室对原始标本再次采用经典培养方法开展检测。

（2）对天河区实验室生物污染可能性进行调查，检查实验室检测记录，比较同时期其他批次标本变形杆菌的检出率。

（3）将标本送第三方实验室予以复核。

问题9：调查组将事件定性为沙门氏菌感染食物中毒，有何依据？

参考答案：

根据现场流行病学调查、临床表现、实验室检测结果，依据《沙门氏菌食物中毒诊断标准及处理原则》（WS/T 13—1996），可以判定该起事件为一起由沙门氏菌引起的食物中毒事件。

（1）病例呈集中发病，临床表现基本相似，主要为腹痛、腹泻等急性胃肠道症状，部分有发热、呕吐等，且症状较轻，病程（1~3天）较短，未出现重症病例。

（2）调查发现病例有共同的进餐史；流行病学调查未发现人与人之间传染的证据，排除传染病可能，与该学校同一供水管网的区域未报告症状相似病例，排除水源性污染可能。

（3）实验室检测患者肛拭子、厨工肛拭子和环境、食物标本57宗，检出同型利奇菲尔德沙门氏菌17宗，其中病例肛拭子阳性14宗、厨工肛拭子阳性2宗、厨房抹布涂抹标本阳性1宗，其中负责加工制作、分装售卖的厨工肛拭子中检出与患者同型的沙门氏菌。

（4）用ELISA法对57份样品检测诺如病毒、腺病毒、轮状病毒、星状病毒，结果均为阴性。

（5）病例间无人传人表现，食堂消毒处理后，无新发病例出现。

为找到本起事件的感染途径和危险因素，调查人员开展了病例对照研究。

首发病例许某，女，19岁，该病例发病前3日均在学校饭堂进食早餐、午餐、晚餐。7月1日6点左右出现恶心、呕吐、腹泻（4次/天）症状，并伴有发烧。1日11时，前往LD医院就诊，医生按胃肠炎对症治疗，至3日呕吐及腹泻症状已消失。

74名病例中，仅有1例是教师。经调查，教师李某，男，32岁，09级辅导员。7月1日中午11时发病，呕吐、腹泻（6次/天），未就诊，自行服用氟哌酸后症状好转，7月2日症状消失。自述平时午餐在学校用餐，早、晚餐均在家，但6月30日因值班在学校食堂用餐。

病例与对照选择：

病例组：从7月2日以前发病的62例病例中选择44例患者作为病例组（其余18例病例因聋哑难于准确表达信息，未纳入病例组）。

对照组：按1:1比例在与纳入病例组的患者同班级的健康学生中，选择44名学生作为对照组。

选择病例组和对照组后，调查组采用统一的调查问卷，对病例和对照开展面对面访谈。

问题10：本次病例对照调查中，病例和对照的选择应遵循何种原则，病例组的选择可能存在何种偏倚？

参考答案：

在食物中毒或怀疑食源性传播传染病的调查中，病例对照研究对于找出危险因素非常重要，在病例对照研究中，病例应尽量选择早期的病例，对照的选择应尽量避免将隐形感染或者自述无症状感染者纳入，同时要注意病例与对照来源的一致性。

根据食品安全事故流行病学调查技术指南的要求，病例组应尽可能选择确诊病例或可能病例。病例人数较少（<50例）时可选择全部病例；人数较多时，可随机抽取50~100例。对照组应来自病例所在人群，通常选择同餐者、同班级、同家庭等未发病的健康人群作对照，人数应不少于病例组人数。病例组和对照组的人数比例最多不超过1:4。在传染病暴发时，可选择所有的病例进行调查，也可仅选择确诊病例展开调查。

调查中发现部分学生不在学校食堂用餐，而是食用校外快餐，因此调查人员首先对食用校外外卖与发病的关系进行分析。病例组和对照组学生6月29—30日食用校外快餐无统计学差异，但6月30日对照组食用校外快餐比例高于病例组。见表1-6-5。

表1-6-5 病例组与对照组校外快餐食用情况比较

日期	病例组		对照组		χ^2	OR	P	95% CI
	吃	不吃	吃	不吃				
6月28日	1	43	4	40	1.89	0.23	0.17	0.03~1.87
6月29日	1	43	6	38	1.19	0.29	0.28	0.03~2.65
6月30日	3	41	14	30	8.72	0.16	0.003	0.04~0.53

调查组继续分析各餐次与发病的关系,结果见表1-6-6。

表1-6-6 餐次与发病的关系分析表

日期	餐次	病例组 吃	病例组 不吃	对照组 吃	对照组 不吃	χ^2	OR	P	95% CI
6月28日	早晨	15	29	12	32	0.48	1.37	0.490	0.55~3.44
	中餐	40	4	39	5	0.12	1.28	0.720	0.31~5.16
	晚餐	43	1	41	4	1.82	4.19	0.180	0.52~33.76
6月29日	早晨	28	16	24	20	0.74	1.46	0.390	0.62~3.44
	中餐	34	10	32	12	0.23	1.27	0.620	0.48~3.37
	晚餐	43	1	22	20	23.66	39.09	0.000	8.92~171.22
6月30日	早晨	19	25	23	21	0.72	0.69	0.400	0.30~1.61
	中餐	40	4	39	5	0.12	1.28	0.730	0.32~5.16
	晚餐	41	3	30	14	8.72	6.38	0.003	1.86~21.81

经统计分析,调查组发现6月29日晚餐和6月30日晚餐是发病危险因素。

为了验证餐次就餐与发病的关系,同时找出各餐次的高危食物,调查组对各餐次食物进食情况进行了单因素分析,结果见表1-6-7。

表1-6-7 各餐次食物与发病的关系分析表

暴露因素	Case-patients +	Case-patients −	Controls +	Controls −	χ^2	OR	P	95% CI
6月29日中餐	34	10	32	12	0.23	1.27	0.624	0.48~3.37
蒸南瓜	9	25	10	22	0.18	0.79	0.668	0.27~2.30
炒豆芽	16	18	11	21	1.10	1.70	0.295	0.63~4.58
丝瓜炒猪肉卷	9	25	10	22	0.18	0.79	0.668	0.27~2.30
苦瓜炒蛋	13	21	17	15	1.47	0.55	0.225	0.21~1.46
炒猪红	8	26	12	20	1.52	0.51	0.217	0.18~1.50
木耳炒肉	10	24	9	23	0.01	1.07	0.908	0.37~3.09
剁椒蒸鱼	6	28	0	32	4.26	6.64	0.039	0.71~155.71
盐焗鸡	1	33	1	31	0.00	0.94	1.000	0.06~15.68
6月29日晚餐	43	1	22	20	7.86	3.78	0.005	1.46~9.77
卤水鸭肉	24	10	6	12	6.69	4.80	0.010	1.41~16.37
蒸鲫鱼	6	28	1	17	0.62	3.64	0.430	0.40~32.91
白瓜炒猪心	0	34	3	15	3.34	0.15	0.068	0.01~1.88

续表 1-6-7

暴露因素		Case-patients +	Case-patients -	Controls +	Controls -	χ^2	OR	P	95% CI
	水瓜炒肉卷	8	26	4	14	0.00	1.08	1.000	0.28~4.22
	大葱炒猪心	0	34	2	16	1.50	0.16	0.221	0.01~2.00
	茄子肉片	17	17	5	13	2.38	2.60	0.123	0.76~8.91
	冬瓜	23	11	10	8	0.74	1.67	0.389	0.52~5.42
6月30日中餐		35	9	38	6	0.30	0.73	0.586	0.23~2.28
	黄瓜炒肉片	14	21	12	20	0.04	1.11	0.834	0.42~2.98
	豆角炒腊肉	10	25	9	23	0.002	1.02	0.968	0.35~2.96
	茄子肉片	13	22	13	19	0.09	0.86	0.770	0.32~2.31
	麻婆豆腐	14	21	12	20	0.04	1.11	0.834	0.42~2.97
	素炒白瓜	4	31	4	28	0.00	0.90	1.000	0.21~3.96
	苦瓜炒蛋	17	18	12	20	0.84	1.57	0.361	0.59~4.18
	盐焗鸡	0	35	3	29	1.59	0.28	0.207	0.01~3.36
	红烧鲫鱼	2	33	0	32	0.43	1.88	0.513	0.12~55.30
	冬菇蒸排骨	0	35	0	32	—	0.91	1.000	0.02~35.16
6月30日晚餐		25	19	11	33	6.43	4.13	0.011	1.29~8.11
	清炒黄瓜	12	13	5	6	—	1.11	1.000	0.27~4.60
	酸豆角炒肉	9	16	3	8	—	1.50	0.715	0.32~7.12
	辣椒炒猪肉	5	20	4	7	—	0.44	0.409	0.09~2.11
	卤鸡腿	20	5	6	5	—	3.33	0.224	0.72~15.54
	卤水鸭肉	39	5	4	40	—	14.25	0.002	2.39~85.01

问题 11：上述结果说明了什么？还需要进行何种分析？

参考答案：

在分析病例对照研究资料时，按餐次或食品进食情况分为暴露组和未暴露组，计算每个餐次或食品暴露组的罹患率和未暴露组的罹患率之比（RR）及 95% CI。如 RR>1 且 95% CI 不包含 1 时，可认为该餐次或食品与发病的关联性具有统计学意义。如出现 2 个及以上可疑餐次或食品，可采用分层分析、多因素分析方法控制混杂因素的影响。本次单因素分析结果显示，6 月 29 晚餐和 6 月 30 日晚餐中的卤制鸭肉是高危食品，提示卤制鸭肉可能是本次食物中毒的可疑食品。鉴于 2 个餐次的同一食品是可疑导致中毒的食品，应进一步调查该食物的采购、加工、储存、销售环节，并对厨工加工过程进行调查。

为了更准确反映某种食物的危险性，应进一步计算食用该食物者的罹患率，比较进食者与未进食者在发生食物中毒时罹患率的差异。采用四格表计算每种食物的 RR 值和 95% CI。

病例对照分析发现，早期病例在6月29日、6月30日食用食堂供应的卤水鸭是本次发病的高危因素，调查人员进一步了解卤水鸭的加工制作程序。

经调查，该校食堂6月29日至7月1日所供应的猪肉、鸡肉和鸭肉等肉制品均为6月28日从市场统一采购的冷冻肉制品，放在食堂冰箱内分格冷冻贮存。鱼为每日早晨从市场采购的鲜活鱼，当天烹饪出售。猪肉、鸡肉的制作方式以炒为主，鸡腿、鸭肉由食堂厨工A在食堂内卤制，6月28日下午制作了一批卤鸭肉、卤鸡腿，共制作卤鸡腿约25 kg，卤鸭肉20 kg，用大盆盛装存放冰箱中冷冻保存，于29日、6月30日晚餐时出售。出售当日晚餐时由厨工B从冰箱取出，分成小盆送至学生窗口，由厨工C、D、E出售。

经核对厨工肛拭子检验结果，厨工A、B肛拭子中检出沙门氏菌，且与病例、厨房抹布中检出的沙门氏菌同一血清型，均为利奇菲尔德沙门氏菌。但A和B均否认1周内出现过腹泻、呕吐、发热等症状。

7月1日校方发现学生腹泻、呕吐病例增多，于7月1日下午对学校食堂进行了全面的清洁和消毒。部分剩余的鸡肉、鸭肉被销毁。

问题12：沙门氏菌感染是否存在隐形感染？厨工自述无症状时，应如何进一步开展调查？

参考答案：

沙门氏菌属是人群中重要的肠道传染病病原，常存在于患者和健康带菌者的粪便中，成人的致病菌量需高达10万以上，甚至10亿，而儿童和有原发病史者所需菌量则少得多。吞入大量的活菌，可引起显性感染，菌量很少时常呈暂时的带菌状态。有调查显示，在无症状的食品从业人群中体检发现沙门氏菌的携带率可高达2.81%，因此在食物中毒调查中，应特别关注无症状的食品从业人员的调查与采样。

本案例中，厨工自述无症状，应详细调查厨工近期（1月内）的身体情况，了解有无胃肠道表现，同时应详细了解其从事的工种、工作内容、卫生习惯、家庭成员健康状况。可以通过查阅上班考勤记录、就餐记录等了解其是否存在病休的可能，同时，可通过询问其同事的方式，了解该厨工近期是否出现身体不适的表现。当事件发生在集体食堂时，在早期流行病学调查过程中，调查人员往往采用随机抽样的方式选择关键环节的厨工进行采样，若实验室结果提示厨工存在致病菌（病毒、致病性细菌等）污染时，应尽量对所有的厨工开展一次调查和检测，对检出阳性者予以脱离工作岗位处理。

7月4日后，该校无新增病例出现，连续监测3天后疫情终止。疫情的流行曲线见

图1-6-3。

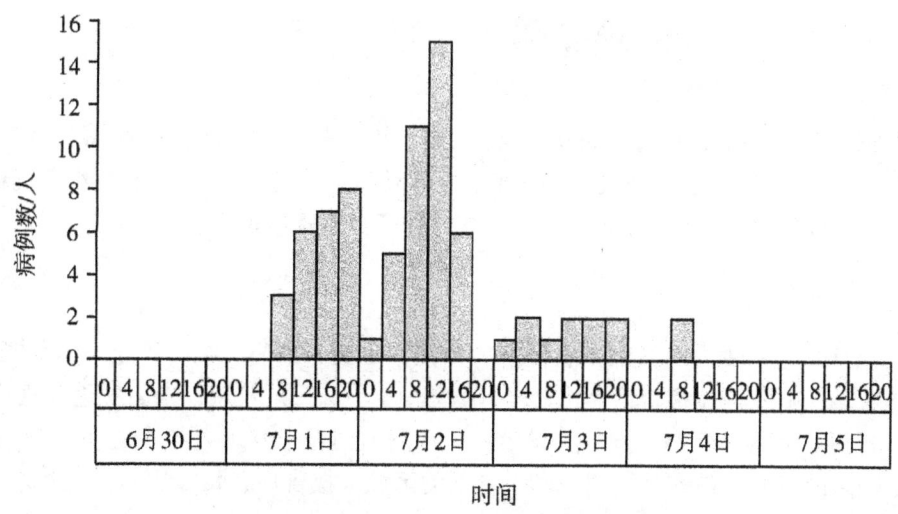

图1-6-3 PY学校感染性腹泻暴发流行曲线

> **问题13**：如何根据疫情流行特征推算潜伏期？如何推算可能的暴露时间？
> **参考答案**：
> 在食品安全事故流行病学调查过程中，潜伏期计算的方法是：在致病因子未知而暴露于致病因子的时间（暴露时间）和病例首次出现症状或体征的时间（发病时间）明确时，可根据暴露时间和发病时间直接计算每个病例的潜伏期，在所有病例潜伏期基础上，计算疾病的潜伏期范围（最短和最长潜伏期）及平均潜伏期（中位数）。
> 推算可能的暴露时间的方法是：①致病因子已知而流行曲线提示点源暴露时，可根据疾病的最短、最长和平均潜伏期，分别推算可能的暴露时间；②在致病因子未知而流行曲线提示为点源暴露时，可根据发病时间的中位数向前推首末例的发病时间间隔（约为一个平均潜伏期），估算可能的暴露时间。

根据本次疫情的流行曲线，调查人员发现7月1日18时和7月2日12时出现两个发病高峰，因此认为，本次食物中毒存在传染源的两次暴露的可能性大。而根据高危因素分析结果，6月29晚餐、6月30日晚餐存在两次暴露导致感染的可能。6月29日晚餐用餐时间为18时，用餐时间距第一次发病高峰为48小时，6月30日晚餐时间距第一次发病高峰为24小时，距第二次发病高峰为48小时，距最末一例病例为72小时，总的发病的中位数在7月2日上午9时（39例）。

第三部分 结 论

根据现场流行病学调查、病例临床表现、实验室检测结果，依据 WS/T13—1996《沙门氏菌食物中毒诊断标准及处理原则》，可以判定该起事件为一起由沙门氏菌引起的食物中毒事件，6月29日晚餐和6月30日晚餐为可疑中毒餐次。

一、依据

（1）病例呈集中发病，临床表现基本相似，主要为腹痛、腹泻等急性胃肠道症状，部分有发热、呕吐等症状，且症状较轻，病程（1～3天）较短，未出现重症病例。

（2）调查发现病例有共同的进餐史；流行病学调查未发现人与人之间传染的证据，排除传染病的可能，与该学校同一供水管网的区域未报告症状相似病例，排除水源性污染可能。

（3）病例对照研究结果显示6月29晚餐的卤水鸭肉，6月30日晚餐的卤水鸭肉是食物中毒的危险因素，调查显示加工制作、分装售卖的厨工肛拭子中检出与患者同型的沙门氏菌。

（4）用ELISA法对57份样品进行检测，诺如病毒、腺病毒、轮状病毒、星状病毒，结果均为阴性。

（5）实验室检测患者肛拭子、厨工肛拭子和环境、食物标本共57宗，检出同型利奇菲尔德沙门氏菌17宗，其中病例肛拭子阳性14宗，厨工肛拭子阳性2宗、厨房抹布涂抹标本阳性1宗。

二、感染来源分析

根据危险因素分析和实验室检测结果，推测本次食物中毒感染来源可能为6月28日加工制作的卤制鸭肉在加工、分装过程中被污染。

三、调查存在的局限性

（1）调查难度大。由于学生是盲、聋、肢残人，与部分学生沟通较困难，调查是通过老师的手语翻译的，影响了调查数据的真实与完整。

（2）由于学校食堂没有严格执行食品留样制度，缺少可疑餐次、可疑食物的剩余食品样品，无法检测食品中致病原，因此无法获得食品污染的确切证据，难以确切找出具体污染食物和污染环节。

（3）回忆偏倚。尽管与学生进行面对面访谈，并提供12个餐次的菜谱，让学生尽量回忆自己吃过的食物，但时间跨度较长，不排除存在回忆偏倚，这可能影响到调查的质量。

（4）没有采集到危险食物样本，未能用实验室确证引起食物中毒的餐次和食物。

(5) 本次疫情可能存在持续暴露风险，在病例对照研究时，仅选择早期病例作为研究对象，不利于解释后续的疫情。

（肖新才　丁鹏）

点评：

本案例是一起针对国内较少见的利奇菲尔德血清型沙门氏菌引起学校感染性腹泻暴发疫情的调查，根据现场流行病学调查、临床表现、实验室检测结果，判定该起事件为一起沙门氏菌引起的食物中毒事件，并通过病例对照研究明确了引起本次疫情的可能餐次和食物，是一起较完整的食源性疾病调查案例。

参考文献

[1] 毛雪丹，胡俊峰，刘秀梅. 我国细菌性食源性疾病疾病负担的初步研究 [J]. 中国食品卫生杂志，2011，(2)：132-136.

[2] 王茂起，冉陆，王竹天，等. 2001年中国食源性致病菌及其耐药性主动监测研究 [J]. 卫生研究，2004，(1) 49-54.

[3] Dolin R. Noroviruses-challenges to control [J]. N Engl J Med, 2007, 357 (11)：1072-1073.

[4] Jackson B R, Griffin P M, Cole D, et al. Outbreak-associated Salmonella enterica Serotypes and Food Commodities, United States, 1998—2008 [J]. Emerg Infect Dis, 2013, 19 (8)：1239-1244.

[5] Gibbs R, Pingault N, Mazzucchelli T, et al. An outbreak of Salmonella enterica serotype Litchfield infection in Australia linked to consumption of contaminated papaya [J]. J Food Prot, 2009, 72 (5)：1094-1098.

[6] Wallace P, Kirk M D, Munnoch S A, et al. An outbreak of Salmonella Litchfield on a car rally, Northern Territory, 2009 [J]. Commun Dis Intell Q Rep, 2010, 34 (2)：124-126.

[7] 刘月茵. 一起利奇菲尔德沙门菌引起食物中毒 [J]. 中华医学检验杂志，1994，17 (2)：101.

[8] 段朝表，李淑芳，李刚文. 利奇菲尔德沙门菌引起食物中毒的实验室检测 [J] 中国当代医学，2010，17 (27)：129-130.

案例 7
实验室误诊为麻疹的风疹暴发

学习目的

- 熟悉疑似疫苗相应传染病暴发的流行病学诊断与实验室诊断结果有矛盾时的处理方法。
- 掌握疑似疫苗可预防传染病突然出现大范围聚集性发病的流行病学分析方法。
- 熟悉对实验室诊断结果有怀疑时的验证方法。
- 了解麻疹、风疹常出现误诊的原因,如何能根据流行病学及临床特点进行鉴别诊断。

第一部分 背 景

一、疫情概况

1999 年 2—5 月,广州市出疹病例明显增加,疫情涉及全市 7 个区、县级市,在小学、中学呈聚集性发病。病例临床表现较轻,发热仅占调查病例的 23%,全为 38 ℃ 以下,无卡他症状,皮疹为红色斑丘疹,1～3 天消失,皮疹消退后没有色素沉着及脱屑。广州市防疫站实验室诊断为麻疹,因此定为麻疹暴发(以班为单位,一个最长潜伏期发生 3 例及以上病例视为暴发)。由于病例症状较轻,主动就诊率不高,造成一些地区疫情未能及时被防疫部门所掌握,流行病学分析资料主要来自回顾性调查。

> **问题 1**:如果不参考实验室诊断,根据上述情况,初步判断是什么疾病?为什么?
> **参考答案**:
> (1) 从发生时间及在儿童集体单位聚集性发病来看,应该为春季传染病,因疫情涉及多个地区及学校,与食物关系不大,应为呼吸道传染病。
> (2) 冬春季呼吸道出疹性传染病,而且其皮疹是红色斑丘疹,可能是麻疹或风疹。

(3) 由于临床症状较轻，没有卡他症状，出疹时间短，皮疹消退后没有色素沉着及脱屑，风疹可能性大（但当时现场调查人员没有检查患者耳后、枕后淋巴结，估计是忽略了风疹）。

(4) 但也不能完全凭临床表现排除麻疹。不少接种麻疹疫苗后的麻疹患者，症状比较轻，临床不典型，也称为轻型麻疹。因此，实验室诊断是确诊的重要依据。

问题2：如果这是一起麻疹暴发疫情，原因可能是什么？
参考答案：
(1) 麻疹是疫苗可预防传染病，其发生暴发疫情，主要与免疫规划工作质量下降有关。
1) 接种率下降，出现免疫空白人群。
2) 冷链管理水平下降，影响疫苗免疫质量。
3) 学校验证入学工作不落实，对漏种疫苗学生没有及时补种疫苗。
(2) 疫苗在生产方面的质量问题。
(3) 麻疹病毒变异，原有疫苗效力下降。
（对这起疫情调查，也应循这方向进行。）

（一）发病时间分布

1999年2月，广州番禺南村镇报告散发出疹病例明显增加，其中1小学发生聚集性病例11例；3月，广州4个区、县级市报告有7个出疹性疾病暴发点，共报告病例196例；4月，7个区、县级市报告12个新暴发点，调查发现病例325例；5月，3个区、县级市报告6个新暴发点，调查发现病例347例。此外，有关区、县级市主动搜索及回顾性调查还发现14个暴发点，具体发生时间不详，主要是4月份后，查到病例512例。统计2～5月，对有疫情的集体单位调查共发现1 129例出疹病例（表1-7-1）。近10年，麻疹报告病例数均在26～81例。若这次出疹性疾病是麻疹，则远超出历史发病水平（图1-7-1）。

表1-7-1　广州市1999年2—5月发生出疹病例暴发的学校数及病例数

地区	2月		3月		4月		5月		不详		小计	
	学校	例数/例	学校	例数/例	学校	例数/例	学校	例数/例	学校	例数/例	学校	例数/例
番禺	1	11	3	94	2	19	1	42			7	166
东山					1	10					1	10
花都					1	3					1	3
海珠			1	17	3	96	3	17			7	130
天河			2	19	1	9					3	28

续表1-7-1

地区	2月		3月		4月		5月		不详		小计	
	学校	例数/例	学校	例数/例	学校	例数/例	学校	例数/例	学校	例数/例	学校	例数/例
白云			1	66	2	93	2	26	10	317	15	502
从化					2	95			4	195	6	290
合计	1	11	7	196	12	325	6	85	14	512	40	1 129

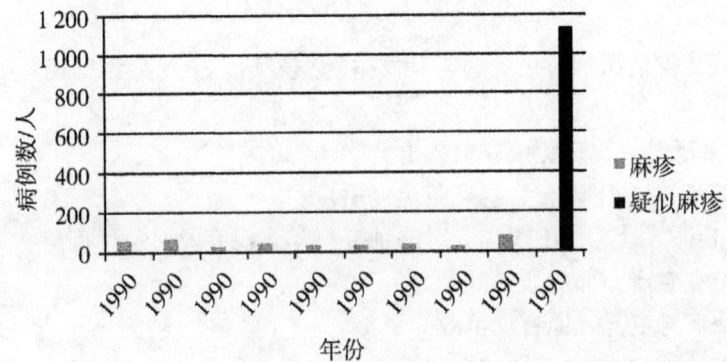

图1-7-1 广州市1990—1998年麻疹病例数与1999年2—5月份疑似麻疹病例数比

问题3：若这起疫情是麻疹暴发，从图1-7-1流行趋势及疫情主要波及学校分析，由免疫规划工作滑坡所致可能性如何？

参考答案：

可能性不大，因为免疫工作滑坡对疾病影响是逐渐显现的。近1~2年工作滑坡，影响主要是学龄前的小年龄组，并非是滑坡前免疫的学生；若多年前已出现滑坡，麻疹病例也应包括学龄前儿童，而且随着易感人群积累，麻疹发病可表现周期性流行，但发病趋势是逐渐递增的，不应如图中所示突然大幅度升高。

（二）病例地区分布

出疹病例主要集中在白云、从化、番禺、东山、海珠、天河、花都7个区、县级市40所学校，包括32所小学、7所中学及1所幼儿园，共1 129例，占全市病例的87.7%。其中，白云、番禺、从化3个区、县级市比较严重，白云区仅人和镇就有11所小学流行，全区502例，占全市暴发点病例数的44.5%；其次为从化市，290例，占25.7%；番禺市166例，占14.7%。据21所中、小学调查，平均罹患率为3.6%（567/15 740），其中番禺市A小学6（甲）班罹患率高达47.6%（20/42），B中学初一（1）班罹患率34.9%（22/63）。

但2—5月全市疫情报告系统报告麻疹病例28例，延续着近年的发病水平，而且病例没有聚集性。

问题4：从流行病学调查发现聚集性出疹病例1 129例，但医疗机构疫情报告麻疹病例仅28例，原因是什么？

参考答案：

（1）医疗机构漏报？多个区、县级市中数十个医疗机构都漏报的可能性不大。

（2）病例症状轻，绝大部分没有就诊。

（3）即使有病例就诊，临床诊断非麻疹而没有报告；而诊断为风疹，也因当时风疹是非法定报告传染病而不需要报告。

这表明临床上不支持麻疹。

（三）病例年龄分布

5～6岁13例，占1.15%，均为同一幼儿园儿童；7～14岁病例1 056例，占93.53%，其中各年龄病例聚集不明显；15～18岁病例60例，占5.31%。

问题5：根据病例年龄分布及学校聚集性发病特点，如果是麻疹暴发，最主要的原因是什么？能否解释这现象？

参考答案：

学校发生麻疹暴发，主要原因是没有执行验证入学，没有对漏种麻疹疫苗儿童进行补种，由免疫空白人群聚集所致。但难以解释的是7～14岁组中各年龄均有病例，如果是本年度才没有对入学新生补种疫苗，应仅表现为一年级发病，若几年来都没有补种，应该几年来都有不同强度的暴发情况。

（四）病例麻疹、风疹疫苗免疫史

（1）麻疹疫苗接种情况。据了解，大部分出疹病例，都能提供麻疹疫苗免疫史。广东省在1996年把7岁的麻疹疫苗加强接种提前到4岁，广州市除执行4岁加强免疫外，也没有取消7岁的加强免疫，在学校对一年级新生统一安排接种（当时不需要知情告知），接种率很高，调查时都能提供接种记录。番禺市部分中、小学虽然没有保留疫苗接种记录，但走访部分有疫情的学校，均反映每年麻疹疫苗加强接种都是防疫医生到班上接种，基本上全部学生都接种，校方认为这些病例应该都接种了麻疹疫苗。

（2）风疹疫苗接种情况。我市1995年对全市中、小学及学龄前儿童实行风疹疫苗普种，因需要收费，接种率不高，之后开始对1岁儿童进行风疹疫苗常规接种，至1999年，6岁以下儿童都有过常规安排接种风疹疫苗机会。因为各地经济水平不同，接种率不同，但很多幼儿园把风疹疫苗纳入入园查验接种证范围，对漏种儿童进行补种。这次出疹疾病流行期间，全市幼儿园基本没有出疹病例报告。而7岁以上学龄儿童，没有经历风疹疫苗常规接种，有疫情的中、小学病例，都查不到风疹疫苗免疫史。从化市于1999年初对部分小学开展风疹疫苗接种后，报告的出疹病例均为漏种风疹疫苗的学生。

问题6：核查病例疫苗接种史有什么意义？

参考答案：

在疫苗可预防传染病中，疫苗接种情况是流行病学调查分析的重要环节，主要见于：

（1）疾病流行病学诊断。因为疫苗是最有效的预防措施，在疫苗质量正常情况下，接种疫苗与否其发病的相对危险度不同，以此判断未知疾病是某疫苗相应传染病的可能性。本案中两种可疑疾病都是疫苗可预防疾病，而且两种疫苗保护效果都很好，进行病例接种史分析对两种疾病有一定的鉴别作用。

（2）疫苗效力分析。通过病例对照研究、队列研究等流行病学方法，评价疫苗效力。

（3）评价免疫工作水平。对于明确诊断的疫苗可预防传染病，通过接种率调查，找出工作薄弱环节。

二、实验室诊断

有关区、县级市防疫站于2—4月，对有疫情学校采集103份病例血清送广州市防疫站实验室做麻疹、风疹IgM抗体检测，方法是ELISA，结果98份血清麻疹IgM抗体阳性（上海华都公司试剂），阳性率95.1%；风疹全为阴性（北京高达和湖北维科试剂）。3个厂家试剂反映结果一致，实验室人员严格按规范操作，反复实验结果仍一样，于是作出麻疹报告。由于实验室结果明确，所以把这起疫情定为麻疹暴发。

三、按麻疹进行疫情处理

（1）开展以麻疹疫苗应急接种为主的综合防控措施。番禺市还以政府名义发文要求全市学校开展麻疹疫苗应急接种，并在4月份实施。但完成接种1个月后，即疫苗产生效果时间加上麻疹最长潜伏期，仍不断有新发出疹病例，表明应急接种效果不明显。

（2）开展对免疫规划工作的评估。因为麻疹暴发，表明免疫规划工作出现问题。为控制疫情，从有疫情的地区，采集健康儿童血清，拟做麻疹IgG抗体检测，评价免疫水平，以拟定下一步免疫措施；从基层抽取麻疹疫苗检测疫苗效价，评价冷链情况。

第二部分 订正诊断

由于疫情没有因麻疹疫苗应急接种而平息，流行病学分析情况与实验室结果不符，需对这起疫情重新核实诊断。

一、流行病学分析不支持麻疹，倾向于风疹诊断

（1）疫苗可预防传染病流行特点与接种疫苗情况高度相关，发生疫情主要原因是接

种率下降。但近年免疫规划工作没有明显改变，麻疹报告发病数已连续10年维持在数10例的低水平，但近期突然上升20多倍，这种情况难以解释。如果近1～2年接种率明显下降，受影响应主要是麻疹初免的婴幼儿，不会是多年前免疫对象。如果是免疫规划工作已滑坡多年，病例年龄应覆盖学龄及学龄前儿童，年发病率会呈周期性波动，并逐渐递增到较高水平。全市多个地区暴发疫情，不可能是各地工作同时都出问题。

（2）没有麻疹疫苗接种史的病例临床表现同样很轻。调查没有麻疹疫苗免疫史的病例（主要是外来儿童学生），与所有调查病例一样很轻，没有麻疹典型临床表现。表明不是因为接种过麻疹疫苗后所表现的轻型麻疹，临床表现更倾向于风疹。此外，在出现疫情的2—5月，疫情报告系统的麻疹报告病例与近10年水平一样，可见全市医疗机构临床诊断的麻疹并没有增加。

（3）大部分病例都接种了麻疹疫苗，患麻疹可能性极少，除非所感染的麻疹病毒有明显变异，或麻疹疫苗免疫失败。但根据省内麻疹疫情分析，病毒变异可能性不大；若是麻疹疫苗效价低而降低免疫成功率，也是偶然批次的疫苗问题，而这起疫情在小学中各年龄病例没有聚集性，即病例接种麻疹疫苗不是集中在某时点，而且接种次数基本都是3针次（8月龄、4岁、7岁），甚至有些学校开展麻疹疫苗应急接种后已达到4针次免疫仍陆续有学生发病，以往对麻疹病例的调查显示，接种麻疹疫苗3针次仍发病是罕见的，所以也可以排除是麻疹疫苗免疫失败所致。

（4）出疹病例与风疹免疫水平有关。我市大部分地区开展学龄前儿童风疹疫苗接种，入幼儿园也要补种风疹疫苗，疫情在幼儿园并不严重。唯一有疫情的一所幼儿园，调查发现未开展风疹疫苗接种。此外，出疹病例均没有风疹疫苗接种史。最明显的是从化市针对近年常发生风疹疫情，而于1999年初在一些学校开展风疹疫苗接种，这次疫情中凡接种过疫苗的学生都没有出疹，而患病的都是漏种风疹疫苗的学生。

通过上述分析，不得不对实验室诊断结果产生怀疑。尽管实验室检测麻疹与风疹的试剂源自3个厂家，其同时出错概率极小，但流行病学否定麻疹诊断的依据也是充分的。为此，决定重新验证实验结果。

二、实验室重新核实诊断，订正为风疹

1. 要求实验室按以下步骤核实检测结果

（1）用原麻疹、风疹试剂检测门诊健康体检者的剩余血清，以作对比。

（2）实验室用其他厂家试剂对患者血清重做检测。

（3）送部分病例血清标本到省防疫站、市传染病医院进行比对性检测。

（4）若仍维持原结果，请省防疫站对现症患者进行麻疹病毒分离，并做基因测序，判断是否有变异。

2. 实验室核实结果

（1）广州CDC实验室用原试剂检查5份健康人血清，竟有2份查出麻疹IgM阳性，作进一步对照检测，发现实验室使用的上海华都、北京高达和湖北维科试剂都有问题。

（2）广东省防疫站用北京病毒所ELISA试剂检测，结果风疹IgM阳性率40.2%（37/92），麻疹IgM抗体全阴性。

(3) 广州市传染病医院用美国雅培公司 ELISA 试剂检测，结果为风疹 IgM 阳性率 90.0%（18/20），麻疹 IgM 抗体全阴性。

(4) 为慎重起见，再次送广东省防疫站 80 份血清，报告风疹 IgM 阳性率 42.5%，麻疹 IgM 抗体全阴性。

(5) 广州 CDC 实验室改用美国 Clark 麻疹试剂和意大利 Diasorin 风疹试剂，重做从 2 月至 6 月 10 日采集的 24 所学校部分病例血清（因其他学校是早期发病未能及时发现，错过 IgM 检测时间而没有采样），占全市所有有疫情学校数的 60%，共检测血清 182 份，麻疹 IgM 抗体均阴性，风疹 IgM 抗体阳性 156 份，阳性率 85.7%，其中来自 22 所学校血清检出风疹 IgM 抗体，其结果对全市疫情有代表性。

> 问题 7：上述实验室结果验证过程是根据什么原理？
> 参考答案：
>   (1) 阴性对照。用已知麻疹 IgM 阴性血清（非麻疹患者，麻疹 IgM 肯定阴性），检测麻疹 IgM 抗体。
>   (2) 平行试验。用其他厂家同类试剂检测相同血样。
>   (3) 比对实验。不同实验室做相同血样。这里选了广东省防疫站及广州市传染病医院，之所以取 2 个实验室作比对实验，理由是如果只取 1 个实验室，其结果与广州市防疫站实验结果不同，无法说明哪一个正确。

三、结论

(1) 根据流行病学调查与实验室重新核查结果，做出了广州市 2—5 月发生出疹性疾病流行是风疹流行的结论，并向广州市卫生局递交调查报告。

(2) 广州市卫生局在 6 月 25 日召开计划免疫专家诊断小组会议，听取市防疫站调查报告，专家一致同意确定为风疹流行。

第三部分 讨 论

(1) 麻疹、风疹都是冬春季、出疹性呼吸道传染病，流行特点相近，疹型相似，尽管典型病例临床表现有较大差别，但对不典型病例临床上容易混淆。风疹患者一般只有症状较重或有合并症才去医院就诊，临床医生对单个就诊的重症风疹容易误诊为麻疹，流行病学医生接到临床麻疹报告进行调查时，如果不够深入、细致，就容易受误导，继续原错误诊断。由于麻疹是乙类传染病，也是限期消除疾病，风疹是丙类传染病，部分经验不足的流行病学医生在现场调查处理出疹性疾病暴发时容易偏向较严重方面考虑。因此，风疹误诊为麻疹的情况至今也不时发生。从这起案例中可得到启示，在流行季节处理出疹性疾病暴发时，考虑问题不能局限在某个方面，应注意麻疹、风疹的鉴别，掌握相应的流行病学调查分析方法。

(2) 流行病学工作者基本上对实验室结果不会怀疑,往往将其视为疾病确诊的决定因素。从本案可见,流行病学依据同样重要,甚至可以推翻实验结果。因此切忌重实验、轻调查。若流行病学调查结果与实验室结果有矛盾,不应轻易接受实验室结果,要严谨地分析、论证。

(3) 有关部门应加强对国产试剂生产质量的控制。从这起风疹流行实验室检测结果看,3个国内生产厂家的试剂均有严重质量问题;在重新核实实验室诊断过程中,广东省防疫站使用国产试剂两次检测,风疹 IgM 阳性率分别是 40%、42%,而广州市传染病医院、广州市 CDC 实验室用不同的进口试剂检测风疹 IgM 抗体,阳性率均在 85% 以上。平行试验表明,部分国产试剂灵敏度比进口试剂低。

(4) 加强疾病控制工作质量管理。通过这起典型案例,流行病学医生应吸取教训,提高麻疹、风疹鉴别诊断水平;实验室应对试剂做好质量控制,对疑似麻疹暴发的实验室诊断用试剂,质量必须保证,必要时宁可选用价格高而质量好的进口试剂。

(梁建华)

点评:

本案例中核心的问题是诊断麻疹和风疹的实验试剂同时出错,这是一个十分罕见的小概率事件。一般情况下,人们很少会怀疑实验试剂的准确性,尤其是2种实验试剂同时出错。但当常规的疫情控制效果不好时,我们就应该做更多的思考。本案例就是通过运用逻辑推理,对历史资料与当前疫情进行分析,得出"麻疹"诊断不合理的推论,然后提出以质量控制重新进行实验验证,最终将这起疫情从原来的"麻疹"订正为"风疹"。这提示,现场工作什么样的结果都有可能发生,调查人员一定要善于思考。

案例 8
食源性诺如病毒感染暴发调查

学习目的

- 熟悉食源性疾病暴发的定义。
- 了解诺如病毒的特点。
- 掌握病例对照研究的设计。
- 熟悉队列研究与病例对照的优缺点。
- 掌握潜伏期的计算。
- 了解在食源性疾病的暴发调查中，对食品加工者进行调查和对加工环境、过程进行观察的主要内容。

第一部分 背　　景

2013年1月10日凌晨，广州市番禺区CDC接大学城医院报告，自9日晚23时以来，陆续有出现腹泻、呕吐等症状的学生前往医院就诊，临床诊断均为急性胃肠炎；至10日凌晨2时，共有9名学生病例，其中4名学生还在留院观察。接报后，番禺区CDC立即前往医院调查，采集样本进行细菌性检测，初步调查后以疑似食物中毒上报。1月10日下午，番禺区CDC在大学城某大学调查时发现，该校门诊部在1月8日、9日共接诊了60余名急性胃肠炎症状的学生，门诊部主任在接诊病例后也病倒了，目前留院观察。番禺区CDC立即报告广州市CDC，要求派员协助调查，同时将采集到的病例粪便和肛拭子标本送市CDC进行病毒性检验。

与此同时，有学生开始发微博向媒体报料，也有学生向食品药品监督管理部门投诉。

1月10日上午，新华网、搜狐、网易等网络主流媒体开始转载广州大学城某大学发生一起疑似食物中毒事件，广州市CDC应急科媒体监测发现这起事件后，立即派员向番禺区CDC核实情况，并向报料学生了解事发经过。

问题1：接报后，应向区CDC和学生了解什么内容？
参考答案：
在记录一个可能的食源性疾病的申诉时，系统地收集以下方面的资料非常重要：
（1）发病者的主要问题是什么（What）（如临床表现、是否就诊、做过哪些检查、检查结果、是否治疗等）？
（2）还有哪些人发病（Who）？他们有什么特点（如年龄、性别、职业）？他们发病的情况（如症状和体征，是否住院或发生死亡等）怎样？
（3）他们什么时候发病（When）？
（4）住在哪里（Where）（包括姓名和电话号码）？
（5）他们认为自己因何得病（Why and How）（如危险因素、可疑暴露、可疑的传播方式，其他发病与未发病者能提供哪些线索）？

注意：
（1）尽可能多地向首次报告疾病者收集相关的情况，因为再次询问可能较困难。如果首次报告者不能提供一些关键的信息，可向他（她）了解谁能提供较详细的信息及怎样能与此人联系上。还应该问报告者以后怎样联系他（她）以及是否还将这问题报告给了其他人。
（2）在收集阳性症状的同时应了解相应阴性症状。例如，如果只记录了病人的临床表现为呕吐和腹泻，就难以判断是没有发热还是没有收集到发热等情况的信息。
（3）尽量收集完全的进食史。不管其来源，发病者一般总是将其发病与最后进食或进餐情况相联系（特别是在外面餐厅进食时）。
1）如果致病因素不明，最少应收集过去72小时的进食情况（包括发病前72小时内进食的所有的食物、饮料、肉类等）。
2）对于以腹泻为主要表现的病例（与呕吐相比较），应收集近5天以来的进食史，因为腹泻性疾病的潜伏期往往较长。
3）如果不知道致病原因或食物，则询问在疾病潜伏期内进食的所有食物和饮料的情况。
4）如果报告有多人发病，这些人共同食用的食物、饮料、肉类应特别予以关注，但同时仍应该完整地收集合适的时间内的进食情况。
（4）记住多数可通过食物传播的疾病也可通过其他途径如水、人与人密切接触、动物与人接触而传播。要保持一种开放的思维而不要将思路仅仅局限在食物传播这一种可能上。
（5）应准确地记录诸如临床表现、发病的日期和时间、进食的日期和时间。多数最近发病的人都能给你提供上述资料。
（6）向报告疾病情况的人表示感谢。

问题2：你认为该大学门诊部存在什么问题？
参考答案：
（1）未及时向当地卫生部门报告。
（2）未做好院感控制。

问题3：这些胃肠炎病例的发生是否表示在该大学发生了一起疫情暴发？为什么？
参考答案：
　　暴发是指在一定的地区和时间内突然发生比平时多的某一种病的病例。在2天的时间内，学校学生中发生了60多例的胃肠炎病例（假定没有学生既到过学校门诊部又到过大学城医院急诊室就诊），相比之下，平时每周只几个病例因相同情况到这两个医疗部门就诊，因此，这么多的病例证明暴发发生的可能性极大。
　　目前尚不能确定的是暴发只局限于校内还是在校外的社区也发生了感染。此前的病例搜寻方法，学校附近的医院和学校学生保健中心都有可能收治更多的学生病例，而社会病例相对较少。
　　注意：大多数流行病学家将"暴发"和"流行"交替使用。他们之所以有时宁愿使用"暴发"这个术语，是因为尤其在面对媒体和公众时，使用"暴发"没有使用"流行"所引起的社会恐慌大。

问题4：列出急性胃肠炎暴发应考虑的疾病的种类？
参考答案：
　　肠道疾病一般分为感染和中毒两大类。
　　感染是由于体内有微生物的生长和繁殖引起的。有两种机制可导致发病：
（1）病毒、细菌或寄生虫侵入肠黏膜和/或其他组织，繁殖并直接损害周围器官；
（2）细菌进入肠道并在肠道繁殖，然后释放出毒素损伤周围器官或干扰正常器官和组织的功能。
　　由于微生物的繁殖（为生成和释放毒素）需要一定的时间，因此，感染引起发病所需的潜伏期相对较长，与毒物类中毒的几小时潜伏期不一样而通常潜伏期以天计算。感染的症状通常包括腹泻、恶心、呕吐和腹部绞痛，并常常伴有发热。
　　中毒是由于直接摄入含有毒物或毒素的食物而引起。毒素的来源可以是某些确定的细菌，有毒的化学药品，和动物、植物、真菌中天然含有的毒素。细菌性中毒的毒素通常是细菌在食物中增殖的过程中所释放在食物中的。发病是因食物中的毒素被摄入，而不一定是摄入活的微生物。由毒素所引起的疾病发病较感染引起的发病更急是因为机体很快就受毒素的影响并开始产生排斥反应来消除毒素，不需要像感染那样增殖和要有进入肠黏膜的时间。中毒所引起的潜伏期通常用分钟或小时来测量，最常见或有时唯一的症状就是呕吐，其他症状可以从恶心、腹泻到感觉和运动功能的障碍，包括复视、全身乏力、呼吸衰竭、麻痹、面部刺痛和知觉丧失。在中毒时很少出现发热这一症状。

第一章 传染病类突发公共卫生事件

第二部分 现场调查

1月10日下午,广州市CDC在送检的样本中诺如病毒核酸检测出阳性。1月11日,广东省CDC、广州市CDC会同番禺区卫生局、番禺区CDC、番禺区食品药品监督管理局等多个部门前往该大学东校区开展现场调查和控制工作。

问题5:与学校官员的会谈中应包括哪些问题?

参考答案:

(1)与学校官员协商、讨论双方进行合作的事项,使调查能顺利地进行。
(2)收集可能有助于发现暴发来源的信息。

与学校官员协商合作的问题,应该包括以下内容:

(1)要及时对此次暴发进行调查及明确调查的重要性(特别对学校、对学生自身来说)。
(2)至今已开展的工作和发现的问题。
(3)拟计划开展的工作。
(4)卫生部门能为学校提供的帮助。
(5)需要得到学校配合的方面(食物样本、菜单、调查食品从业人员和管理者的时间和地点等)。
(6)如何应对媒体(质询)。
(7)学校获得调查工作的进展和结果等情况的方法。

应通过询问以下方面的问题来发现暴发的来源:

(1)受感染的人数(例如学生的人数和特点)。
(2)引起腹泻的可能来源,包括饮用水的供应和污水系统(如水源、当地饮水和污水处理、近期有无水管或污水管破裂等),学生食物的来源[如校内餐厅的数量和分布、每天的食物种类、每个食物供应点原材料的来源(集中供应还是特殊地点)],是否与动物接触(如动物管理课程),特殊事件(如竞赛)和学生生活的安排(如宿舍的数量和分布)。

一、基本情况

该大学东校区位于番禺区小谷围大学城,占地面积113.17万平方米,目前共有16个院系56个专业,学生16 600人,以本科生为主,约占2/3,教职员工2 000余人。校区被一条马路(中环西路)将教学区和生活区分开,总共设有5个师生员工食堂和3个餐厅。

校区设有一个门诊部为学生提供基本的诊疗服务,每天工作时间为9—17时,夜间有急诊,学生多数在本校门诊部就诊。广东省中医院大学城医院是大学城唯一的综合性医院，提供门诊、急诊服务，距离学校约 2 km。校区与城区其他高校均使用市政自来水和排水系统。

二、发病情况

1月8日晚，陆续有学生前往大学城医院就诊，临床诊断为急性胃肠炎，番禺区 CDC 接报后前往医院和学校调查，发现该校门诊部也有多名学生因急性胃肠炎就诊。

据门诊日志记录，2012 年 12 月以来，该校门诊部平均每天有 0～4 名因"肠胃不适"就诊的病例，2013 年 1 月 8 日—9 日，就诊病例数突然上升，8 日报告 32 例，9 日报告 31 例，远超过前期和去年同期基线发病水平。

三、流行病学调查

（一）病例搜索

调查组根据门诊部病例接诊情况、初步调查和实验室结果，制订了本次疫情暴发的病例定义，并按照病例定义开展病例搜索。

> 问题6：在此项研究中，应怎样确定病例（即病例定义是什么）？
> 参考答案：
> 　　病例定义是判断某个人是否应被划分为研究所关注的疾病的一系列标准。病例定义包括临床标准（如症状、体征和实验室检验）和有关时间、地点及人群的限定。关键是，病例定义中不能包括需验证的病因假设（如在大自助餐厅就餐）。
> 　　因为暴发病例早期实验室检测结果阴性，因此作为病例定义的临床表现部分主要基于症状和体征。在 A 医院急诊室观察到的病人的主要症状为呕吐和/或腹泻。由于一天内人体肠型的自然变化（如持续性、数量），定义（界定）为腹泻需排除正常人自然变异的情况。

病例定义：自 2013 年 1 月 1 日以来，该大学东校区具有呕吐（2 次及以上）或腹泻（排便≥3 次/24 小时，且有性状改变）症状之一的学生及教职员工。

调查组于 1 月 11 日起在某大学东校区门诊部和广东省中医院大学城医院进行病例搜索，共发现符合病例定义的有 141 例，罹患率 8.5‰（141/16 600）。

（二）临床表现

所有病例临床症状均较轻，有自限性倾向，到医疗机构就诊的病例经对症处置后均基本康复，没有重症病例。临床主要表现为腹痛、腹泻、恶心、呕吐，少数病例出现发热等症状。

广东省中医院对 15 名早期就诊病例进行血常规检查，其中 12 人（80%）的白细胞计数升高，12 人（80%）中性粒细胞计数升高，13 人（86.7%）淋巴细胞计数下降。

（三）流行病学分布特征

1. 时间分布

事件历时12天，首例病例发病时间为1月8日7时，末例病例发病时间为1月18日9时；发病时间曲线呈2个峰并逐步趋缓，发病主要集中在1月8日12时至1月9日24时，以8日16—20时为最高峰，共18例（图1-8-1）。

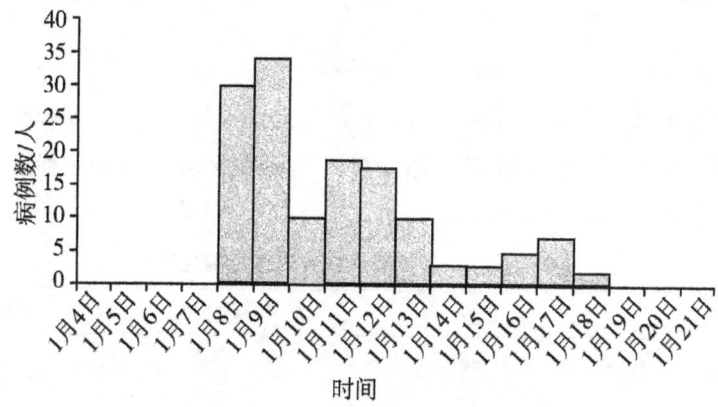

图1-8-1　1月5日以来广州市番禺区大学城某大学东校区感染性腹泻病人发病时间曲线

2. 空间分布

（1）学院分布。校区内16个学院均有病例分布，其中以信息科学与技术学院（28例）、法学院、管理学院（15例）病例较多；以罹患率计，物理科学与工程技术学院（31.58‰）与公共卫生学院（22.56‰）罹患率明显高于其他学院，不同学院罹患率的差异有统计学意义（$\chi^2 = 34.91$，$P<0.05$），见表1-8-1。

表1-8-1　广州市番禺区大学城某大学东校区不同学院疾病罹患率

学院名称	病例数/例	学院人数/人	罹患率/‰
物理科学与工程技术学院	4	95	42.11
护理学院	2	78	25.64
公共卫生学院	6	266	22.56
口腔医学院	1	91	10.99
法学院	15	1 385	10.83
信息科学与技术学院	28	2 638	10.61
环境科学与工程学院	10	1 068	9.36
生命科学学院	9	963	9.35
资讯管理学院	9	1 094	8.23
管理学院	15	1 889	7.94
药学院	6	859	6.98

续表1-8-1

学院名称	病例数/例	学院人数/人	罹患率/‰
工学院	7	1 058	6.62
软件学院	13	2 024	6.42
医学院	3	519	5.78
政治与公共事务管理学院	2	653	3.06
传播与设计学院	2	1 081	1.85

(2) 宿舍群分布。4大宿舍群均有病例，不同宿舍群间感染性腹泻罹患率明显不同，病例主要集中于慎思园和至善园宿舍群，不同宿舍群间差异有统计学意义（χ^2 = 11.31，$P<0.05$），见表1-8-2。

表1-8-2 不同宿舍群感染性腹泻罹患率

宿舍园区	床位数/床	病例数/例	罹患率/‰
慎思园	4 248	42	9.89
至善园	7 776	68	8.74
明德园	4 710	22	4.67
格致园	1 337	6	4.49

(3) 人群分布。除1例医务人员和2例老师外，其余病例均为学生。男生的罹患率为0.81‰（73/8 995），女生的罹患率为0.89‰（68/7 605），二者之间的差异无统计学意义（$\chi^2=0.69$，$P>0.05$）。各年级本科生和研究生都有发病，年龄最小18岁，最大42岁。

(四) 首发病例调查

首发病例黄××，女，19岁，公共卫生学院预防医学12级学生。该病例发病前3日均在学一饭堂进食早餐，午餐、晚餐均在A餐厅进食，食用过手撕鸡、云吞、白切鸡等食品。1月8日7点左右出现恶心、呕吐、腹泻（4次/天）症状，并伴有发烧。9日，前往大学城医院就诊，医生按胃肠炎对症治疗，至11日电话调查时呕吐及腹泻症状已消失。

(五) 生活及饮用水调查

该学校生活用水来自广州市统一市政自来水供水，饮用水使用大峡谷和中大逸仙泉桶装水，供应范围包括所有的学生宿舍、教学楼及办公室。近期大学城内其他高校和岛上居民没有腹泻病没有异常聚集发病情况。

四、卫生学调查

学校共设有5个饭堂和3个餐厅，主要为本校员工师生供膳（校外就餐者加收管理费）。其中有5个学生饭堂（学一、学二、学三、学四和清真饭堂）为学生提供早中晚三餐和夜宵，另有3个餐厅（A餐厅、B餐厅和C餐厅）仅提供中晚餐。A餐厅和学二饭堂由都城快餐公司经营，A餐厅位于教学区行政管理大楼内，其他饭堂和餐厅均位于生活区。初步调查资料显示，绝大多数学生病例有病前校内食堂就餐史，且因期末考试，多数有在A餐厅吃过熟食，提示暴发可能与患者校内饮食情况相关，调查组对暴发早期病例开展深入的流行病学调查，寻找可疑暴露时间、场所和食物的线索。

五、采样及实验室结果

（一）采样

共采集274份样品，包括病人、食堂员工肛拭子标本、食堂留样样品、环境样等。市、区CDC对样本进行了病毒学和细菌学检测，包括用酶标法检测4种病毒抗原（诺如病毒、星状病毒、轮状病毒和腺病毒），用荧光PCR方法检测轮状病毒和诺如病毒核酸，用PCR和细菌分离培养方法检测食物中毒常规致病菌。

问题7：如何进行采样和送检？

参考答案：

注意：最好与标本检测实验室核实有关标本的采集、保存、运输等方面的注意事项。一般来说，粪便标本的采集和保存因检查目的的不同而不同。

采样和送检方法：

（1）细菌性致病因子。

肛拭或新鲜粪便棉签应放置于冷冻的卡-布氏保存液中。如果标本在采集后48小时内作检测，可保存于4℃的冰箱内。标本应用安全可靠的容器密封后放入防水袋中，再将袋子放入装有冰块或冰袋的隔热箱中。

如果标本在48小时后才能进行检测，就需要在采集后尽快冷冻保存。虽然最好保存在-70℃的冰箱内，但在家用的-20℃的冰箱内短期保存也是可以的。标本应一直保持冰冻状态，在运送时应使用干冰。要有足够的干冰以使标本保持冷冻状态直至检测（即要用足够的干冰填满1/3~1/2的标本运送容器）。玻璃管不能直接与干冰接触，在试管和干冰间可用1层纸或其他物质进行隔离。为避免标本暴露于干冰气化的二氧化碳，应将螺旋塞旋紧并用绝缘胶带密封或将标本放入密封的塑料袋中再放入装有干冰的容器中。

（2）病毒性致病因子。

采集足够多的腹泻粪便样本（最少10 mL），放入干净、干燥、不渗漏的容器中，并立即置于4℃的冰箱中。如果要进行电镜检查，不要将标本冷冻。

（3）寄生虫致病因子。

按1份粪便加3份防腐剂的比例，将新鲜粪便分别与10%福尔马林和聚乙烯醇两种防腐剂充分混合。如没有防腐剂，可将未处理的粪便标本在4℃冰箱内保存48小时。不要冷冻保存。防腐处理了的标本可在室温和冰箱内保存和转运。

检测结果为：共有19人（9例病例和10例厨工）21份标本诺如病毒核酸检测阳性；所有样本均未检测出食物中毒常规致病菌。见表1-8-3。

表1-8-3 采样及实验室检验结果

日期	样品来源	样品名称	样品数/个	病毒检测结果*	备注	细菌学检测结果#
1月9日	患者	肛拭子	5	2宗检出诺如病毒	共2名患者	—
		呕吐物	2	1宗检出诺如病毒		—
	厨工	肛拭子	2	—		—
	食品	留样食品	20	—		—
	环境涂抹	冰箱、砧板等	7	—		—
1月11日	患者	肛拭子	4		共2名患者	—
		大便	2	2宗检出诺如病毒		—
	厨工	肛拭子	15	3宗检出诺如病毒	共3名厨工	—
		大便	16	1宗检出诺如病毒		—
	环境涂抹	冰箱、砧板等	16	—		—
	食品	留样食品	57	—		—
1月12日	厨工	肛拭子	83	6宗检出诺如病毒	共6名厨工	—
1月13日	厨工	肛拭子	37	1宗检出诺如病毒	共1名厨工	—
1月18日	患者	肛拭子	8	5宗检出诺如病毒	5名患者	—
合计			274	21份标本	19人	

*肠道病毒检测项目：诺如病毒、星状病毒、轮状病毒和腺病毒。
#常见致病菌：沙门氏菌、志贺氏菌、金黄色葡萄球菌、副溶血性弧菌、蜡样芽孢杆菌、变形杆菌、致泻大肠埃希氏菌。

问题8：如何缩小胃肠炎疾病暴发的可疑致病因子的范围？
参考答案：
下列信息可以帮助缩小胃肠炎疾病暴发可疑致病因子的范围：①主要的症状和体征；②潜伏期；③症状的持续时间；④可疑食物；⑤粪便、血液、呕吐物等的实验室检查。

（二）实验室结果（基因核苷酸序列同源性分析及种系发生树分析）

对核酸阳性标本进行诺如病毒多聚酶区部分基因RT-PCR扩增，获得多聚酶区部分基因序列5份，分别来自3名病例及1名厨工，核苷酸同源性为100%。开展种系发生树分析，结果表明5份标本属于诺如病毒GⅡ.4/Sydney_2012变异株，与近期世界范围内流行的优势株Sydney_2012变异株在进化距离上最相近。见图1-8-2。

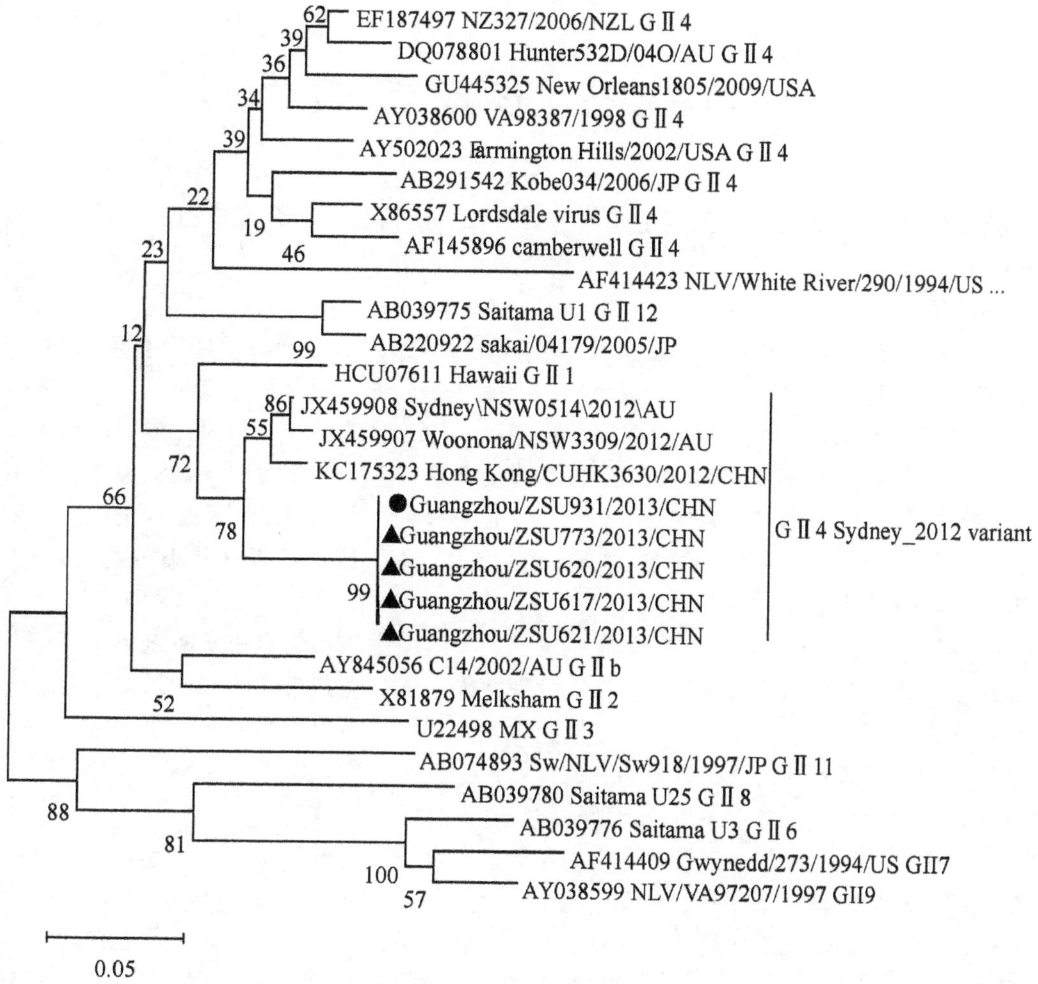

图 1-8-2 5株诺如病毒RNA多聚酶区核苷酸序列（nt 4 591～4 864）种系发生树

● 来自1名厨工的样本

▲ 来自3名病例的样本，其中Guangzhou/ZSU620/2013/CHN与Guangzhou/ZSU621/2013/CHN为同一名病例的不同标本。

问题9：诺如病毒GⅡ.4/Sydney_2012变异株有什么特点？
参考答案：

GⅡ.4/Sydney_2012是2012年3月在澳大利亚首次出现并被命名的，并在美国、英国、法国、新西兰和日本等国蔓延，成为2012年冬季的"优势毒株"。临床症状主要是呕吐和腹泻，部分人群可能出现发热、头痛和腹痛等症状，可持续几天，无长期后遗症；人群中未有免疫，新变异株可轻易造成暴发流行。

第三部分 形 成 假 设

问题10：基于以上信息，提出主要的病因假说、传播方式、暴发来源和关注的时间段。

参考答案：

致病因素：学生的症状和体征（呕吐、腹泻、发热、血便、粪便中有白血球、大便潜血）与急性胃肠道感染表现一致，细菌培养阴性（涉及常见的细菌）提示致病因子可能为病毒或寄生虫。上述症状和体征（如大量的呕吐和腹泻）虽然两种都可出现，但更像是病毒感染。潜伏期虽不清楚，急升急降的流行曲线显示为一较短时间的暴露和较短时间的潜伏期（几天），也提示更像病毒感染而不像寄生虫。注意：症状持续时间，在本次调查中尚不清楚，也有助于区分病毒（几小时到几天）和寄生虫（几个星期）感染。

传播途径：疾病只在住校的学生中发生。校园使用城市的自来水系统供水。如果城市供水系统被污染，在社区里也应发现病人。也可能是校内供水和污水系统的局部出现了问题，但至少有5个住宅楼的学生被感染，所以供水管网发生一次破裂会影响到更宽范围内的供水（如果校园供水广泛污染，学校教职员工中、在校时间使用校内供水的校外学生中也应出现病例）。

病例在几个不同的住宅楼内发生，在产生暴发假设的调查中也未出现住宅楼和班级的聚集性发病（即同学、室友未感染），该现象不支持人传人的传播。

较大比例的住校学生属于学校集中就餐计划的对象，他们中的大多数是在学校的A餐厅就餐，由此提示可能传播途径为食用污染的食物和水。

传染来源：从当初的调查中没发现有共同的某一食物史。

关注的时间：病毒性胃肠炎的潜伏期从不到1天至1个星期。绝大多数的病例在1月8—9日发病，用最早病例发病日期减去最短潜伏期和最后发病日期减去最长潜伏期，得出可能的暴露时间段为1月7—8日。

疫情持续6天，共计2个流行高峰，两高峰间约隔24小时，近似人传人模式，但学校师生接近2万人而病例较少，病例分散于15个学院，宿舍亦无明显聚集性。学校教职员工生活及饮用水来源一致，本次疫情暴发相对局限于2个集中生活区，其他生活区病例很少，可基本排除经水传播途径。大部分病例有过A湖畔餐厅就餐史，首发病例有过烧味套餐（手撕鸡拼烧肉）的可疑进餐史。

因此形成的病因假设为曾吃过A餐厅烧味饭是暴发的可能原因，但不排除曾暴露过其他食堂（餐厅）某餐次某种食品的可能。有关病例流行病学分布特点及可能病因推断归纳见表1-8-4。

表1-8-4 病例流行病学分布特点及可能病因推断

假设项目	特 点	可能传播模式		
		食源性	水源性	人传人
时间分布	疫情持续8天,共计2个流行高峰,两高峰间隔约24小时	√	√	√
空间分布	病例集中于慎思园、至善园宿舍群区域内,格致园病例数很少;总体无宿舍聚集性,但少数宿舍内有2个以上病例	√	—	√
人群分布	病例多数为学生,教职员工较少,食堂厨师及学校其他工作人员有发病情况;男女生罹患率无差异	√	—	√
首发病例访谈	首发病例发病前1天曾在A餐厅进食过烧味套餐(手撕鸡)	√		
饮食情况调查	大部分病例有过在A餐厅的就餐史 其余就餐地点主要在学1、学2饭堂	√	—	
饮水情况调查	该学校生活用水来自市统一市政自来水供水,所有的学生宿舍、教学楼及办公室饮用两种品牌桶装水	—	×	—
综合判断		√	×	√

问题11:基于上述假说,应采取什么行动?
参考答案:

基于上述假说,A餐厅的食物是本次感染的来源。然而,病例中的共同暴露也可能是所有学生的共同暴露,因此在此阶段,尚没有足够的证据来提出行之有效的控制措施。

还需要收集更多的信息,可能包括一个比较流行病学研究、A餐厅的环境调查(如观察操作过程、询问雇员)、病例粪便的病毒检测以及对该餐厅和熟食柜台剩余食物、水、冰块的采集和检测。

注意:在一些案例中,即使只具有提示性的证据(信息),暴发调查组也可决定采取行动,并应根据以下情况决定是否加快采取行动。

(1)疾病的严重程度(如对于病情严重和潜在致死性疾病应较病情较轻或自限性疾病更快地采取措施)。

(2)处于危险或暴露的人群(如对于包括感染/中毒后易于产生预后较差的结局在内的危险人群,应尽快采取行动)。

(3)怀疑暴露因素可能继续存在。

(4)控制措施实施的难易性(如是需要全国性地对商业性分散的产品进行召回还是只需要将某个食品从业人员临时换岗/免职)。

在该次暴发中，病情并不严重，而处于暴露的人群为健康、年青的学生。不清楚传播是否仍在继续发生，但从当地急诊室和学生保健中心得到的信息是病例数量已经在下降。如关闭供应大多数住校学生就餐的大自助餐厅而又不能立即建立另一个餐厅替代供应的话，将对学生生活产生很大的影响，而仅仅将熟食柜台关闭，产生的问题就小得多。

调查组根据现有资料，准备进行病例对照研究，随机选择早期（1月8—9日）发病的病例作为病例组（若同宿舍内出现2名以上病例则只选取首例病例纳入），随机选取病例同宿舍或同班级1～2名无任何症状的同学作为对照组。使用统一的问卷开展面对面访谈或电话调查。

（一）病例对照研究

研究共纳入病例52名，对照67名。

问题12：该配对病例-对照研究中的哪些因素可能影响联系的真实性？

参考答案：

（1）选择偏倚。在此项研究中，被选择进行研究的病例数还不到研究当时所报告病例数的一半（少于本次暴发最终报告病例数125例的1/4）。我们不知道这29例病例是如何选择的，但由于作为病例和对照的学生的选择局限于春季假期的前一天晚上在宿舍里能找到的学生，可见选择过程不可能是随机的。感染严重的病例或在暴发后期发病的学生（也因此没有恢复到能参与此项研究）可能被排除在本研究之外，这些病例同症状较轻和发病较早的病例可能会有不同的暴露情况。这种潜在的选择偏倚对比值比的影响无法确定。

（2）可能的匹配过度。学校同室同学通常处于共同暴露的状况，常常会一起就餐或参加集体活动。因此，在这种情况下，以室友作为对照的病例、对照对子比其他对子更可能处于相同的暴露情况（即病例对照一致），不会为配对病例对照研究提供有效的分析数据（配对病例对照研究分析着重于不一致的对子），这将削弱暴露和疾病的联系（如降低比值比）。

（3）将可能的暴露因素进行匹配。腹泻病可以通过人与人接触而传播，虽然不会是本次暴发的主要传播方式（基于早期信息），但在病例室友中找对照将无法对该因素进行分析。

学生不同就餐地点病例对照研究结果显示，病例组在A餐厅就餐的比例是对照组的3.46倍，曾在A餐厅就餐是患病的危险因素（$OR=3.46$，95% CI：1.07～11.16），见表1-8-5。

表 1-8-5 学生不同就餐地点病例对照研究

就餐地点	人数/人		暴露率/%		OR	95% CI
	病例 (n=52)	对照 (n=67)	病例	对照		
学 1 食堂	10	24	19	36	0.43	0.17～1.08
学 2 食堂	13	23	25	34	0.64	0.26～1.53
学 3 食堂	4	9	7.7	13	0.54	0.13～2.08
学 4 食堂	6	10	12	15	0.74	0.22～2.45
其他餐厅	9	24	17	36	0.49	0.18～1.29
A 餐厅	48	52	92	72	3.46	1.07～11.16

问题 13：计算上述暴露和发病的相关性合适指标值，并对结果进行解释。

参考答案：

对病例对照研究来说，OR 是合适的联系强度指标，OR 是病例中暴露比例和对照中暴露比例的比值。

$$OR = \frac{病例组的暴露比值}{对照组的暴露比值}$$

$$病例组的暴露比值 = \frac{病例组中暴露人数}{病例组中非暴露人数}$$

$$对照组的暴露比值 = \frac{对照组中暴露人数}{对照组中非暴露人数}$$

注意：OR 为 1 时，表示病例中暴露比例同对照中暴露比例相同（即暴露和发病没有联系）。

OR 大于 1 时，表示病例中暴露比例大于对照中暴露比例；如果这大于 1 的 OR 在统计学上有显著意义，暴露和发病就可能有联系。在 P 值小于 0.05 或 OR 的 95% CI 不包括 1 时，提示这个 OR 大于 1 在统计学上有显著性意义。

OR 小于 1 时，表示病例中暴露比例小于对照中暴露比例；如果这小于 1 的 OR 在统计学上有显著意义，暴露就具有保护作用。在 P 值小于 0.05 或 OR 的 95% CI 不包括 1 时，提示这个 OR 小于 1 在统计学上有显著性意义。

1 月 7 日中午在 A 餐厅进食能显著增加发病风险（OR = 4.34，95% CI：1.18～17.37），结果见表 1-8-6。

表 1-8-6 学生在 A 餐厅不同就餐时间病例对照研究

A 餐厅就餐日期	人数/人		暴露率/%		OR	95% CI
	病例 (n=52)	对照 (n=67)	病例	对照		
1 月 6 日午餐	12	21	23.08	31.34	2.14	0.50～9.82
1 月 6 日晚餐	5	17	9.62	25.37	1.10	0.20～6.17

续表 1-8-6

A餐厅就餐日期	人数/人 病例 (n=52)	人数/人 对照 (n=67)	暴露率/% 病例	暴露率/% 对照	OR	95% CI
1月7日午餐	39	32	71.15	47.76	4.34	1.18~17.37
1月7日晚餐	15	24	28.85	35.82	2.34	0.57~10.31
1月8日午餐	24	34	46.15	50.75	2.65	0.70~10.86
1月8日晚餐	21	29	40.38	43.28	2.72	0.70~11.38
未在A餐厅就餐	4	15	7.69	22.39	Ref	

进一步分析A餐厅1月7日午餐所提供的食物，病例对照研究结果显示，食用过手撕鸡套餐的发病风险是未食用者的17.82倍（$OR=17.82$，95% CI：4.46~78.17），见表1-8-7。

问题14：怎样解释上述数据？
参考答案：
病例比对照结果提示1月7日的午餐是危险餐次。

表1-8-7 病例就餐食物的病例对照研究

食物	人数/人 病例 (n=39)	人数/人 对照 (n=67)	暴露率/% 病例	暴露率/% 对照	OR	95% CI
烧味套餐	28	4	71.79	12.50	17.82	4.46~78.17
其他	11	63				

问题15：在对自助餐厅从事食品制作人员的调查中，应重点了解哪些方面的情况？
参考答案：
应了解以下情况（按重要性顺序排列）：
（1）确定该餐厅（特别是熟食柜台）在关注的时期内所供应的食品种类（食谱）。
（2）明确暴发期间，厨房工作人员或他们的家人是否有发病者。
（3）了解该餐厅的洗手设施和食品制作人员日常的卫生行为。
（4）采集所有从业人员的粪便标本。
（5）观察或重现认为污染的食物被准备的那段时间内制作间的食品加工和处理程序，试图发现在所关注时期内发生的任何异常或与日常操作不一致的情况。
（6）了解食品制作者在所关注时期内的工作计划安排，确认此期间内食品制作者每天各自的主要工作。
（7）收集在所关注时期内所提供的食品种类，并确认其成分和原料来源。

（二）A餐厅卫生学调查

由于临近期末考试，学生为方便考试和备考，到靠近图书馆和考室的A餐厅的人数倍增，餐厅接待能力由原来每天供应1 000余份套餐增加至2 000多份。该餐厅共有27名员工，烧腊部由2个人负责，一个早班（7—13时），一个晚班（15—19时），2人负责制作烧卤熟肉制品，品种主要是手撕鸡，其他还有豉油鸡、卤叉烧、烧鸭、烧鹅等。烧腊部的卤水汁、豉油汁每天重复使用，平时常温保存，定时添加香料和药材，半个月更换1次。制作手撕鸡的浸鸡水每天更换。该餐厅食材每天上午7点半由都城永成一族配送中心将半成品送到餐厅。餐厅开放时间7时30分至13时和15至19时，早班员工是5时30分上班，负责餐厅和厨房的消毒和保洁工作。所有员工每天在餐厅每餐供膳结束后开始用餐，食用与当日餐厅售卖类型相同的食品。该餐厅先后共有8名员工肛拭诺如病毒核酸检测为阳性，经调查阳性厨工均自述近期未出现泻吐症状。

（三）可疑环节调查

A餐厅烧味套餐共有5种菜式，主要是麻辣手撕鸡和盐焗手撕鸡。手撕鸡制作流程：餐厅7时30分收到配送中心送来的原材料，厨工将光鸡进行清洗，10时左右将鸡放到锅里煮熟（一锅8~10只），放到熟食盆里晾干，11时厨工加入调味料（盐焗粉等），开始手撕制作成品，售前没有再复热，11时30分进行销售。每日大概制作售卖50只鸡，约350份套餐，现场观察发现，厨工制作过程戴口罩不规范，手撕鸡肉过程仅带一只手套。

问题16：如果要对该餐厅进行食品加工处理程序方面的培训，对员工在洗手方面有什么指导建议？

参考答案：

（1）洗手的重要性：手被污染是引起肠道病毒传播的最主要方式。始终如一地坚持在适当时间使用肥皂彻底洗手是防止所有肠道病原体传播的必要措施。

（2）洗手的时间：

1）食物准备前、准备过程中和完成后。

2）吃东西前，便后。

3）处理完动物和动物粪便等废物后。

4）手脏了的时候。

5）家里有人生病时洗手要更勤。

（3）洗手的步骤：

1）首先将手打湿，再使用液体或干净固体肥皂，将肥皂放在架上以便干燥。

2）其次，双手充分摩擦，擦洗所有手部表面。

3）持续10~15秒左右，肥皂结合双手摩擦动作可消除手部细菌。

4）好好冲洗并擦干双手。

5）使用纸巾关闭水龙头以防再次污染。

第四部分 结 论

一、调查结论

根据患者临床表现、流行病学调查及实验室检测结果，认为这是一起由诺如病毒引起的感染性腹泻暴发疫情，为一般级别突发公共卫生事件（丙类传染病、感染性腹泻暴发疫情）。事件中存在食物和接触等多种传播途径，学校内食堂餐厅是主要的感染场所，A 餐厅是可疑就餐地点，餐厅熟食是其中主要可疑污染食物，但污染来源未能明确。依据如下：

（1）病例临床表现类似，以呕吐、腹泻为主，均为轻症，无重症和死亡病例，病程较短；部分病例具有自限性，对症治疗预后良好，符合诺如病毒感染临床表现。疫情早期、中期和后期共 9 名病例诺如病毒核酸检测阳性，诊断明确。

（2）当前正处于本市诺如病毒高发季节，而学校是诺如病毒感染高发场所，发病时间曲线显示早期有明显发病高峰，后拖尾现象，与食源性和接触传播诺如病毒暴发特点吻合。

（3）病例对照结果显示，1 月 7 日中午在 A 餐厅进食烧味套餐是本次事件暴发的危险因素。而以此时间点计算，疫情早期的病例发病时间分布与诺如病毒感染潜伏期吻合。

（4）食堂食品因检测技术限制未能检测病毒，但市、区 CDC 采集病例和厨工肛拭子、呕吐物等标本，经 RT-PCR 检测，19 人（21 份标本）诺如病毒阳性。经分型，目前所有检测到的诺如病毒核酸均为 G II 型。学生病例、教师病例、医务人员病例与阳性厨工标本经测序，都检测出新近流行的 G II.4/Sydney_2012 株，且同源性 100%。

（5）A 餐厅厨工诺如病毒携带率高。1 月 7 日至 9 日，在诺如病毒的潜伏期内（12～72 小时），大部分早期病例有在 A 餐厅的进餐史。厨工肛拭诺如病毒核酸阳性率 29.6%（8/27），且在疫情早期就有检出，病毒阳性率高于其他饭堂厨工肛拭阳性率 2.7%（2/73），餐厅厨工与食客进食同样食品。部分病例（特别是疫情后期）没有在 A 餐厅就餐，个别没有校内就餐史，显示存在非食源性传播途径，流行曲线呈 2 个波峰并有拖尾现象，提示疫情不仅仅为点源暴发，并且存在其他传播途径或者有一定的传染性。

（6）患者泻吐明显严重污染环境，存在因宿舍、餐厅、图书馆、教室、厕所等公共场所被污染而导致传播，调查发现部分病例发病后没有求诊，坚持留在宿舍复习备考，从而没有被及时发现和隔离及对其宿舍进行消毒。

（7）餐厅存在食品安全隐患。厨工出入没有洗手消毒，没有更衣制度和设施，熟食制作也没有规范戴手套；无独立卫生间，与食客共用厕所；考试期间餐厅就餐人数倍增，餐厅制作间场地不足；食客就餐时自取餐具。

（8）校区包括食堂为市政自来水供水，没有使用二次供水系统。病例学生使用不同品牌桶装水，介水传播诺如病毒的可能性不大。

二、防控效果及风险评估

本次疫情因医院及时报告,疾控部门及时介入,防控措施得力,未造成大规模的扩散。但疫情持续时间较长,发病规模较大,对学习生活环境产生了较严重的污染。寒假有部分学生留校,存在发病的风险,散发可能性较大;食堂仍继续供餐,需要预防食源性疫情暴发;同时大部分师生假日返乡,存在进一步社会扩散的风险。

三、采取的控制措施

(1)对 A 餐厅进行全面清洗消毒,封存原有食品原料,更换全部食材;同时将检出诺如病毒的员工调离工作岗位,督促就医。

(2)某大学东校区加强对各供餐单位食品原材料、半成品及成品进行监管,停止供应生冷食品、烧腊、卤水、凉拌菜等高风险食品。

(3)将出现呕吐及腹泻的病例隔离治疗,学校对病例所在班级及宿舍进行消毒处理。

(4)对学生进行关于肠道传染病疾病预防知识的宣传工作,在市 CDC 的建议下,校方利用网站、微博等多种方式开展诺如病毒防治的宣传教育工作。

(蔡文锋)

点评:

诺如病毒传播途径复杂,包括食源性、水源性和人传人三种。此案例根据诺如病毒的特点,把握食物中毒的黄金调查时机,采取现场流行病学推理思路和方法学,逐步排查,提出假设,证实了诺如病毒经厨工传播引起了暴发,同时采用病毒分子溯源手段对病人和厨工标本的同源性进行确认,为诺如病毒感染暴发调查提供了范例。

参考文献

[1] 金奇. 医学分子病毒学 [M]. 北京:科学出版社,2001:565-578.
[2] 梁坚忠,司徒荣阮,陈缘超,等. 一起诺如病毒感染性腹泻暴发疫情流行病学调查 [J]. 热带医学杂志,2008,9(8):971-973.
[3] Scallan E, Hoekstra R M, Angulo F J, et al. Foodborne illness acquired in the United States—major pathogens [J]. Emerg Infect Dis, 2011, 17: 7-15.
[4] Hamano M, Kuzuya M, Fujii R, et al. Epidemiology of acute gastroenteritis outbreaks caused by Noroviruses in Okayama, Japan [J]. J Med Virol, 2005 (77): 282-289.
[5] 孔志芳,曹品元,黄美林,等. 一起诺瓦克病毒引起感染性腹泻爆发疫情调查分析 [J]. 疾病监测,2007,22(6):422.
[6] CDC. Updated norovirus outbreak management and disease prevention guidelines [J]. MMWR, 2011, 60 (No. RR-3).

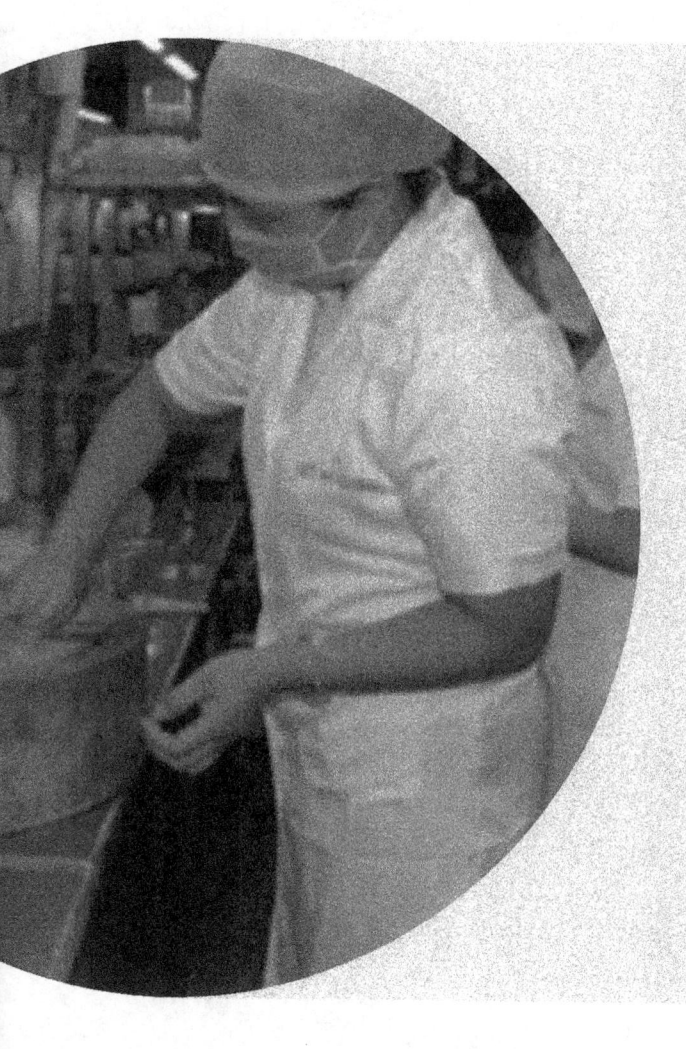

第二章 食物中毒类突发公共卫生事件

案例 9
副溶血性弧菌和诺如病毒混合感染的食源性肠胃炎暴发

学习目的

☞ 熟悉食物中毒的定义与判断。
☞ 了解副溶血性弧菌食物中毒的特点。
☞ 了解诺如病毒感染性腹泻的特点。
☞ 掌握多种病原引起疫情的调查思路。
☞ 掌握队列研究与病例对照研究的设计。

第一部分 背 景

2013年5月21日12时许,广州市CDC接到萝岗区CDC电话报告称:位于萝岗区夏港街道的JX通讯系统(中国)有限公司(简称"JX公司")有50余名员工出现恶心、呕吐、腹痛、腹泻等症状到广州市开发区医院就诊,经过对病例和涉事公司的初步调查,怀疑为食物中毒事件。由于事件规模较大,且有继续发展的趋势,萝岗区CDC请求市CDC进行技术指导和支援。

> 问题1:除上述口头汇报资料外,作为流行病学调查人员还应收集哪些材料?
> 参考答案:
> (1) 涉事公司的基本情况。
> (2) 病人的详细临床症状和实验室结果。
> (3) 医院已采取的治疗情况。
> (4) 当地CDC已进行的流行病学调查结果。
> (5) 病人及环境采样情况。
> (6) 医院、CDC或病人自己怀疑哪些可疑致病因素。

21日下午1时许,广州市CDC流行病学调查组到达萝岗区CDC。据区CDC介绍:截至目前,因恶心、呕吐、腹痛、腹泻等症状到开发区医院就诊的人数已达90余人,均为 JX 公司员工，医院已给予抗菌、解痉、补液等对症支持治疗，无重症和死亡病例。已对 48 名就诊病例进行个案调查。经初步分析，所有病例均有 5 月 20 日中午在涉事公司食堂 2 楼就餐史，其他调查资料尚未来得及分析整理。据部分患者反映，当日午餐中烧鸭口感和肉质等感官性状欠佳，怀疑为可疑污染食物。涉事公司共有员工 2 049 人，男性 1 303 人，女性 746 人。公司在后勤楼 1～3 楼设有员工就餐场所，为员工提供午餐（12 时就餐）、晚餐（18 时就餐）及宵夜。就餐场所无厨房，员工进食饭菜均由承包的 4 家供餐单位在外制作后配送。初步怀疑餐次（5 月 20 日 2 楼午餐）由 XX 快餐店提供。4 家供餐单位具体供餐楼层见表 2-9-1。

表 2-9-1 供餐单位供餐楼层分布

	午餐	晚餐	宵夜
1 楼	CT 供餐公司	XX 快餐店	HQ 餐饮服务公司
2 楼	XX 快餐店	YMD 快餐店	—
3 楼	CT 厨天供餐公司	—	—

"—"表示该楼层不提供该就餐餐次。

萝岗区 CDC 已采集就诊病人大便、呕吐物和肛拭子 35 份，留样食品 40 份，送往实验室开展肠道致病菌常规检测（包括霍乱弧菌、致病性大肠杆菌、金黄色葡萄球菌、副溶血性弧菌、溶血性链球菌、变形杆菌、沙门氏菌、志贺氏菌、蜡样芽孢杆菌等）。

> 问题 2：根据以上资料，是否能确定这是一起食物中毒事件？为什么？
> 参考答案：
> 　　尚不能确定。理由是：未进行病例搜索，不了解病例总体概况；未对现有资料进行详细描述分析，所得判断仅为初步印象；检验结果未出，时间性质待定。

第二部分 现场调查

随后，市 CDC 和区 CDC 联合调查组分为 3 个调查小组，一组进行病例搜索，病例访谈、个案调查、三间分布描述及查找可疑病因；一组到 JX 公司开展调查并补充采集相关样本；一组到 4 家供餐公司，特别是可疑供餐公司 XX 快餐店进行调查并采集厨工肛拭子和环境样本。

一、调查结果

（一）发病情况

为了解全面的发病情况，首先要制定病例定义，并进行病例搜索。

首先,根据病例的初步特征进行病例定义。疑似病例定义为:自 2013 年 5 月 18 日以来,JX 公司员工有出现急性胃肠道症状的员工。临床病例定义为:符合疑似病例且腹泻≥3 次/24 小时(伴有形状改变)或呕吐,可伴有发热、恶心、头晕、头痛、乏力等症状。实验室确诊病例定义为:符合临床病例且实验室检测致病因子阳性的病例。

> **问题 3**:本案例中,可从哪些方面进行病例搜索?
> **参考答案**:
> (1)通过公司及员工住址附近的医院、诊所的门诊、急诊日志。
> (2)通过对 JX 公司员工进行调查,可采用现场调查和电话调查结合的方式。
> (3)通过公司管理部门登记发病员工名单。

本案例病例搜索来源为公司及员工住址附近的医院(主要为开发区医院和黄埔区电力一局医院)、诊所 5 月 18 日以来的门急诊日志,并在 JX 公司通过现场调查和电话调查的方式对公司所有员工进行调查。截至 5 月 23 日,共搜索到 116 名病例,其中有 99 例为临床病例。99 例临床病例中,临床特征主要以腹泻、腹痛、乏力、呕吐为主,伴头晕、恶心、发热、头痛等症状,无重症和死亡病例。腹痛性质以绞痛(63.44%)为主,阵痛占 27.96%,腹痛部位集中在脐周(44.09%),腹泻物以水样便(85.86%)为主。99 例病例中有 50 例进行了血常规检测,其中 7 例同时检测大便常规。主要临床症状和临床检测结果见表 2-9-2。

表 2-9-2 99 例临床病例主要临床症状和检测结果

分类	临床症状及检测结果	例数/例	构成比/%
临床症状	腹泻	99	100
	腹痛	93	93.94
	乏力	61	61.62
	呕吐	54	54.55
	头晕	45	45.45
	恶心	43	43.43
	发热	16	16.16
	头痛	14	14.14
临床检测结果	$WBC > 10 \times 10^9/L$ ($n=50$)	42	84.00
	$NEUT\% > 75\%$ ($n=50$)	33	66.00
	$LYM\% < 20\%$ ($n=50$)	33	66.00
	大便潜血阳性($n=7$)	5	71.43

问题4：根据临床症状和检测结果，可有什么初步判断？

参考答案：

事件发生于5月中下旬，此时由于天气炎热，广州市已进入细菌性食物中毒高发季节。

病例以腹泻（100%）、腹痛（93.94%）、白细胞升高（84%）、中性粒细胞升高（66%）为主。综合判断，本起事件可能以细菌性感染引起急性肠胃炎症状为主，大便潜血阳性也应引起我们注意，需要考虑一些产生便血的疾病，如消化道疾病、痢疾、出血性大肠杆菌肠炎、副溶血性弧菌感染等，因腹痛和便血显著，应特别关注是否为副溶血性弧菌集体食物中毒。

1. 首发病例

李某，男，28岁。5月20日18时出现脐周绞痛、腹泻8次（24小时内，水样便）、头晕、乏力等症状，无发热、恶心、呕吐等。患者已到开发区医院就诊，医院给予抗菌、解痉、补液等治疗后，病情好转，回家休息。据患者回忆，病前1周无外出史和聚餐史。

2. 特殊病例

于某，女，32岁。5月20日中午在公司2楼餐厅就餐后，另外带2份该餐厅套餐给丈夫和儿子（8岁）作午餐。套餐为烧鸭、干煸豆角、红烧豆腐、油麦菜和米饭，汤（萝卜汤）及配菜（酸豆角和炒萝卜干）未打包外带。约13时于某丈夫除未吃烧鸭，其他菜与米饭全吃完，儿子则把所有饭菜吃完。当日约20时于某儿子出现腹痛、腹泻等症状，随即到开发区医院就诊，给予抗菌、解痉、补液等治疗症状好转。于某丈夫未发病。根据病例定义，该病例未纳入我们的临床病例中，但其作为特殊病例，有积极的提示作用。

3. 三间分布

（1）时间分布。病例的发病时间在5月20—21日，首例病例出现在5月20日18时，发病高峰在21日0—6时，占病例总数的69.70%，末例病例为5月21日晚上23时。流行曲线提示为点源暴露，呈一次性暴发。发病曲线见图2-9-1。

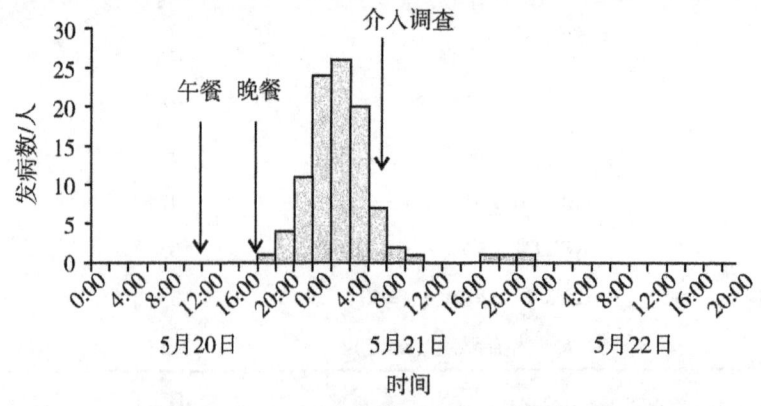

图2-9-1 99例临床病例发病时间流行曲线

问题5：发病时间流行曲线有哪些用途？绘制发病时间流行曲线时，具体有哪些要求？

参考答案：

一起事件中发病时间分布可采用流行曲线描述，流行曲线可直观地显示事故发展所处的阶段，推断疾病的传播方式和可能的暴露时间，反映控制措施的效果。直方图是流行曲线常用形式，绘制直方图的方法如下：

（1）以发病时间作为横轴（X轴）、发病人数作为纵轴（Y轴），采用直方图绘制。

（2）横轴的时间可选择天、小时或分钟，间隔要等距，一般选择 1/8～1/4 疾病平均潜伏期；如潜伏期未知，可试用多种时间间隔绘制，选择其中最适当的流行曲线。

（3）首例前、末例后需保留 1～2 个疾病的平均潜伏期。如调查时发病尚未停止，末例后不保留时间空白。

（4）在流行曲线上标注某些特殊事件或环境因素，如启动调查、采取控制措施等。

（2）人群分布。发病年龄主要集中在 18～50 岁；男 51 例，罹患率为 3.91%（51/1 303）；女 48 例，罹患率为 6.43%（48/746）。病例男女比例为 1.06∶1，男女罹患率差异有统计学意义（$\chi^2 = 6.53$，$P = 0.01$）。

（3）空间分布。

1）不同餐次和就餐地点分布。公司在后勤楼 1～3 楼设有员工就餐场所，为员工提供中餐、晚餐及夜宵；因周末上班人数较少，故一般会停止 3 楼供餐。5 月 18—20 日为周五至周日，公司未提供宵夜。5 月 18—20 日不同餐次和就餐地点的罹患率见图 2-9-2。

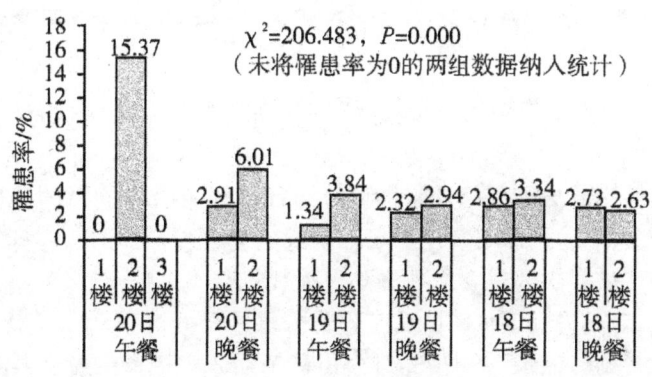

图 2-9-2　5 月 18—20 日不同餐次和就餐地点罹患率

2）部门分布。JX 公司共有 3 个部门，分别为波达子公司（ODU）、集团和供应链。3 个部门均有发病，部门间罹患率差异有统计学意义（$\chi^2 = 57.38$，$P < 0.001$），以波达子公司罹患率最高。见表 2-9-3。

表 2-9-3　JX 公司 99 例病例子公司分布

部门	发病人数/人	总数/人	罹患率/%
ODU	42	270	15.56
集团	6	101	5.94
供应链	51	1 678	3.04
合计	99	2 049	4.83

注：$\chi^2 = 57.38$，$P < 0.001$。

3）宿舍（住址）分布。调查发现，病例宿舍（住址）分布较分散，无明显聚集性。且自行居住的员工中，除于某儿子外，其他非公司员工的同住人员均无发病。

> **问题 6**：根据病例的发病情况和三间分布，可以得出什么初步结论？
> **参考答案**：
> 　　本起事件是一起食源性急性胃肠炎事件，可初步判断为食物中毒，危险餐次可能是 5 月 20 日 2 楼午餐，危险食物可能为烧鸭。其他餐次和食物需进一步排除。主要依据为：
> 　　（1）病人均食用过 5 月 20 日 2 楼午餐，未食用者不中毒。
> 　　（2）潜伏期为 6～35 小时，平均潜伏期 13 小时，发病急剧，病程多为 2～3 天。
> 　　（3）所有病人的临床表现均主要为腹痛、腹泻、乏力、呕吐等。
> 　　（4）发病时间曲线提示为点源暴露模式，呈一次性暴发，无人传人迹象。

> **问题 7**：通过上述分析发现病例分布有性别差异和部门聚集性，这有什么提示？
> **参考答案**：
> 　　病例分布的性别差异和部门聚集性可能与计算罹患率时选择的分母有关，若该事件确定为由于食用 5 月 20 日 2 楼午餐而引起的食物中毒，那么在计算罹患率时的分母应该为食用了该餐次的男女人数和部门人数。
> 　　下面以 5 月 20 日进食了该餐的员工作为分母进行分析：
> 　　根据员工就餐刷卡记录，5 月 20 日公司员工在 2 楼进食午餐者共有 644 人，按性别分布男 345 例、女 299 例；按部门分布供应链 351 人、ODU（波达子公司）251 人、集团 42 人。下表为重新计算的不同性别和部门的罹患率，经统计分析，罹患率无性别（$\chi^2 = 0.199$，$P = 0.656$）和部门（$\chi^2 = 0.587$，$P = 0.746$）差异。

99 例临床病例不同性别和部门罹患率表

特征	发病数/人	就餐人数/人	罹患率/%
性别			
男	51	345	14.78
女	48	299	16.05
部门			
ODU	42	251	16.73
集团	6	42	14.29
供应链	51	351	14.53

性别差异 $\chi^2 = 0.199$, $P = 0.656$, 部门差异 $\chi^2 = 0.587$, $P = 0.746$。

(二) 分析流行病学

通过前面的描述性分析,初步判断该事件为一起食源性急性肠胃炎事件,可初步判断为食物中毒,危险餐次可能是5月20日2楼午餐,危险食物可能为烧鸭。为了能够验证假设,需要采用分析流行病学的方法验证危险餐次,并查找危险食物。

1. 危险餐次分析

由于公司有完整的就餐刷卡记录,可采用回顾性队列研究,对公司员工5月18—20日不同餐次不同餐厅就餐与未就餐者的发病情况进行比较。暴露组为某日某餐次在某餐厅就餐的员工,非暴露组为未食用该餐的员工。经分析,20日2楼午餐就餐人员与未进食该餐者罹患率差异有统计学意义。见表2-9-4。该餐由XX快餐店提供。

表2-9-4　5月18—20日不同餐次在不同餐厅就餐与未就餐者回顾性队列研究

日期	餐次	楼层	就餐者			未就餐者			RR	95% CI 或 P 值
			病例数/人	总数/人	罹患率/%	病例数/人	总数/人	罹患率/%		
5月20日	午餐	1楼	*0	404	0	99	1 645	6.02	0	$P < 0.0001$
		2楼	99	644	15.37	*0	1 405	0	+∞	$P < 0.0001$
		3楼	*0	449	0	99	1 600	6.19	0	$P < 0.0001$
	晚餐	1楼	16	550	2.91	83	1 499	5.54	0.53	0.31~0.89
		2楼	35	582	6.01	64	1 467	4.36	1.38	0.92~2.06
5月19日	午餐	1楼	5	373	1.34	94	1 676	5.61	0.24	0.10~0.58
		2楼	23	599	3.84	76	1 450	5.24	0.73	0.46~1.16
	晚餐	1楼	11	475	2.32	88	1 574	5.59	0.41	0.22~0.77
		2楼	11	374	2.94	88	1 675	5.25	0.56	0.30~1.04

续表 2-9-4

日期	餐次	楼层	就餐者			未就餐者			RR	95% CI 或 P 值
			病例数/人	总数/人	罹患率/%	病例数/人	总数/人	罹患率/%		
5月18日	午餐	1楼	12	419	2.86	87	1 630	5.34	0.54	0.30~0.97
		2楼	22	658	3.34	77	1 391	5.54	0.6	0.38~0.96
	晚餐	1楼	14	512	2.73	85	1 537	5.53	0.49	0.28~0.86
		2楼	11	419	2.63	88	1 630	5.40	0.49	0.26~0.90

* Fisher' Exact Test。

2. 危险食物分析

在确定可疑餐次的基础上,选用病例对照研究查找危险食物。以 99 例临床病例为病例组,在进食过 20 日 2 楼午餐的健康员工中按部门等比例随机选择 99 例员工为对照组。制订统一的调查表,采用电话调查方式对病例组和对照组员工进行调查。因公司和员工配合度不高且时间紧迫,仅调查到 99 例病例和 55 例对照。依此进行病例对照研究,结果显示:可疑食物为烧鸭,其 OR 值为 4.94,95% CI 为 2.01~12.35。见表 2-9-5。

表 2-9-5 5月20日2楼午餐可疑食物病例对照研究 (99:55)

食物	病例数		对照		OR	95% CI
	食用者/人	未食用者/人	食用者/人	未食用者/人		
烧鸭	88	11	34	21	4.94	2.01~12.35
干煸豆角	85	13	43	12	1.82	0.71~4.71
红烧豆腐	78	19	39	15	1.58	0.68~3.69
油麦菜	82	16	43	12	1.43	0.57~3.55
萝卜汤	57	31	38	11	0.53	0.22~1.27
酸豆角	39	54	15	38	1.83	0.84~4.04
炒萝卜干	11	78	3	50	2.35	0.57~11.22

注:①20日2楼午餐食谱为烧鸭、煸豆角、红烧豆腐、油麦菜、萝卜汤,配菜为酸豆角和炒萝卜干。②部分调查对象忘记是否有进食某种食物,未纳入统计中。

对食用烧鸭配菜的临床病例进行剂量反应关系分析,经检验:趋势 $\chi^2 = 4.71$,$P = 0.03$。见表 2-9-6。

第二章 食物中毒类突发公共卫生事件

表 2-9-6 可疑食物剂量反应差异比较

烧鸭食量	人数/人		暴露率/%	
	病例（$n=88$）	对照（$n=34$）	病例	对照
全吃	44	15	50.00	44.12
3/4	10	0	11.36	0
1/2	21	8	23.86	23.53
1/4	13	11	14.77	32.35

注：趋势$\chi^2=4.71$，$P=0.03$，因3/4剂量组对照人群为0，故在检验分析时将3/4剂量组和全吃剂量组合并成一组。

问题8：通过上面分析，发现有11例病例未食用烧鸭却发病，这是不是表明除经烧鸭传播外，还一定有其他传播因素？

参考答案：

不一定。可能由于回忆偏倚的原因，或者是交叉污染、共同配伍材料污染等原因导致那11例病例虽回答未食用，但仍可能实际上吃了污染的食物，也不能据此否定烧鸭受污染，需要进一步调查分析明确。进一步调查发现公司2楼午餐为员工提供的饭菜均为固定菜式——三素一荤，员工就餐前，厨工已将每份套餐分装到每个菜盘上，若员工不食用某种肉菜，则可以要求重新换其他菜式。补充调查发现，11例未食烧鸭却发病者自述虽未吃烧鸭但食用了接触过烧鸭的烧鸭汁，这说明是配餐食物间存在交叉污染，调查问卷设计和询问不详细导致了回答不精确。

（三）卫生学调查

1. JX公司

JX公司位于广州市经济技术开发区，占地面积近5万平方米，厂区环境较好，主要业务为研发、生产宽带接入网通信系统设备，662 MB/s及以上数字微波同步系列传输设备，移动通信系统手机基站。该公司有供应链、集团和波达（ODU）3个部门，共有2 049名员工。生产过程主要职业病危害不明显，主要为少量锡烟、少量有机溶剂及噪声等。

公司在后勤楼1~3楼设立有员工就餐场所，为员工提供中餐、晚餐及宵夜，其中2楼餐厅面积最大，约为800 m²，每餐就餐人数600余人。餐厅无厨房，员工进食饭菜均由承包的4家外配餐单位在外制作后配送，供餐公司厨工在公司餐厅进行分餐。员工可自行选择就餐楼层并进行打卡消费，食堂统一提供餐具，餐具清洗后用红外线消毒柜进行消毒，未设置专用餐具保管柜。公司的就餐场所尚未取得餐饮服务许可，就餐环境一般，所有分餐、餐具洗涤和消毒场所无分隔，部分餐具消毒设备不能使用。食堂2楼设有公共厕所，男女各3间，厕所内部较干净。公司食堂有4名服务员，负责维持员工取餐秩序，并协助供餐公司清洗餐具。

据公司负责人反映，供餐公司要求达到一定就餐人数才供餐，因周末上班人数较少,故一般会停止3楼供餐。5月18—20日因为是周末,公司未提供夜宵。

公司所在园区包括食堂用水为市政自来水供水,饮用水一直使用蓝带品牌桶装水,近期未更换其他品牌和对饮水机进行消毒。大部分员工在开发区集体宿舍楼居住,小部分在公司周围自行居住。

2. XX快餐店

萝岗区XX快餐店位于萝岗区,餐饮服务许可为中式快餐制售(限400人,不含凉菜、烧烤熟肉及糕点食品等),有效期为2011年12月9日至2014年12月8日,发证机关为萝岗区卫生局。厨房面积约100 m²,分隔有粗加工间、烹调间和洗涤间,未设熟食间。食品加工区和工作环境较差,生熟食品使用的刀具、砧板无严格分开,无清洁管理和食品加工等制度。

该快餐店从2003年至今仅为JX公司提供中晚餐,每天约提供1 200人份(中、晚餐各600份)。该店共有厨工4人,其中一名新进员工曾某(5月14日上班)暂未取得上岗健康证明,其余员工均持证上岗。4名员工自诉近期均无泻吐等不适症状。快餐店每日上午7时左右由黄埔区某综合市场购入原材料进行加工,11时左右由专车送至JX公司。

本起事件可疑食物烧鸭于5月20日7时许,从该综合市场某烧烤店购入,9时许由曾某在粗加工间的打荷台和砧板上进行分切后装入不锈钢盘,然后由另一厨工陈某将附带的鸭汁进行加热后淋于烧鸭上,11时运送至事发食堂,12时许员工开始陆续进餐。XX快餐店厨工当日进食午餐跟公司员工午餐一致。

3. 某烧烤店

经黄埔区食品药品监督管理局调查反馈,提供烧鸭的某烧烤店证件齐全,布局合理。制作烧鸭除供给XX快餐店外,还供给其他20余间快餐店。截至5月25日,由其供应的其他快餐店无急性胃肠炎事件报告。

(四)采样情况及实验室检测结果

5月21日,共采集72份标本,包括病人大便、呕吐物及肛拭子、厨工及服务员肛拭子、留样食品、环境样品等,萝岗区CDC进行了肠道致病菌(包括霍乱弧菌、致病性大肠杆菌、金黄色葡萄球菌、副溶血性弧菌、溶血性链球菌、变形杆菌、沙门氏菌、志贺氏菌、蜡样芽孢杆菌等)PCR核酸检测,PCR阳性样本同时进行了细菌分离培养。在72份标本中,共有21份副溶血性弧菌核酸阳性,其中20份细菌培养阳性。检测结果见表2-9-7。从实验室结果我们可判断该事件为一起副溶血性弧菌引起的食物中毒事件。

表2-9-7 副溶血性弧菌实验室检测结果

样本类型	检验数	PCR核酸检测阳性数	细菌培养阳性	细菌培养阳性率(%)
病例大便/肛拭子/呕吐物/手拭子	37	19	19	51.35
厨工、健康服务员肛拭子	9	1*	1*	11.11

续表 2-9-7

样本类型	检验数	PCR 核酸检测阳性数	细菌培养阳性	细菌培养阳性率（%）
20 日各楼层午餐留样食品	13	1	0	0
环境样	13	0	0	0
合计	72	21	20	27.78

注：①*阳性标本为 XX 快餐店厨工曾某。②留样食品中 PCR 核酸检测阳性标本为烧鸭。

问题9：副溶血性弧菌食物中毒的流行病学特点和临床表现主要有哪些？

参考答案：

流行病学特点：

（1）引起中毒的食品主要为海产品（鱼、虾、蟹、贝类及其制品）和直接或间接被本菌污染的其他食品（凉拌菜和熟食制品等），但也有报道表明淡水鱼可携带副溶血性弧菌。

（2）本菌引起的食物中毒多发生在夏秋季节。

主要临床表现：

（1）发病急，潜伏期短（6 小时～5 天）。

（2）主要症状为腹痛，腹泻（大部分为水样便，重者为黏液便和黏血便）、恶心、呕吐、发热，其次尚有头痛、发汗、口渴等症状。

因初期考虑到该事件也有可能由病毒感染引起，故广州市 CDC 对 33 份标本（其中 30 份由萝岗区 CDC 同时开展了肠道致病菌检测，另 3 份为公司食堂服务员手拭子）分别用 ELISA 进行 4 种常见肠道病毒检测（诺如病毒、轮状病毒、腺病毒和星状病毒）、用荧光 RT-PCR 进行诺如病毒核酸检测，结果 6 份标本诺如病毒核酸阳性，检出率为 18.18%。见表 2-9-8。

表 2-9-8 诺如病毒实验室检测结果

样本类型	样本数/个	ELISA 阳性数/个	荧光 RT-PCR 阳性数/个	荧光 RT-PCR 检测阳性率/%
病例大便/肛拭子/手拭子	21	1	5*	23.81
厨工肛拭子	6	1	1	16.67
饭堂健康服务员肛拭子	3	0	0	0

续表2-9-8

样本类型	样本数/个	ELISA阳性数/个	荧光RT-PCR阳性数/个	荧光RT-PCR检测阳性率/%
饭堂健康服务员手拭子	3	0	0	0
合计	33	2	6	18.18

注：①*阳性标本中有1份标本同时ELISA检测阳性。②厨工曾某肛拭子标本ELISA和荧光RT-PCR检测均为阳性。

6名诺如病毒阳性的对象中，5人为公司员工（均为病例），1人为XX快餐店厨工曾某（未发病），其中有4人同时副溶血性弧菌检测阳性。见表2-9-9。

表2-9-9 6例诺如病毒感染者基本情况一览表

姓名	性别	年龄/岁	部门	实验室结果	潜伏期/小时	症状	病程/天
廖某	女	50	饭堂阿姨	副溶血（+）诺如（+）	9	脐周阵发痛；腹泻≥7次/天，水样便；头痛	3
葛某	男	26	ODU	副溶血（+）诺如（+）	17	下腹绞痛；腹泻≥5次/天，水样便；头晕、乏力、WBC≥19.1×10^9/L	2
秦某	女	30	供应链	副溶血（+）诺如（+）	17	呕吐4次，均为胃内容物；下腹绞痛；腹泻≥6次/天，水样便	4
钱某	男	26	供应链	诺如（+）副溶血（-）	15.5	上腹阵发痛；腹泻≥4次/天，水样便；头晕、头痛、WBC≥19.8×10^9/L；血便	2
李某	男	25	供应链	诺如（+）副溶血（-）	18	脐周绞痛；腹泻≥8次/天，水样便	2
曾某	男	28	XX快餐店厨工	副溶血（+）诺如（+）	未发病		

为了明确6份阳性标本是否同源，对阳性标本进行了普通RT-PCR检测，以便测序，但遗憾的是6份标本普通RT-PCR检测均为阴性。

问题10：6份标本检出诺如病毒阳性，考虑该事件是混合感染还是诺如病毒隐性携带？
参考答案：
推断该事件很可能为混合感染。原因为：

（1）33份标本中有6份诺如病毒阳性，阳性率为18.18%，明显高于国外文献曾报道的成人（≥19岁）诺如病毒无症状携带率2.81%（5/178）和我国黄念先等报道的3.42%（8/234）。

（2）带菌食品加工者很容易通过加工熟食传播诺如病毒，厨工曾某诺如病毒阳性，其对烧鸭进行分切加工后，烧鸭未再复热，存在通过烧鸭传给公司员工的可能。

（3）诺如病毒致病剂量低，只需要10～100个病毒粒子即可引发感染。另外，它的生命力极强，能在室温下受污染的水、食物或环境中存活一至数天。

遗憾的是6份阳性标本普通RT-PCR检测均为阴性无法测序，不能从实验室的角度明确6份阳性标本是否同源。

问题11：由诺如病毒引起的感染性腹泻在临床表现上有什么特点？
参考答案：

（1）潜伏期多在24～48小时，最短12小时，最长72小时。

（2）发病突然，主要症状为恶心、呕吐、腹部痉挛性疼痛及腹泻，病程多为1～2天；血象WBC正常和轻度升高。

（3）儿童患者呕吐普遍，成人患者腹泻为多，24小时内腹泻4～8次，粪便为稀水便或水样便，无黏液脓血。

（4）大便常规镜检WBC<15，未见RBC。

问题12：该事件混合有诺如病毒感染，对防控措施有什么新的要求？
参考答案：

诺如病毒感染性腹泻为肠道传染病，可以通过食/饮用被诺如病毒污染的食物或饮料、接触病人或被诺如病毒污染的物体或表面等方式传播。针对本起事件我们应增加传染病防控的措施：

（1）腹泻患者特别是诺如病毒阳性患者患病期间暂时停止上岗，居家隔离，直到症状消失后至少72小时。

（2）因不能确定本起事件中是否还有其他诺如病毒感染者，最大程度上为员工的健康着想，应及时妥善处理病人的吐泻物和各种被污染的物品和场所，在公司、员工集体宿舍及XX快餐店范围内，对地板、桌椅、餐厨具、厕所、门把手等进行清洁消毒。

（3）在涉事公司和XX快餐店开展暴发疫情监测，至末例病例1周后结束。

（4）对可疑食物——烧鸭进行封存和消毒处理。

5月23日，广州市CDC再次对88例临床病例和4例XX快餐店厨工采集肛拭子，进行副溶血性弧菌和诺如病毒检测，结果14份副溶血性弧菌培养阳性，血清型均为O3：K6型，其中7份阳性标本为新发现实验室检测阳性患者；诺如病毒核酸进行荧光RT-PCR检测，均为阴性。

（五）补充调查

1. 对副溶血性弧菌污染来源的调查

（1）污染地点。XX快餐店提供的烧鸭由黄埔区某综合市场烧烤店购入，该店制作的烧鸭除供给XX快餐店外，还供给其他20余间快餐店。截至5月25日，由其供应烧鸭的其他快餐店均无急性胃肠炎事件报告，依此可判断烧鸭污染的地点不在该烧烤店，而很可能在XX快餐店或在烧鸭运输途中。

（2）污染环节。副溶血性弧菌主要来自于海产品（鱼、虾、蟹、贝类及其制品），但也有报道表明淡水鱼可携带副溶血性弧菌。该菌存活能力强，在抹布和砧板上能生存1个月以上，如果在食品制作过程中未严格遵守生熟分开制度，则很容易造成交叉污染，通过熟食制品或凉拌菜引起急性胃肠炎暴发。

为查找可疑污染来源和污染环节，再次对XX快餐店供应饭菜和使用调料进行调查。查阅该店5月13—20日供餐食谱，见表2-9-10。

表2-9-10　5月13—20日XX快餐店菜谱

楼层	13日	14日	15日	16日	17日	18日	19日	20日
1楼	脆皮鸭 青笋肉片 麻辣豆腐 青菜	炸鸡腿 蒜心炒肉 蒜耳蒲瓜 青菜	红烧鱼 豆角炒上肉 酸溜土豆丝 青菜	辣子鸡 豆干炒肉片 蒜耳冬瓜 青菜	梅菜扣肉 凉瓜炒肉 红烧茄子 青菜	啤酒鸭 酸菜花肉 红油豆皮 青菜	小炒肉 虎皮尖椒 菇茄炒蛋 青菜	木耳炒鸡肉 青笋肉片 麻辣豆腐 青菜
2楼	辣子鸡 干煸四季豆 红烧冬瓜 青菜	干豆角烧肉 豆干烧肉 炒粉丝 青菜	啤酒鸭 凉瓜炒蛋 毛血旺 青菜	香芋扣肉 鱼香肉丝 麻辣豆腐 青菜	海带排骨 青笋炒肉片 虎皮尖椒 青菜	玉米蒸肉饼 蒜心炒上肉 土豆丝 青菜	木耳烧鸡 地瓜炒上肉 红烧茄子 青菜	烧鸭 干煸豆角 红烧豆腐 青菜

发现该快餐店近期加工的淡水鱼（红烧鱼）和海带（海带排骨）有携带副溶血性弧菌的可能，但也可能是其他食品受污染。经进一步调查得知配料海带为泡发的干海带，截至目前尚未有文献报道干海带可携带副溶血性弧菌。另据XX快餐店负责人说，考虑到成本问题，该店一直未使用海鲜类的食材。5月20日7时许，XX快餐店购入60 kg约30只烧鸭，用自带的不锈钢容器运回快餐店，由曾某在粗加工间的打荷台和砧板上进行分切后装入不锈钢盘，然后由陈某将附带的鸭汁进行加热后淋于烧鸭上，11时前运送至事发食堂，12时许员工开始陆续进餐。

据此我们怀疑本事件中，XX快餐店事发前5天加工过的淡水鱼或其他食物可能带有副溶血性弧菌，在加工环节由于生熟砧板和刀具共用，产生交叉污染，使烧鸭带菌。另外，副溶血性弧菌在一般健康人群中的带菌率为 0.3%，本事件中厨工曾某即为健康携带者，因其对烧鸭进行了分切处理，存在其作为传染源在加工过程中污染烧鸭的可能。烧鸭从分切好装盘至就餐时间有 4 小时之久，且食用前未复热，在当时气温较高、湿度大的条件下，副溶血性弧菌很容易大量繁殖，从而引起食物中毒。

从菜谱中可以看出，5 月 13 日至 20 日，XX 快餐店供应的菜式，除烧鸭外其他菜式均经过沸水、炒或煮后才供餐，在曾某上班之后，也仅有烧鸭是经其加工后未再进行加热处理的食物。

2. 对诺如病毒阳性者的补充调查

6 名诺如病毒阳性者于 5 月 18—20 日间均无直接接触，且未接触过其他胃肠炎患者，未进食海鲜或腌制海产品、饮用生水等，工作地点与住址分散。

重点对 XX 快餐店厨工曾某进行调查，其于 2013 年 5 月 14 日上班，主要工作是对食物原料进行前期处理——洗、切，未取得健康证。自诉近期未出现腹泻、腹痛等不适症状，且未食用海鲜，未接触腹泻、呕吐患者。但萝岗区 CDC 和广州市 CDC 分别在 5 月 21 日、23 日采集他的肛拭子进行检测，检出副溶血性弧菌和诺如病毒阳性。

3. 确诊病例的病例对照研究

分别以副溶血性弧菌确诊病例和诺如病毒确诊病例为病例组，分析 2 种病原是否为同一危险食物。分析显示副溶血性弧菌确诊病例组可疑食物为烧鸭（表 2-9-11）（$OR=7.41$，95% CI：$1.46\sim50.54$），诺如病毒确诊病例组则未找到可疑食物，可能原因是由于病例数太少，难以得出结论（表 2-9-12）。

表 2-9-11　5 月 20 日 2 楼午餐可疑食物病例对照研究（副溶血性弧菌确诊病例）

食物	病例		对照		OR	95% CI
	食用者/人	未食用者/人	食用者/人	未食用者/人		
烧鸭	24	2	34	21	7.41	1.46～50.54
干煸豆角	22	3	43	12	2.05	0.46～10.26
红烧豆腐	20	5	39	15	1.54	0.44～5.69
油麦菜	25	1	43	12	6.98	0.85～152.09
萝卜汤	19	6	38	11	0.92	0.26～3.32
酸豆角	10	15	15	38	1.69	0.55～5.15
炒萝卜干	6	20	3	50	5.00	0.97～28.47

注：部分调查对象忘记是否有进食某种食物，未纳入统计中。

表2-9-12 5月20日2楼午餐可疑食物病例对照研究（诺如病毒确诊病例）

食物	病例		对照		OR	95% CI 或 P 值
	食用者/人	未食用者/人	食用者/人	未食用者/人		
烧鸭	5	*0	34	21	+∞	P=0.15
干煸豆角	4	1	43	12	1.12	0.10～28.80
红烧豆腐	5	*0	39	15	+∞	P=0.31
油麦菜	5	*0	43	12	+∞	P=0.57
萝卜汤	4	1	38	11	1.16	0.10～30.14
酸豆角	1	3	15	38	0.84	0.00～10.51
炒萝卜干	*0	5	3	50	0.00	0.00～31.88

注：①部分调查对象忘记是否有进食某种食物，未纳入统计中。② * Fisher' Exact Test。

（六）实验室结果跟进

（1）多位点序列分型（MLST）。随机选取4份副溶血性弧菌培养阳性的标本（1份厨工、3份病例）做MLST，选取recA，gyrB，dna E，dtdS，pntA，pynC，tnaA等7个管家基因序列进行测定，7个位点测序分析数值结果均为19，4，3，4，29，4，22；查询为ST3序列型。

（2）脉冲场凝胶电泳（PFGE）。选取20份副溶血性弧菌细菌培养阳性的标本进行PFGE检测（1份厨工，19份病例），结果一致。见图2-9-3。

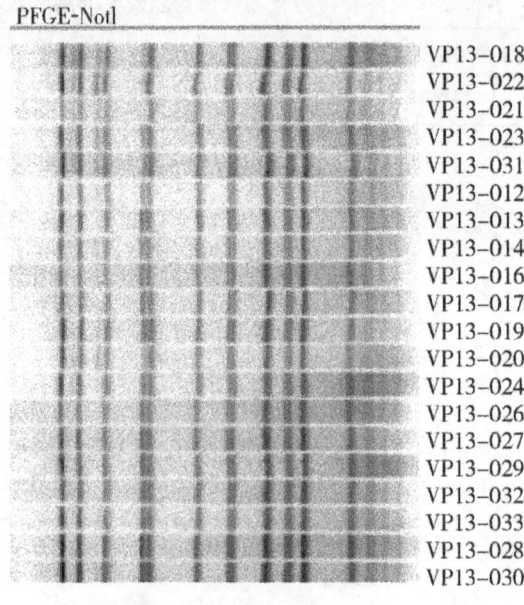

图2-9-3 20份副溶血性弧菌细菌培养阳性标本PFGE检测结果

问题13：本起事件，应该进行哪些报告？
参考答案：
（1）根据《国家突发公共卫生事件相关信息报告信息管理工作规范（试行）》（卫办应急发〔2005〕288号），一次食物中毒人数30人及以上或死亡1人及以上，要在核实疫情后2小时内进行《突发公共卫生事件管理信息系统》网络直报。本起疫情临床病例99例，符合报告标准，应及时进行《突发公共卫生事件管理信息系统》网络直报，同时报告《国家食源性疾病监测系统－食源性疾病（食物中毒）报告子系统》和《广州市突发公共卫生事件监测与预警系统》。

（2）根据《广东省诺如病毒感染性腹泻预防控制工作指引》（粤卫〔2008〕1号），诺如病毒感染性腹泻暴发疫情的标准为：在同一学校、幼儿园、养老院、自然村、社区、工厂、建筑工地等集体单位，3天内发生5例及以上诺如病毒感染性腹泻疑似病例。本起事件2天内发生5例诺如病毒感染性腹泻实验室确诊病例，符合暴发疫情标准，属地CDC应及时填写《广东省病毒性腹泻暴发疫情监测报表》，并在疫情控制后2周内上报省CDC流行病研究所。

第三部分　结　论

根据患者临床表现、流行病学调查、实验室结果和《副溶血性弧菌食物中毒诊断标准及处理原则》（WS/T 81—1996）及《广东省诺如病毒感染性腹泻预防控制工作指引》（粤卫〔2008〕1号），判断这是一起食源性疾病暴发，致病因子以副溶血性弧菌为主，混合诺如病毒感染，危险餐次为5月20日2楼午餐，危险食物为烧鸭。

一、本起事件以副溶血性弧菌引起食物中毒为主

（1）发病时间曲线提示为点源暴露模式，呈一次性暴发，所有病例均有进食5月20日2楼午餐提供的烧鸭或混合过烧鸭的鸭汁，无食用者均未发病。

（2）临床特征以腹泻、腹痛、呕吐为主；腹痛以脐周绞痛为主；粪便多为水样便；血常规主要见WBC上升，中性粒细胞上升，同时伴有淋巴细胞下降，且7例大便常规有5例出现潜血阳性；病程短（多数是1~2天病程），恢复较快，预后良好，符合副溶血性弧菌引起食物中毒的临床表现。

（3）本次事件潜伏期为6~35小时，平均潜伏期13小时，与副溶血性弧菌食物中毒潜伏期相符。

（4）实验室结果：烧鸭样品经PCR检测副溶血性弧菌阳性；在早期病例标本中，副溶血性弧菌检出率为51.35%，且血清型均为O3:K6。

（5）排除介水传播。公司所在园区包括食堂为市政自来水供水，饮用水一直使用蓝带桶装水，近期未更换其他品牌和对饮水机进行消毒。

二、混合诺如病毒感染

（1）广州市 CDC 使用 ELISA 和荧光 RT-PCR 两种检测方法对早期 33 份标本进行诺如病毒检测，检出率为 18.18%（6/33），明显高于国外文献曾报道的成人（≥19 岁）诺如病毒无症状携带率 2.81%（5/178）和我国黄念先等报道的 3.42%（8/234）。另外，广州市 CDC 实验室在近 2 年开展小规模正常人群诺如病毒携带情况时均未发现诺如病毒阳性携带者，其中 2013 年 1 月份检测 87 份健康从业人员大便标本，未发现诺如病毒阳性。

（2）有 4 名诺如病毒感染者同时感染副溶血性弧菌，其中 1 名为未发病厨工，其他 3 名均发病，临床症状以腹部绞痛、水样便为主。

三、可疑污染环节

1. 副溶血性弧菌污染环节

可能为 XX 快餐店事发前 5 天加工过的淡水鱼或其他食物带有副溶血性弧菌，在加工环节由于生熟砧板和刀具共用，产生交叉污染，使烧鸭带菌；或者厨工曾某作为健康携带者，在其对烧鸭进行分切处理时污染了烧鸭，且烧鸭食用前未复热导致了本起事件的发生。

（1）淡水鱼和其他食物与烧鸭的分切共用同一个打荷台和砧板，该快餐店的刀具、砧板生熟未分开。

（2）厨工曾某被检出携带副溶血性弧菌。

（3）烧鸭从切好装进不锈钢盘至 JX 公司员工食用近 4 小时，食用前未复热。

（4）5 月 17 日至 20 日，XX 快餐店供应的菜式，除烧鸭外其他菜式均经过沸水、炒或煮后才供餐。

（5）副溶血性弧菌存活能力强，在抹布和砧板上能生存 1 个月以上，对高温抵抗力小，50 ℃ 20 min、65 ℃ 5 min 或 80 ℃ 1 min 即可被杀死，副溶血性弧菌可以在常温下增殖，尤其是在肉制品上。

（6）制作烧鸭的烧烤店同时供应给其他餐饮服务单位，未发生副溶血性食物中毒事件，说明烧鸭在烧烤店未被污染。

2. 诺如病毒污染环节

怀疑 XX 快餐店厨工曾某为诺如病毒隐性感染者，其在 5 月 20 日早上对烧鸭进行分切处理时污染了烧鸭。但不排除是其他食品污染了烧鸭。

（1）广州市 CDC 实验室用两种方法检测到厨工曾某携带诺如病毒，且上岗前未进行健康体检。

（2）烧鸭从切好到员工食用近 4 小时，且食用前无复热。

（3）5 月 14 日至 20 日，XX 快餐店供应的菜式，除烧鸭外其他菜式均经过沸水、炒或煮后才供餐。

四、采取的措施和防控建议

（1）对患者进行医疗救治。
（2）对诺如病毒阳性者进行居家隔离，症状消失后3天返工。
（3）对JX公司及员工宿舍地板、桌椅、餐厨具、厕所、门把手等进行清洁消毒。
（4）XX快餐店进行停业整顿并进行消毒处理。
（5）JX公司应该加强对食堂的卫生管理工作，严格谨慎地引进供餐单位，同时，加强对公司员工的健康教育。
（6）XX快餐店要加强自身管理，完善硬件设施，严格执行员工持证上岗的规定，加强对员工的培训，制定相关卫生规章制度，严把卫生关，提高熟肉制品卫生质量。
（7）卫生监督部门应加强对该季节熟肉制品的加工、运输、销售各个环节的监督管理，规范熟食加工制作卫生行为，减少污染环节，实施熟食低温保存、低温销售制度，控制细菌繁殖。

五、局限性

（1）环境样本中未检出副溶血性弧菌，未构成完整的污染环节证据链。
（2）危险食物烧鸭仅PCR检出副溶血性弧菌核酸阳性，细菌培养阴性，无法进一步开展血清型鉴定或PFGE分型；因技术原因未能对烧鸭进行诺如病毒检测；病例及厨工标本荧光RT-PCR检测诺如病毒有6例阳性，因样品量的原因，普通RT-PCR检测均为阴性，故未能测序，缺乏确切的同源性证据。
（3）本次调查中未能采集无病例的部门员工的粪便或肛拭子，未了解副溶血性弧菌、诺如病毒隐性感染者或比例。
（4）因早期患者病毒学检测数量少，检出诺如病毒样品少，阳性病例过少，未能发现更多确诊的混合感染者，未有效观察其临床和流行病学特征，在诺如病毒病例组的病例对照研究中无法找出危险食物，难以从数量上分析诺如病毒感染者是否也是因食用烧鸭感染。
（5）调查从5月20日持续至23日，时间跨度长，存在回忆偏倚。

（刘艳慧　刘于飞）

点评：

本起事件的调查提供了针对可能存在多种致病因素事件的调查思路。在一起事件调查中，如调查结果显示可能存在多种病因的时候，最重要的一点就是如何分析判断这些病因是真实的病因，还是由于某种误判或偏倚引起。本调查运用了流行病学、实验室、卫生学调查等传统的食物中毒调查方法，通过开展多次不同病例组的病例对照研究，试图查找是否存在不同的传播方式，并对实验室检测结果的真实性进行了客观的分析。调查中也通过卫生学调查解释了同时发生2种病原体引起事件的可能原因。本起事件的调查为今后分析判断多种可能的致病因素提供了分析思路。

参考文献

[1] Yeung P S, Boor K J. Epidemiology, pathogenesis, and prevention of foodborne Vibrio parahaemolyticus infections [J]. Foodborne Pathog Dis, 2004, 1 (2): 74-88.

[2] Morris J G, Wilson Jr R, Davis B R, et al. Non-O group 1 Vibrio cholera gastroenteritis in the United States: clinical, epidemiologic, and laboratory characteristics of sporadic cases [J]. Ann Intern Med, 1981, 94: 656-658.

[3] Kelly M T, Stroh E M. Occurrence of Vibrionaceae in natural and cultivated oyster populations in the Pacific Northwest [J]. Diagn Microbiol Infect Dis, 1988, 9: 1-5.

[4] Khan A A, McCarthy S, Wang R F, et al. Characterization of United States outbreak isolates of Vibrio parahaemolyticus using enterobacterial repetitive intergenic consensus (ERIC) PCR and development of a rapid PCR method for detection of O3: K6 isolates [J]. FEMS Microbiol Lett, 2002, 206: 209-214.

[5] Daniels N A, MacKinnon L, Bishop R. Vibrio parahaemolyticus infections in the United States, 1973—1998 [J]. J Infect Dis, 2000, 181: 1661-1666.

[6] Sarkar B L, Nair G B, Banerjee A K, et al. Seasonal distribution of Vibrio parahaemolyticus in fresh water environs and in association with freshwater fishes in Calcutta [J]. Appl Environ Microbiol, 1985, 49: 132-136.

[7] 陈瑞英, 鲁建章, 苏意诚, 等. 食品中副溶血性弧菌的危害分析、检测与预防控制 [J]. 食品科学, 2007, 28 (1): 341-346.

[8] Paul S. Mend, Laurence Slutsker, Vance Dietz, et al. Food-related illness and death in the United States [J]. Emerg Infect Dis, 1999, 5: 607-625.

[9] 程慧健, 袁辉, 熊英, 等. 一起诺如病毒感染性腹泻暴发的调查 [J]. 中华流行病学, 2008, 29 (6): 627-628.

[10] 周霞, 胡澜怀, 周晓莉, 等. 一起副溶血性弧菌与奇异变形杆菌致食物中毒分析 [J]. 当代医学, 2008, 9 (148): 159-160.

[11] 陈丽, 徐红. 一起由副溶血性弧菌、侵袭性大肠埃希氏菌引起的食物中毒 [J]. 中外健康文摘, 2010, 7 (22): 125-126.

[12] 贺电, 张晓曦, 单志兰, 等. 奇异变形杆菌、副溶血性弧菌混合感染引起的食物中毒的调查分析 [J]. 中国卫生检验杂志, 2005, 15 (10): 1257-1267.

[13] Tokoro M, Kato M, Goto K, et al. Community outbreaks of mixed food-borne infection with Vibrio parahaemolyticus and Vibrio fluvialis [J]. Kansenshogaku Zasshi, 1984, 58 (10): 1038-1045.

[14] SaLa M R, Arias C, Dominguez A, et al. Foodborne outbreak of gastroenteritis due to Norovirus and Vibrio parahaemolyticus [J]. Epidemiol. Infect, 2009, 137: 626-629.

[15] 马聪, 何冬梅, 邓小玲, 等. 广东地区副溶血性弧菌暴发分离优势血清型菌株的分子特征 [J]. 中华微生物学和免疫学杂志, 2011, 31 (12): 1093-1098.

[16] 邱建锋, 王立斌. 食物中毒应急处理 [M]. 广州: 中山大学出版社, 2008.

[17] Corinne Thompson, Endemic Norovirus Infections in Children, Ho Chi Minh City, Vietnam, 2009—2010 [J]. Emerging Infectious Diseases, 2013 (6): 977-980.

[18] 黄念先, 陈复才, 熊杏茹, 等. 梅县学校食堂厨工诺瓦克病毒感染情况调查 [J]. 热带医学杂志, 2006, 6 (8): 929-932.

[19] Stals A, Uyttendaele M, Baert L, et al. Norovirus Transfer between Foods and Food Contact Materials [J]. J Food Prot, 2013 Jul, 76 (7): 1202-1209.

案例 10
动物实验在大茶药中毒事件中的快速诊断

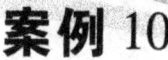

- ☞ 掌握食物中毒事件的调查思路。
- ☞ 了解恶性食物中毒事件应急处置现场应对。
- ☞ 了解大茶药中毒的特点。
- ☞ 掌握毒理学试验在食物中毒应急检测中的灵活应用。
- ☞ 熟悉动植物性食物中毒的防控要点。

第一部分 背 景

2007年10月1日,正值国庆,下午14时30分,广州市CDC值班室接到某区CDC电话报告,称其辖区内××镇××村发生一起3人急性中毒事件,其中1人已死亡,其他2人正在抢救中。

> **问题1:市CDC接报告时,接报人应了解哪些信息并如何应对?**
> **参考答案:**
> (1) 了解事件发生的时间、地点、发病人数等。
> (2) 询问病人主要症状、体征,医疗救治情况等。
> (3) 记录报告人姓名、联系电话、所在部门等。
> (4) 立即向主管领导报告并通知疫情处置值班人员。
> (5) 协调做好人员通知、应急车辆调度、事件信息收发等工作。

广州市CDC立即派专业人员前往该区××镇。该区地处广州市郊,距中心区车程近2小时。调查人员在途中接到区CDC报告又有1名中毒人员死亡,1人昏迷,根据事态发展,调查人员决定前往中毒人员家中和就诊医院进行调查。

问题2：接报后，应急值班负责人应如何反应？

参考答案：

（1）事件发生在国庆期间且性质严重，必然会引起政府有关部门、媒体及公众高度重视，应立即向中心领导及上级主管部门报告，并根据已知信息提出初步应急处置意见。

（2）进一步核实事件信息，指导所在地CDC先行开展前期调查，并随时电话报告调查进展。

（3）通知相关科室做好车辆、后勤、应急检测等准备工作。

问题3：从初步获取的信息判断，应急检测可能涉及哪些范围？

参考答案：

根据区CDC报告的事件信息，病人发病急且病情严重、进展快，并出现死亡病例，化学性食物中毒或有毒动植物性食物中毒可能性较大，应急检测应首先考虑开展化学毒物的理化检验。鉴于毒物种类未明，理化检验方法能检测的有毒物质种类有限，因此同时通知毒理学实验室做好应急检测准备。

第二部分　现场调查

问题4：事件紧急，应如何快速开展调查？

参考答案：

（1）接报后从市CDC出发到达事件发生地点需要将近3个小时，因此应要求当地CDC开展先期调查。

（2）根据事态发展，确定调查先后顺序，分清轻重缓急。在调查人员到达现场前，中毒已造成2人死亡，1人昏迷。考虑到幸存者已昏迷，无法接受调查，而且多部门介入调查可能对现场造成破坏，影响流行病学调查效果，因此调查人员决定首先前往中毒事件事发现场即L家中调查取证，采取可疑样品。然后前往病人就诊的镇医院和市人民医院调查病人就诊、医治情况。

（3）途中广州市CDC调查人员与区CDC保持沟通，指导其开展调查工作，并与病人就诊医院建立电话联系，了解病人医治进展。

10月1日中午时分，该区××镇××村W家传出呼救声，闻讯而来的人们发现女主人L卧倒在家门口，另有2人在屋内也神志不清，其亲属立即报警，大约半小时后，120救护车将3人运送往当地镇医院抢救。中毒人员W夫妇为某村村民，妻子L54岁，丈夫W59岁。W夫妇家庭成员6人，包括3个女儿和1个儿子，平时家中只有夫妇2

人，子女均在异地工作或学习。9月30日上午，W夫妇的朋友Z来家做客，夫妇俩在家中招待客人。9月30日和10月1日Z在W家做客期间，除9月30日早餐W和Z外出喝早茶外，3人9月30日午餐、晚餐及10月1日早餐均在W家中进食，食品均购自当地市场。由于气候关系，当地群众有喝凉茶降火的习惯，10月1日11时L在家中制作凉茶，将草药加水煎半小时，加入少量食盐调味后分作3碗，12时左右3人分别饮用，10分钟后W首先出现眼花、头晕等症状，随后其他2人出现类似症状，并且病情迅速加重。L呼救后，其亲属拨打120急救电话将3人送往当地镇医院抢救，初步抢救后转往区人民医院。

> **问题5**：现场调查对可疑中毒时间、中毒原因应作何判断？
> **参考答案**：
> （1）中毒时间。中毒人员发病时间集中，起病急，症状重，极有可能为化学性和有毒动植物性中毒，中毒时间判断介于早餐和午餐之间。
> （2）毒物来源。药材中毒可能性最大，不排除农药、亚硝酸盐、饮用水污染以及其他有毒化学物中毒的可能。
> （3）不排除投毒可能。在CDC调查人员采集重要可疑样品后不久，公安部门封锁了现场，对现场物品实施控制。

中毒事件发生在正午时分，厨房内有已做好的米饭和煲好的汤，菜尚未炒，可见L某家正在准备午餐。在一药煲内发现有条块状药渣，煲体尚有余温，厨房内一塑料桶内装有三四种植物根茎。L家居室与厨房分开，厨房独立，前后均有一条村中公共过道，厨房内炉灶靠窗，窗后即公共过道。在居室2楼发现十余罐切片、炮制好的药材，与药煲内药渣外形相差较大。客厅冰箱内有隔餐剩余饭。当晚20时，L经抢救恢复神志，眼花、头晕等症状减轻，手部仍有麻痹感觉。调查人员将在其家厨房内采集的药材带入病房由其辨认，其中一种确认为当日用于煎制凉茶所用的药材。L称煎制凉茶所用药材是当日同时中毒的朋友Z所送，Z称之为"土洋参"，"土洋参"为当地群众制作凉茶的常用草药，可以煎制凉茶治疗咽喉痛。L将该草药煎制成凉茶后，3人饮用时感觉味苦，与平时所喝"土洋参"味道不同，但3人仍然认为可以饮用而继续进食。

> **问题6**：为何要中毒病人辨认可疑中毒药材？
> **参考答案**：
> （1）在有毒动植物性食物中毒调查过程中，由中毒病人辨认可疑中毒食物是十分重要的环节，不仅可以减轻实验室筛查工作量，在现场可疑中毒食物种类较多的情况下（如一个中毒现场可能有多种野生蘑菇、药材等情况），也可以避免调查出现方向性错误甚至直接影响病人的救治（在以往类似有毒动植物性食物中毒调查时，曾经有调查人员在中毒者采摘野生蘑菇的同一地点采集蘑菇样本，未经病人辨认直接送往实验室进行检测和鉴定，但后来继续调查发现实际引起中毒的是另一种毒蘑菇。

两种毒蘑菇毒性不同,临床治疗方案也相异)。

(2) 本次事件现场采集到多种药材,凉茶煲中的药材残渣经煲煮后形态、颜色均发生变化,连老中医也无法和现场采集的药材进行比对。调查人员抓住病人短暂神志清晰的间隙,经医生许可后让病人对药材进行辨认,为后期迅速查明中毒原因赢得了宝贵时间。

2名男性中毒人员经抢救无效后分别于当日14时和14时40分死亡,L被转往某区人民医院继续抢救,并转入ICU病房。

问题7:针对本次事件应如何合理安排现场调查?
参考答案:
(1) 食物中毒调查现场主要为病人就诊医院和中毒发生场所,本次事件涉及2家病人救治医院和中毒发生家庭。
(2) 本次事件性质严重,必须尽快查明中毒原因,调查人员根据病人状况、路途远近等因素,灵活安排现场调查,首先直接赶往中毒现场,在公安、食品药品监督管理等多部门介入情况下,迅速完成现场调查和样品采集,其后现场很快被封锁。
(3) 由于检测安排合理,有的放矢,市CDC在参与调查的多个部门人马尚未收队之前,第一时间完成了样品检测并初步查明了中毒原因。

第三部分 样品采集及检测

现场共采集样品14宗,其中1宗剩余药材、1宗药渣重新加水煎制的药汤、1宗水样品、1宗萝卜汤、10宗调味品(蜂蜜、米酒、盐、糖、味精、油、酱油、鸡精等)。所有样品送至中心实验室进行理化毒物检测,1宗剩余药材和1宗药渣重新加水煎制的药汤进行毒理学试验。

问题8:怎样有针对性地采集样品?
参考答案:
(1) 现场采样没有针对性,采集样品过多是食物中毒调查中的常见问题。样品采集应根据病人的临床症状,结合流行病学调查确定,采样应具有代表性和针对性,以减轻实验室检测负担,提高中毒事件调查效率,尽快查明中毒原因。
(2) 本次事件采样根据初步怀疑中毒食物、中毒时间范围,重点采集可疑药材,同时对无法判定中毒人员是否已食用的萝卜汤(午餐用)、调味品(可能用于汤料且尚未排除投毒可能)等可能引起中毒的样品进行采集。对现场判断与本次中毒无关的早餐、前日晚餐剩余食物、食品原料、已切片制作好的各种药材、汤料等几十种样品未作采集。

问题 9：样品采集后如何拟定检测方案？
参考答案：

（1）在初步判断可疑中毒原因和明确病人煎制凉茶的药材后，为争取时间，立即派人将现场采集的可疑样品送回中心实验室进行检测，重点进行动物急性毒性试验，其余人员继续在现场开展调查。

（2）同时对病人家中用水、调味品、部分可疑食品进行理化分析，排查化学毒物。

一、毒理学经口急性毒性试验结果

1. 现场采集的剩余药材

取药材 10 g，加入蒸馏水 100 mL，煮沸后文火煲 30 分钟，得液体 20 mL，用于试验。染毒后 3～5 分钟内动物均开始出现异常表现：行动姿势改变、呆滞、腹腔刺激症状明显、活动度短暂降低后出现震颤、惊厥、运动失调，3 组动物分别于 10 分钟、18 分钟、20 分钟内全部死亡。尸检可见空肠、回肠充血、水肿等异常改变，毒性分级为中等毒。

2. 凉茶煲中的药渣

药渣重新加水煎制的药汤用于试验，染毒后约 20 分钟，动物均开始出现异常表现：行动姿势改变、呆滞、腹腔刺激症状明显、活动度明显降低。染毒后约 4.5 小时上述症状逐渐消失，动物恢复正常行为，未见动物死亡。

当晚 10 时左右，市 CDC 调查人员在返回途中接到实验室电话报告，毒理学检验结果显示，极有可能是煲凉茶的药材引起人员中毒并导致死亡。

二、理化检验结果

对中毒现场采集的 14 宗食品原料、剩余食物、药材、药渣等样品进行砷化物、氰化物、有机磷农药、毒鼠强等项目检测，结果均呈阴性。

问题 10：如何评价本次调查实验室应急检测效果？
参考答案：

（1）毒理学检测在食物中毒调查中并不常采用，在毒物种类不明或缺乏针对性理化检测能力的情况下，毒理学检测可以提供十分有益的技术支持。在本次事件的调查中，为快速查明中毒原因发挥了关键性作用。

（2）处理动植物性食物中毒，应用动物急性毒性试验进行应急检测时，也要考虑受试动物对样品毒性的敏感性、耐受能力与人类的差异，需要选择合适的受试动物以及适当的毒理学方法（如经口或经皮下注射急性毒性试验）。

（3）事件处置初期，中毒原因尚未明确，在重点针对可疑药材进行毒理学试验时，实验室同时对其他不能排除中毒可能的样本开展氰化物等几类毒性较强化学物的排查也是必要的。

第四部分 结 论

根据流行病学调查、患者临床表现、实验室检测及鉴定结果，该事件判定为一起误食有毒植物大茶药引起的急性中毒事件。事件中毒人数3人，其中2人死亡，1人继续留院治疗。

问题11：事件原因查明后，应继续做好哪些工作？
参考答案：
（1）调查人员现场撰写初步调查报告，及时向上级卫生行政部门汇报。同时向事件发生地CDC、市食品药品监督管理局等参与事件调查的部门通报结果，共享事件调查信息。
（2）立即将毒理学检测结果通知中毒人员救治医院，以便院方采取针对性治疗措施抢救病人。
（3）提议食品药品监督管理部门协调追踪大茶药来源，防止扩散。在当地开展宣传，同时借助媒体报道，教育引导群众不要随意采摘药材，防止类似事件发生。

可疑药材后经广州市药品检验所鉴定为马钱科植物钩吻（俗称"大茶药"、"断肠草"，图2-10-1和图2-10-2）。资料显示，大茶药在广东境内许多山区均有分布，为马钱科胡蔓藤属植物胡蔓藤，呈不规则的圆柱形，味辛苦，毒性剧烈，其根可制成药材，只作外用，内服可致命。其有毒成分钩吻碱是一种易由消化道吸收的强烈的神经毒，主要抑制延脑的呼吸中枢，导致呼吸性酸中毒，使呼吸中枢呼吸肌麻痹，最后呼吸衰竭而死。由于大茶药常常缠绕和混杂在其他植物中，且形状与一些常用煲汤药材如"金锁匙"、五指毛桃等十分相似，容易混淆，群众难以鉴别。

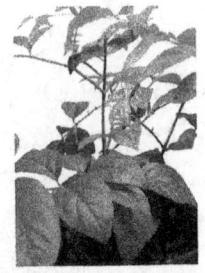

图2-10-1 大茶药植株外形

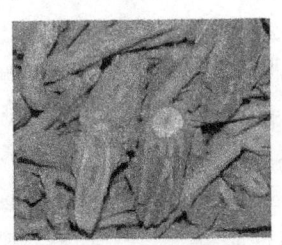

图2-10-2 大茶药茎外形

知识点：大茶药中毒症状是什么？
参考答案：
　　一般情况下，误服大茶药后，10分钟内就会表现有恶心、呕吐的症状，半个小时后就开始出现腹痛、抽筋、眩晕、言语含糊不清、呼吸衰竭、昏迷等症状。
　　（1）神经症状：眩晕、言语含糊、肌肉松弛无力、吞咽困难、呼吸肌及周围神经麻痹、共济失调、抽搐昏迷等。
　　（2）眼部症状：复视、视力减退、睑下垂、瞳孔散大等。
　　（3）消化系症状：口腔、咽喉灼痛、流涎、恶心、呕吐、腹痛、腹泻等。
　　（4）呼吸、循环系症状：面红、早期心跳缓慢，呼吸快而深，继之心搏加快、呼吸慢而浅、不规则，渐至呼吸困难和麻痹，体温及血压下降，最终呼吸麻痹而在1～8小时内死亡。

一、事件特点

（1）本次中毒事件造成2人死亡，1人重度中毒，事件性质较为严重，尤其发生在国庆节日期间，媒体关注，各级领导极为重视，市领导亲笔批示，要求尽快查明事件原因，调查工作时间紧、压力大。

（2）误食大茶药中毒在广州地区并不多见，调查人员在缺乏同类事件处理经验以及中毒因素存在多种可能的情况下，合理利用实验室资源、设计检验方案是快速查明中毒原因的关键。

（3）调查初期，中毒途径、毒物来源等疑点重重，如是否存在人为投毒可能，引起中毒的物品是否在市场流通，是食物引起还是药物引起中毒等，市（县级市）两级公安、卫生、食品药品监督管理、工商等多部门同时介入调查，各部门之间需相互支持和配合，做好协调和信息沟通工作。

二、调查亮点

（1）高度重视，反应及时。接到报告后，立即对事故调查进行部署，疫情调查值班人员立即前往现场进行调查，并通知有关检验科室进入待命状态，做好样品检测准备。

（2）现场调查处置得当，思路清晰。调查人员根据事件发生情况，在医院和病人家中进行调查取证的同时，及时调整现场调查进展，根据流行病学调查，在初步判断可疑中毒原因和明确病人煎制凉茶的药材后，立即拟定检测项目，派人将现场采集的可疑样品送回中心实验室进行动物经口急性毒性试验。为尽快获得检验结果，判明中毒原因、指导病人救治赢得了时间，也为下一步调查和控制工作的重点指明了方向。

（3）迅速查明原因，平息事件。整个调查考虑周密，各部门相互配合，调查人员连夜迅速查明了中毒原因，撰写事件调查报告通报各级政府部门，平息了人们对中毒原因的种种猜测，国庆期间事发地周围群众人心安定。

三、存在问题

本次大茶药中毒事件是多年来广州市发生的首起,调查过程中,市、县两级疾病预防控制人员均不具备现场鉴别大茶药的能力。尽管大茶药中毒在广州地区较为鲜见,但近年误食大茶药中毒事件在广东省境内时有发生,多发生在梅州、韶关、河源、茂名等边远山区。本次事件凸显了技术储备不足的问题,相关事件调查、检测等业务培训亟待加强。

四、动物性和植物性食物中毒特点

(1) 广州市动物性和植物性食物中毒发生率虽然较低,造成的后果却往往较为严重,主要发生在家庭和集体食堂,是造成人员死亡的主要原因。

(2) 由于环境污染、气候变化、物流发展等因素的影响以及食源性疾病监测工作的加强,资料统计显示,近年广州市因动物性和植物性食物中毒引起中毒的动植物种类、发生季节以及中毒对象等都呈现多样化发展。

(3) 广州地区经济较为发达,外来务工人员较多,他们多数不了解当地野生动植物的生长习性、毒性等相关信息,容易误采、误食引起中毒。同时,在中毒发生率最高的集体食堂内,外来人员也相对较为集中,因此在各类动物性和植物性食物中毒事故中,外来务工人员占有很大的比例。此外,市场贸易活跃,外来品种进入广州市场,也一定程度上加大了中毒发生的风险。

五、动物性和植物性食物中毒预防对策

针对广州市动物性和植物性食物中毒特点和发生规律,必须加强预防有毒动植物食物中毒的宣传教育,突出重点,提高防治效果。

(1) 加强预警预报工作,根据历年动物性和植物性食物中毒发生规律,结合当年气候变化等自然因素、食品卫生监测和食源性疾病监测信息,通过政府宣传媒体包括网络系统及时发布预警预报,充分发挥预警预报作用。

(2) 外来务工人员流动性大,信息相对较为封闭,宣传教育工作不容易到位,针对这部分人员的宣教工作需要加强而且应具有系统性与长期性。

(3) 加强对集体食堂、餐饮单位等食品采购、加工、销售从业人员的卫生知识培训,提高食品安全意识。

(毛新武)

点评:

本次事件调查充分利用了现有实验室应急检测资源,在中毒因素尚未明确的情况下,运用毒理学方法(动物经口急性毒性试验)对可疑食物进行排查,是快速查明中毒原因的关键。同时在调查过程中根据事件发展制定和调整现场调查方案,合理安排市、区两级CDC调查人员开展现场调查,也为尽快查明事件原因奠定了基础。

参考文献

[1] 食物中毒诊断标准及技术处理总则（GB 14938—1994）.

[2] 肖奎光，黄念先，刘思强，等. 一起两人误服大茶药中毒致死的调查［J］. 中国热带医学，2006，6（7），1299.

[3] 毛新武，李迎月，景钦隆. 广州市动物性和植物性食物中毒流行病学分析［J］. 中国预防医学杂志，2008，9（12），1044-1046.

案例 11
故意投毒致急性砷中毒事件

学习目的

- 了解急性化学品中毒的发现和报告。
- 掌握中毒事件的病因调查方法。
- 了解人群毒物摄入量的计算方法。
- 掌握常见化学品中毒的检测与判断方法。

第一部分 背　　景

廖某，男，39岁，为广州市天河区XTH宾馆工勤人员，负责水电维修。其在2007年12月8日16时在宾馆食堂进晚餐后，16时15分出现恶心、呕吐症状，呕吐物呈黄绿水样，无发热。随后因症状进展迅速，在家中出现头晕、行走困难，即前往就近的广州市第十二人民医院就诊。之后其同事中很快出现类似症状的患者。

12月8日19时30分，广州市CDC接广州市第十二人民医院报告，该院于当天接诊20余名出现恶心、剧烈呕吐症状的患者，均为XTH宾馆员工，其中3名患者因肾损害严重转入ICU。之后陆续有类似病例就诊，但具体病因不明。

问题1：是否有必要组织人员前往现场调查处理，为什么？
参考答案：
　　有必要。是否开展现场调查，通常可以根据下列因素决定：
（1）问题具有严重性。
（2）有更多了解问题或提供研究的机会。
（3）有实施控制措施以消除病人对公众健康产生威胁的机会。
（4）培训现场队伍。
（5）因为政治压力、法律责任或公众关注的问题。
（6）考虑到有关项目的需要，如为什么某项目未起到应有的作用。

第二章 食物中毒类突发公共卫生事件

本事件具有以下情况：
(1) 事件严重性。病情严重，起病急、病情进展快，出现重症病例，事件有进一步发展趋势。
(2) 下级和同级单位报告，应当引起足够重视。
所以有必要组织人员前往现场协助调查处理。

问题2：组织调查中，首先应进一步了解哪些方面的信息？
参考答案：
(1) 与诊断及临床表现有关的信息。
1) 主要临床症状和体征、典型（严重）病例、直接死因。诊断怀疑是什么病？
2) 实验室的特征是什么？是否已经做了相关的检测以排除已知的病原？实验室检测应做常规还是特异检测？
3) 治疗手段是什么？效果如何？
(2) 与描述流行病学有关的信息。
1) 时间、地点、人群分布特点，有无明显的高危人群？
2) 病例的聚集性：有无地理聚集性？有无宿舍或家庭聚集性？
(3) 与可能病因有关的问题。
1) 怀疑与什么暴露或什么媒介有关？
2) 病例之间是否有明显的联系？如是否与职业工种有关？
(4) 与管理有关的问题。
1) XTH宾馆采取了什么措施？效果如何？
2) 其他部门的意见。
首先要与天河区CDC和广州市第十二人民医院主管医生联系，询问：还能补充什么？初步怀疑什么？这样往往能够了解到重要的信息，知道下一步的打算。

随即，广州市CDC、天河区CDC工作人员前往广州市第十二人民医院和XTH宾馆开展现场调查。

第二部分 现 场 调 查

XTH宾馆位于天河区天河路，营业范围包括客房、餐饮、康体等。宾馆员工在12月8日16—18时陆续到员工餐厅就餐，餐后不久员工出现恶心、剧烈呕吐等不适症状，于17时30分左右相继有28人到广州市第十二人民医院就诊，4名患者因病情较重转入ICU病房监护治疗。经病例搜索发现，邻近的空军医院亦接诊20名XTH宾馆具有类似临床表现的患者。空军医院20名病人于9日上午全部转入广州市十二人民医院。

全部病例以恶心、呕吐为主要临床表现，其中恶心 48 例（100%）、呕吐 48 例（100%），伴有腹泻 6 例（12.5%）、寒战 9 例（18.75%）、头痛 20 例（41.67%）、头晕 23 例（47.92%）、发热 3 例（6.25%），均未超过 38 ℃。见表 2-11-1。呕吐物呈黄绿水样，呕吐次数在 1~8 次/天，中位数 4 次/天。腹泻物呈现稀水样或黄绿水样。发热病例呈低热，均未超过 38 ℃。多名病例在 7 天后出现周围神经功能障碍、四肢末端浅感觉减退或消失、呈手套或袜套样改变、双眼异物感、视力异常等症状。

表 2-11-1 病例临床表现分布

症状	呕吐	恶心	腹泻	寒战	头痛	头晕	发热
病例数/人	48	48	6	9	20	23	3
比例/%	100	100	12.50	18.75	41.67	47.92	6.25

问题3：如何开展现场调查？请简述暴发调查的步骤。

参考答案：

暴发调查的步骤有不同的说法，但在现场调查中可同时完成几项或采用不同的顺序来进行工作。调查开始不久，就可以根据经验或常规知识先提出简单的控制和预防措施。如果知道了暴发的原因，那么调查者的任务就是为原因提供科学依据。不同的流行病学调查组采用的调查方法可能相异，但总的来说，所收集的资料，使用的分析方法，提供的防治措施应该是基本一致的。

（1）证实并确定暴发的存在。

（2）敲定本地调查的病例定义。

（3）核实病例：主动搜索病例、建立病例数据库。

（4）描述流行病学分析。

（5）确定高危人群。

（6）建立假设以解释致病的特异性暴露因子，并应用适当的统计方法检验假设。

（7）用事实验证假设，进行分析流行病学研究，包括病例对照调查或队列研究验证假说。

（8）使现场调查更系统更完善。

（9）采取防控措施，并评估效果。

（10）书面报告和总结。

发病高峰在 17—18 时，共有 35 人发病，占总病例数的 72.92%，见图 2-11-1。最短潜伏期不到 1 分钟，最长潜伏期 240 分钟，中位数 35 分钟。

第二章 食物中毒类突发公共卫生事件

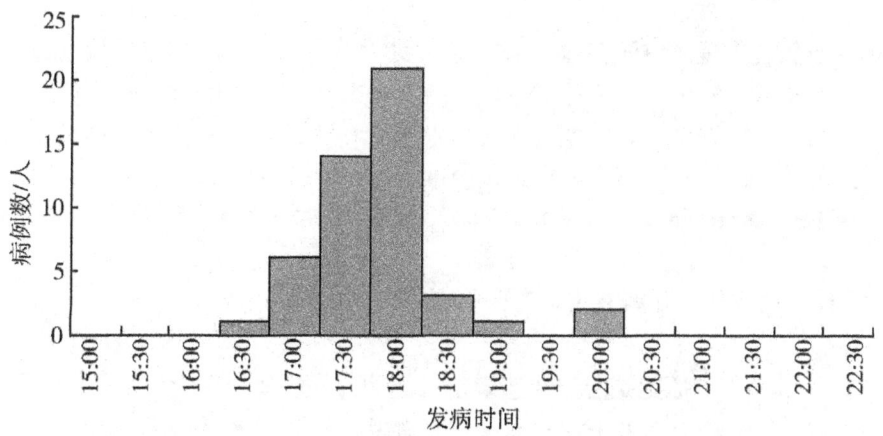

图 2-11-1 某宾馆砷中毒病例发病时间分布

病例工种和宿舍分布较为分散，客房及前台服务员、食堂厨工、档案管理员、文工团等人员均有分布，5、6、7 层员工宿舍均有病例分布。男 20 人，女 28 人，男女比例 1：1.4；年龄最小 18 岁，最大 45 岁，平均年龄 28 岁。

根据患者反映和天河区 CDC 初步调查，判断此次事件有可能与进食晚餐有关，因为大部分患者是晚餐后 2 小时内发病。

首发病例：中、晚餐均在员工食堂进餐，晚餐内容紫菜蛋花汤、酸菜红烧肉、炒小塘菜、米饭。10 日临床实验室检测结果出现心肌损伤和肾损害，CKMB 29.1 U，PT 20.4 s，尿蛋白（+）。因怀疑重金属中毒，广州市第十二人民医院检测患者尿砷含量为 7.64 μmol/L。

随后，广州市第十二人民医院对其中的 29 名病例尿砷检测结果显示含量超标，凝血时间延长，部分病人出现肾损害和心肌损伤。

问题 4：根据以上资料，可得出什么推断？分析思路是什么？
参考答案：
　　当群体性疾病暴发时，首先要分析病例的主要指征，该事件提示病例与进餐有关，可以初步判定为食源性疾病。
　　（1）对于食源性疾病，应首先判定是生物性还是化学性的。
　　1）潜伏期：化学性的潜伏期相对较短，生物性的相对较长。
　　2）判定传播途径：是食物直接污染传播还是水源传播。判定传播途径主要是寻找共同暴露因素，但如果有多个暴露因素时，应采用分层分析的方法逐步排查，同时也要注意多次暴露产生的影响。当饮水和食物暴露都是危险因素时，要根据食物的生产、加工过程和饮水等进行分层分析。生物性的一般可能有多个暴露因素，化学性的一般为单一暴露因素。对于一起食源性疾病暴发，分层分析可以帮助判定是单次暴露还是多次暴露。
　　（2）该事件首发病例出现在 16 时 15 分，大部分患者集中在 17—18 时发病，之后仍有少量患者出现。鉴于该事件发病急、涉及人数多，病人不同程度出现恶心、呕吐、头痛头晕、稀水样便及黄绿色便，重症患者出现四肢抽搐、意识障碍，甚至昏迷等症状，根据食用后立即发病，潜伏期短，初步怀疑为急性化学性中毒。但化学性毒物范围广泛，具体确认尚需规范的调查和实验室依据。

问题5：现场调查如何开展？应调查哪些内容？采用什么方法？
参考答案：
（1）现场调查的原则是必须快速确定可能的污染环节，迅速控制和减少危害。
（2）信息表明，病人主要是进食后出现症状，应迅速查明水源和食物的污染环节；是单一食品还是多个食品，是直接食用食品还是半成品或原料，水源污染范围和环节，波及的人群和地域的范围等。
（3）采用整群的方法调查所有相关病人和健康者，这样确定污染的环节最为精确。但是需要调查的时间长、工作量大。在中毒事件中，一般采用描述流行病学的方法描述病例的基本特征，建立假设，采用小样本的病例对照调查验证假设，能够快速采取针对性措施。干预效果评价也是验证假设的良好方法。虽然流行病学调查可以验证和确立污染环节，但最好是通过实验室检测确认。
（4）该事件初步调查有明确的共同食物暴露史和污染源，现场调查中在注重进一步验证假设的同时，还要注意污染食品的播散范围调查。

调查组接着对员工进餐情况进行了调查。利用该宾馆计算机管理信息系统查阅员工IC卡就餐记录，12月8日共有86名员工进食晚餐，48名饮用紫菜蛋花汤的员工全部发病，未饮用者没有发病，饮用紫菜蛋花汤者罹患率高达100%。48名（100.00%）病例12月8日全部在员工食堂进食晚餐，并且全部饮用紫菜蛋花汤；33名（68.75%）病例午餐也曾在员工食堂进餐，其中有24名（50.00%）饮用紫菜蛋花汤，但在饮用后至晚餐前没有出现不适症状。见表2-11-2。

表2-11-2 病例12月8日午餐、晚餐在员工食堂进餐分布情况

餐次	中餐	晚餐	中餐饮汤	晚餐饮汤
病例数/人	33	48	24	48
比例/%	68.75	100.00	50.00	100.00

12月8日晚餐食谱内容为紫菜蛋花汤、辣椒炒豆腐、干肉片、酸菜红烧肉、莴笋炒肉丝、西兰花炒腊肠、青豆角炒肉沫、炒小塘菜、米饭。病例分布为：紫菜蛋花汤48例（100.00%）、米饭43例（89.58%）、辣椒炒豆腐干肉片11例（22.92%）、酸菜红烧肉15例（31.25%）、莴笋炒肉丝11例（22.92%）、西兰花炒腊肠8例（16.67%）、青豆角炒肉沫4例（8.33%）、炒小塘菜23例（47.92%）。所有病例

（100.00%）均饮用紫菜蛋花汤，除43名（89.58%）病例食用米饭外，其余食谱进餐人数均未超过病例总数的50%。见表2-11-3。

表2-11-3 病例食谱分布表

食谱	进食人数/人	比例/%
紫菜蛋花汤	48	100.00
辣椒炒豆腐干肉片	11	22.92
酸菜红烧肉	15	31.25
莴笋炒肉丝	11	22.92
西兰花炒腊肠	8	16.67
青豆角炒肉沫	4	8.33
炒小塘菜	23	47.92
米饭	43	89.58

12月8日夜，走访员工宿舍楼调查未患病员工22人，15人在食堂进食中餐，9人进食晚餐，但这些员工均未在晚餐时饮用紫菜蛋花汤。

问题6：中毒事件病因的确定方法是什么？
参考答案：
（1）病因确定的思路。
1）判定是否是一起疫情。
2）是否是心因性影响。
3）患者是否为中毒。
4）致病毒物的种类。
5）是否有多重毒物中毒。
6）中毒原因。
（2）病因确定的过程。
1）了解患者病史或中毒事件的发生过程。
2）体格检查，发现特异性的症状或体征。
3）现场调查，调查患者生产、生活环境和习惯等。
4）毒物鉴定检测，可以采取现场应用的快速检测方法和实验室方法，根据需要对样本进行定性或定量测定。
5）毒理学试验，对少见或未有报道的毒物引起的中毒，在诊断时需慎重，必要时要有毒理试验的验证。
根据以上工作所得的线索，提出病因假设，验证假设，确认病因。

现场卫生学调查发现，该宾馆员工食堂持有效卫生许可证，5 名当班厨工均持有效健康证。厨房布局基本合理，有独立的食品原料存放间、食品加工操作间、专用熟食间、配餐间。食品存放生熟分开；食品采购有较为完善的进货记录。据食堂一工作人员称，食堂定期（每周 1 次）清洁卫生。食堂从业人员近期未出现有发热、呕吐、腹泻等症状，现场检查均没有发现有化脓性皮肤病灶。

8 日晚餐饮用的紫菜蛋花汤为午餐所剩。上午用大圆柱形桶（底半径 25 cm，高度 60 cm，容积约 120 L）煮好，10 时左右员工午餐开始后，用汤盆打出拿到 2 楼餐厅供职工饮用，剩余 1/3 桶（约 40 L）常温存放至晚餐时加热后，16 时供员工饮用，晚餐饮用剩余量的 1/3（约 12 L）。

调查组采集有关样品并进行了实验室检测。

问题 7：现场标本采集的种类有哪些？

参考答案：

（1）采样的种类。

1）可疑食品的剩余部分、半成品和原料。

2）生产设备上的残留物。

3）食品加工用具、食品容器、餐饮具、抹布、操作人员双手等涂抹样品。

4）中毒患者的粪便、血液、尿液、呕吐物或洗胃水等。

5）从业人员粪便、肛拭、咽拭、疮疖脓液等。

6）其他与食物中毒有关的可疑样品。

（2）样品的保管与送检。

1）对于化学性中毒食品，有条件时，尽可能用快速检验方法在现场进行定性检验，以明确诊断，为抢救病人提供依据。

2）对不能进行现场检测的样品应当贴上标签，填写名称或编号、时间、地点、数量、现场条件、采样人等，做到严密封闭包装，4 ℃保存，4 小时内送至实验室，无条件时，在样品采集和运送途中应用冰壶冷藏；对于固态或液态有毒物质，一般直接用适宜的工具采入有螺丝扣盖子的玻璃或无色的聚乙烯、聚四氟乙烯容器中 4 ℃冷藏保存。

共采集样品 42 宗，包括病例呕吐物 19 宗、剩余紫菜蛋花汤 1 宗、留样食品 6 宗、工用具棉拭 13 宗、厨工肛拭 2 宗、洗涤剂 1 宗等，开展理化和微生物学等可疑致病原检测。理化检测项目包括亚硝酸盐、金属毒物、氰化物、有机磷农药、钡盐、生物碱、瘦肉精、桐油等；微生物学开展食物中毒常见致病菌检测。

问题8：毒物鉴定检测方法有哪些？

参考答案：

（1）实验室检测原则是快速准确、多种检测方法并用及检验结果与现场调查相结合。

1）了解中毒的情况。

2）根据临床及现场的初步判断，对现场可疑的污染物，患者的血、尿、呕吐物及其他生物材料进行检测。

3）根据毒物的性质及分析目的选用分析仪器及分析方法。

4）实验室结果必须结合临床及现场资料综合判断。

（2）检验程序的拟定。

1）预实验。

2）确认试验。

纯品：无机化合物，进行阴阳离子鉴别。

有机化合物：采用晶体、熔点、紫外、红外、核磁、质谱确定官能团，进行结构解析。

混合物：进行提取分离鉴别。分离的方法有挥发、溶剂提取、固相萃取、蒸馏、色谱分离或采用 GC、HPLC、HPLC-MS、GC-MS 进行分离鉴别。

3）含量测定：在某些情况下对判断是否为该毒物引起中毒致死具有重要的意义。

4）动物实验。

5）微生物法。

6）毒理学方法。

经检测，19 宗病例呕吐物砷含量检出值介于 0.45～134.00 mg/L，平均值 24.50 mg/L；1 宗剩余的紫菜蛋花汤砷含量高达 783 mg/L；其余 22 宗样品有毒化学质和致病菌检测结果均为阴性。

员工盛汤碗容积约 250 mL，多者饮 2 碗或以上，少者饮不到 1 碗，以人均 250 mL 估算，48 人共饮用 12 L，与现场询问制汤厨工饮用量（约 12 L）一致。

问题9：请计算人群摄入量。

参考答案：

剩余汤（按 40 L 计）中总砷含量约为 40 L × 783 mg/L = 31.32 g；饮用量（按 12 L 计）汤中总砷含量约为 12 L × 783 mg/L = 9.40 g；人均摄入量按总砷估算约为 9.40 g/48 人 = 196 mg/人。

第三部分 结 论

根据流行病学调查、临床表现、现场卫生学调查和实验室检测结果,本次事件被判定为一起食源性急性砷中毒事件,中毒人数48人,中毒餐次为12月8日晚餐,中毒食物为紫菜蛋花汤。

砷化物属于受管制的剧毒物品,在剩余紫菜蛋花汤中检出高浓度的砷,少量饮用即可致人中毒。午餐饮用紫菜蛋花汤后没有员工出现不适症状,而晚餐饮用剩余紫菜蛋花汤的员工全部出现中毒症状,因此,本次事件误用的可能性不大,考虑为人为因素所致。之后警方介入调查,最终确定为食堂内部一工作人员投毒所致。

常见的砷化物包括 As_2O_3、砷酸钙、砷酸铅、巴黎绿、亚砷酸钠等,此外,实验室测定紫菜蛋花汤中钠含量(184.50 mg/L)高。

> 问题10:请推算中毒物质的具体化学组成。
> 参考答案:
> 　　通过实验室检测结果和化学法估算,以最常见的 As_2O_3 为例,剩余汤中含量约为 31.32 g×198/(75×2) = 41.34 g。饮用汤中含量约为 9.40 g×198/(75×2) = 12.41 g。人均摄入量约 12.41 g/48 人 = 258 mg/人,已经超出致死剂量范围(60~200 mg/人)。
> 　　鉴于紫菜蛋花汤中钠含量(184.50 mg/L)较高,以亚砷酸钠($NaAsO_2$)计算,病例饮用量约为 9.40 g×130/75 = 16.29 g,人均摄入估计为 16.29 g/48 人 = 339 mg/人,按正常人平均体重60 kg计算,相当于5.65 mg/kg。据文献报道,亚砷酸钠小鼠急性口服 LD_{50} 值为 10~50 mg/kg。高度怀疑引起此次中毒的砷化物为亚砷酸钠,亚砷酸钠为三价砷,现已证实三价砷毒性最大,易溶于水,属高毒类毒物,可用于杀灭白蚁。另外,紫菜蛋花汤中钙(12.08 mg/L)、铅(0.626 mg/L)、铜(0.01 mg/L)含量不高,砷酸钙、砷酸铅、巴黎绿等灭蚁药基本排除。

后经警方调查,认定毒物由怀疑投毒者午餐后投入到剩余紫菜蛋花汤桶。该疑犯为厨房一工作人员,药物购自无证地摊处,后确认为某品牌灭白蚁药,主要成分为亚砷酸钠。警方调查疑犯与餐厅结怨,午后曾回厨房,自述晚餐也喝汤但没发病,查其血砷含量极低,衣服指甲上有砷化物残留。

近年来,伴随着集体食堂及餐饮集中配送业的快速发展,其引起食物中毒的发生率一直居高不下,利用食品为载体投毒的刑事犯罪案件不断增多,单一案件的中毒人数规模较大,我国防范犯罪分子利用食品进行犯罪或恐怖活动的形势十分严峻。如2002年9月14日,南京市汤山镇发生了一起以食品为载体的毒鼠强恶性投毒案件,导致431人中毒38人死亡,影响十分恶劣,给社会稳定和人民生命财产安全造成了严重的威胁。因此,政府各部门应在日常监管中加强合作,共同整顿、规范和提高餐饮服务单位的自身食品卫生与安全管理水平，餐饮业、集体食堂应建立健全卫生和安全管理网络、管理制度和岗位责任制，及时疏导内部、外部矛盾，使投毒犯罪分子无可乘之机。

（景钦隆　刘于飞）

点评：

此案例是一起利用食品从事犯罪活动导致急性砷中毒的事件，通过对中毒事件的全过程描述让学员掌握中毒事件发生后的处置步骤和原则（临床、实验室、流行病），中毒事件发生后病因的确定，急性砷中毒的临床表现和实验室检测方法以及人群摄入毒物量的计算方法。

参考文献

[1] Lecureur V, Thiec A, Le M, et al. Potassium antimonyl tartrate induces caspase and reactive oxygen species-dependent apoptosis in lymphoid tumoralcells [J]. Br J Haemotal, 2002, 119 (3)：608 – 615.
[2] 梁友信. 劳动卫生与职业病学 [M]. 4 版. 北京：人民卫生出版社，2001：69.
[3] 李静华，张远平，赵学英，等. 急性砷中毒对眼部的损害 [J]. 眼外伤职业眼病杂志，2007，29 (12)：946 – 947.
[4] 李健，徐自强，李仕周，等. 亚急性砷中毒 276 例的临床分析 [J]. 中华劳动卫生职业病杂志，2001，19 (5)：371 – 372.
[5] 翟明芬，王茜丽. 一起亚砷酸钠急性中毒的调查报告 [J]. 职业与健康，1996，12 (5)：57.
[6] 卫生部. 食品安全行动计划 [J]. 中国食品卫生杂志，2003，16 (1)：71 – 76.
[7] 毛新武，何洁仪，谭铭雄，等. 餐饮配送引起的一起学生集体食物中毒案例分析 [J]. 热带医学杂志，2008，8 (2)：172 – 174.

案例 12
家庭聚集性急性胃肠炎事件

学习目的

- ☞ 了解常见沙门氏菌感染特点，伤寒、沙门氏菌病鉴别。
- ☞ 了解肥达反应的意义和实验室结果的正确解读。
- ☞ 熟悉病因推论与同源性分析。
- ☞ 掌握食源性疾病调查方法。
- ☞ 掌握食物中毒诊断标准。

第一部分 背 景

2008年9月10日晚，市民吴某一家4人在广州市越秀区一餐厅吃饭，11日凌晨起，家人陆续出现腹痛、腹泻、呕吐、高烧，曾到附近的医院急诊，除吴某的儿子病情较轻仍如常上学外，3人住院治疗，吴某与妻子李某在市立医院住院，吴某姐姐在燕岭医院住院。

吴某怀疑发病是餐厅食物不洁所致，12日即回餐厅补发票索得餐厅签字消费餐单凭证。吴某好转出院后到餐厅，出示家人胃肠炎医院门诊记录及市立医院粪便"伤寒沙门氏菌"阳性验单，要求店方赔偿，店方未立即应允。9月16日上午，吴某投诉到区卫生监督所。区卫生监督所受理后，当日下午与吴某电话核实并前往医院调查，确认投诉和事件（就餐、诊疗经过和诉求）。同时向区CDC通报情况，要求协助调查本起"怀疑食物中毒"事件。

13日，市立医院因在吴妻李某的粪便样品中检出"伤寒沙门氏菌"，遂将其诊断为伤寒（实验室诊断），16日吴某也被诊断为伤寒（临床诊断），并上报疾病监测信息报告管理系统。区CDC网络监测发现市立医院13日和16日报告李某和吴某2例伤寒病例，2人住同街区同号楼但分别在704房、204房2个不同单元，此前9月15日该医院也曾将吴某诊断为"其他感染腹泻"并网络直报。

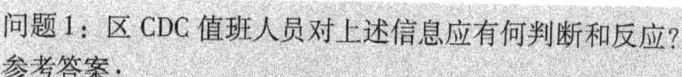

> **问题1**：区CDC值班人员对上述信息应有何判断和反应？
> **参考答案**：
>   应引起警觉，需要核实调查甄别，是食物中毒还是肠道传染病。出动的理由主要有：
>   （1）不寻常。同一事件出现食物中毒和伤寒二种诊断。
>   （2）可疑食源性聚集事件需要出动。
>   （3）职责、法规和食品卫生行政部门要求，需要出动现场调查处置；或者当地政府有所规定要处置应对。
>   （4）市区伤寒暴发，有调查意义。

区CDC咨询市CDC，市CDC初步判断：可疑食源性伤寒暴发，请区CDC跟进处理，区CDC与区监督所到餐厅、市立医院调查并取得吴某提供的细菌培养阳性的验单复印件。

调查显示：吴某（男，39岁）和李某（女，34岁）夫妇，为广州市越秀区户籍，其子（男，8岁），一家三口住址为越秀区原道路同一单元（此前医院传染病网络填报信息有误）。吴某为清远市一俱乐部总经理，平时住在清远市清城区某单位，每1～2个月回广州探亲1次。9月9日下午回家过中秋节，距上一次回广州探亲已有2个月时间。当日邀其姐姐到上址餐厅聚餐，餐后4人先后出现不适求诊，后向餐厅提出赔偿未果遂求助卫生部门处理。

第二部分 现场调查

市CDC接报后，因涉及餐饮业，属于食品安全问题，且广州已10年多没有伤寒、副伤寒暴发记录，市区伤寒暴发更罕见，决定启动调查，立即会合区相关部门进行调查。

> **问题2**：哪些公共卫生问题应优先调查处理？该案应从何入手处理？
> **参考答案**：
>   优先处理原则：那些可能对公众健康造成威胁的或必须得到及时控制的情况。调查的优先性考虑包括以下方面：
>   （1）暴发与商业流通的食物产品有关。
>   （2）严重甚至威胁生命的疾病如出血性大肠杆菌O157：H7感染。
>   （3）怀疑相似疾病的聚集性发生并似乎与某一特定的食品制作者或食品服务者有关。
>   （4）有大量的人员被感染的情况。
>   （5）有迹象表明有掺假的食品出现并可能对人们健康造成威胁。
>   （6）食品从业人员中食源性疾病的发生。

本事件疑与餐饮相关,集体发病,属于优先调查之列。可从事件核实开始,核实和明确病例诊断是关键点和处理的基础,包括事主投诉事实是否存在,医院诊断是否明确和准确。

一、餐厅调查

监督和疾病预防控制部门人员约谈餐厅工作人员、事主,查阅患者病历、验单、就餐凭证,餐厅认可曾为吴家提供餐饮服务,但认为其发病不一定与餐厅有关,赔偿待议。

问题3:判断是食物中毒还是伤寒事件?伤寒诊断是否存疑问?
参考答案:
(1)按我国有关法规,伤寒无论是由何种途径所导致均属法定乙类传染病,不属于食物中毒范畴,如患者诊断成立特别是细菌培养发现伤寒杆菌则应属于法定传染病中的伤寒事件而非食物中毒。但食源性伤寒病与食物中毒一样同属于食品安全事故中的食源性疾病。
(2)伤寒诊断存在疑问:主要是临床和流行病学有不支持处,包括病情、病程的非典型伤寒表现,潜伏期等方面也不支持。

问题4:请简述伤寒、副伤寒病的临床特点。
参考答案:
伤寒是伤寒杆菌引起的急性传染病。该菌随污染的水或食物进入人体消化道,侵入小肠黏膜,并进入血液系统播散到全身,在肝、脾和其他网状内皮系统继续大量繁殖,之后再次进入血液系统,形成第二次菌血症,释放的强烈的内毒素引起临床发病。伤寒发病原理和过程,决定有相对较长的发病过程,潜伏期长(3~42天,平均14天),典型病程达4周左右。其临床特征为长程发热(多逐步升高的高热,稽留热或弛张热)、全身中毒症状(如全身不适、食欲不振等,多有便秘或部分为腹泻、表情淡漠、呆滞、反应迟钝、听力减退等)、相对缓脉、肝脾肿大、玫瑰疹、血象白细胞减少及嗜酸细胞减少或消失等。主要并发症为肠出血、肠穿孔。虽然存有非典型伤寒或因经有效抗生素治疗,发热减轻和病程大为缩短,但病程仍需要1~2周,发热也至少3天以上。

问题5:如何进行调查?基本步骤是什么?
参考答案:
(1)核实暴发和诊断。

（2）物质和人员的准备。
（3）建立病例定义搜索病例。
（4）病例的三间分布描述性分析。
（5）建立病因假设。
（6）开展专题研究，分析、检验并验证假设。
（7）提出和落实控制措施。
（8）撰写报告、交流。
（9）监测和效果评估。

二、病例调查

区 CDC 前往收治病人吴某夫妇的市立医院调查，发现病例与伤寒表现不符，怀疑细菌性食物中毒，再报告市 CDC。市 CDC 怀疑为胃肠炎聚集发病，次日和区 CDC 再到收治医院进行调查，病例相关情况见表 2-12-1。

表 2-12-1 吴家伤寒病人基本情况

姓名	年龄	职业	发病时间（月日时）	热程	最高体温℃	恶心	呕吐	腹痛	腹胀	腹泻	便血	玫瑰疹	肝脾肿大	头痛	头晕	ALT(IU)	诊疗情况备注
吴某	39	职员	9月11日 11:00	短	38.3	0	0	0	0	1	1	0	0	0	1	正常	腹泻7~8次，墨绿色水样便，住院5天，临床诊断：伤寒、感染性腹泻，粪便培养阴性
吴子	8	学生	9月11日 12:00	短	39.0	0	0	1	0	0	0	0	0	0	0	39	轻度腹泻，门诊治疗，2日后如常上课
吴姐	46	离退	9月11日 09:00	短	39.3	1	1	1	1	1	0	0	0	1	1	正常	腹泻20次，1周，明显失水，住院临床诊断：感染性腹泻，采便培养以排除霍乱（待报告）
吴妻	34	待业	9月11日 03:00	短	39.0	1	1	1	0	1	0	0	0	0	0	正常	腹泻6~7次，墨绿色水样便，住院7天，采验便培养发现伤寒杆菌；实验室诊断伤寒

注：1=是，0=无。

调查显示 4 名有流行病学联系的病例，为吴某、吴妻、吴子一家 3 口和吴姐。

1. 三间分布

潜伏期 9～18 小时（按共同聚餐时间计算）。病例在发病时间和地点分布较为集中。发病时间介于 11 日 3—12 时（按聚餐后计算）。男 2 例，女 2 例，男女比例为 1：1。年龄在 8～46 岁。病例局限于吴某家属范围内。

2. 临床表现

均有急性胃肠炎，3 例腹泻水样便明显，有短暂中度发热。

三、共同进餐史

吴某一直在市外工作生活，9 日中午回到家中，9 日下午吴某一家三口与吴妻的妹妹及妹夫共 5 人在区内被投诉的澳门风味餐厅聚餐，10 日下午吴某一家三口又与吴姐共 4 人在同一餐厅聚餐。其中 9 日下午与吴某一家三口共同聚餐的吴妻的妹妹和妹夫未出现类似的临床表现。

4 名病例近 3 天的唯一共同餐次为 10 日晚餐，地点为该澳门风味餐厅，进食食物为咖喱蟹、鹅肝焗意粉、吊桶大鱿鱼、牛排饭、卤肉饭、羊肉串。

四、实验室检测结果

市、区 CDC 再次对 4 名患者进行个案调查，初步补充完善资料作为调查基础。将病人基本情况和血常规、肥达反应结果汇总整理，见表 2-12-2。

表 2-12-2 患者临床检测结果

姓名	检查日期	血常规细胞计数/$1×10^9$/L				肥达反应（血清效价 1/X）					检测单位
		WBC	N	L	E	O	H	A	B	C	
吴妻	9月11日	9.93	8.22	1.71	0	—	—	—	—	—	市立医院
	9月15日	6.27	3.19	2.13	0.06						
	9月16日	—	—	—	—	1/160	1/80	1/20	1/20	1/20	
吴某	9月15日	6.47	3.19	1.78	0.19	—	—	—	—	—	
	9月16日	—	—	—	—	1/80	1/40	1/20	1/20	1/20	
吴姐	9月11日	11.6	84.40%	12.90%	—	—	—	—	—	—	燕岭医院
	9月12日	9.7	90.80%	7.60%	—	—	—	—	—	—	
	9月13日	8.6	85.90%	12.30%	—	—	—	—	—	—	

第二章 食物中毒类突发公共卫生事件

问题6：请归纳分析患者发病特点，支持医院的诊断吗？
参考答案：
    患者发病临床特点及诊断主要是：
    （1）呈急性胃肠炎的表现。
    （2）血象正常或偏高，中性粒细胞比例升高，嗜酸粒细胞呈消失、未减少或稍少，结合发热表现应属于感染性疾病。
    （3）2例患者肥达反应，结果"O"抗体效价达到伤寒诊断效价（≥1/80）但"H"抗体未达到诊断效价（≥1/160）。
    （4）伤寒诊断存疑：各患者临床与伤寒发病特点不符合，缺乏典型伤寒表现；2例患者肥达反应结果未达诊断效价，但其中1例的伤寒诊断有"金标准"即"粪便培养发现伤寒杆菌"。各例患者病因是否一致，是否家庭暴发或者伤寒和急性胃肠炎偶合以及误诊都应予以考虑。

问题7：对检测结果应有怎样的态度？如何判断检测结果的可靠性？
参考答案：
    （1）无论是阳性还是阴性都要进行真假判断，结合临床和流行病学结果作出。接受结果并进行诊断与解释，或者拒绝与怀疑结果，分析原因。
    （2）本案件中患者李某粪便检出伤寒杆菌，医院出伤寒诊断，但其临床表现缺乏伤寒的典型表现，且病程极短，肥达反应和血象检测结果不支持伤寒诊断，同时其家人发病也有类似（临床表现相对于伤寒其病情轻和短）的现象，应对诊断有所怀疑。可能的原因也许是其他感染性腹泻偶合伤寒带菌或合并感染，但也应考虑是实验室检测或报告出现错误。
    （3）肥达反应对伤寒诊断来说是辅助性的，但因非特异交叉反应、回忆反应、疫苗接种等存在假阳性和假阴性，不能以此简单肯定或否定伤寒感染。正确的做法是动态检测观察，并同时比较"O"抗体、"H"抗体效价的消长，提高检测结果的价值和可靠性。

问题8：如何调查实验室检测结果的可靠性？
参考答案：
    （1）进行实验室现场调查，询问实验者或主管有关样品采集处理、检测流程和操作及质量控制情况、所使用仪器试剂校准和期限、人员资质，观察现场操作、环境条件等。
    （2）如有可能最好能对病人标本重新检测，以及进行第三方检测，比对结果，对其检出的可疑菌株进行鉴定。
    （3）调查该实验室细菌检测结果是否有过错误的历史记录。

调查人员到市立医院实验室调查细菌培养情况，发现所记录的患者李某和吴某标本的有关采样送检日期、结果等信息与发出的报告单一致。对检验员进行调查，因检验员正外出休假，所以其通过电话反馈检测过程，包括对标本分离的可疑菌落进行沙门氏菌多价和分型单价血清进行血清鉴定实验，进行生化试验，并使用细菌自动生化分析仪器进行细菌鉴定，最后根据细菌自动生化分析仪器的结果做出伤寒杆菌的判断，签发出李某粪便有伤寒杆菌生长的检验报告。

现场调查该实验室有关粪便细菌分离的流程，留存的可疑分离培养物培养平板，查看库存的沙门氏菌多价和单价诊断血清的品牌，细菌自动生化分析仪器型号。调查发现实验室李某分离培养物培养平板仍未销毁，其菌落形态符合伤寒等沙门氏菌菌落形态，所使用沙门氏菌诊断血清为国内品牌，但单价血清仅有部分型别，所用的细菌分析仪器是常见进口型号，但只提供待检样品为沙门氏菌而无法做出具体血清型号和菌名。

调查人员立即将李某分离到伤寒的培养物平板带回市CDC鉴定（吴某因培养结果为"阴性"，医院的采样管和分离平板已销毁处理）。市CDC对李某可疑伤寒菌落使用2种沙门氏诊断血清进行血清学鉴定，结果沙门氏菌多价血清凝集阳性，常见单价分型血清则不符合伤寒和甲、乙、丙型副伤寒，为肠炎沙门氏菌；次日生化反应结果也支持沙门氏菌。判断是医院细菌伤寒培养报告出现错误，实为李某粪便培养出肠炎沙门氏菌。经询问，医院检验员A承认当时只进行了多价沙门氏菌血清鉴定，没有进行生化试验，把自动分析仪显示标本"沙门氏阳性"误为伤寒杆菌并发出报告。接细菌检测报告后，病区收治医生作出李某伤寒实验室诊断，并将因与其有共同饮食而发病入院的丈夫吴某也作临床伤寒诊断报告，但医院并没有同时修订其此前所作的吴某"其他感染性腹泻"的诊断和进行网络诊断订正。

问题9：实验室伤寒杆菌检出报告订正为肠炎沙门氏菌，事件性质如何调整？
参考答案：
应否定伤寒传染病诊断和伤寒暴发，但仍可能为食源性暴发，可能为"肠炎沙门氏菌食物中毒"。

问题10：如何推断事件是肠炎沙门氏菌食物中毒？如何证明4人罹患食物中毒，且是同源的？可疑餐次和怀疑食物是什么？
参考答案：
在排查了伤寒并在流行病学和临床依据判断该事件是聚餐发生集体食物中毒的基础上，应从患者中是否检出同一血清型肠炎沙门氏菌，且临床表现吻合肠炎沙门氏菌食物中毒特点，检出的菌株同源性呈高度同源等方面推断食物中毒病因。同时寻找患者间沙门氏感染有血清学动力学表现支持的检测结果作佐证。

五、补充调查

调查组开展进一步调查。

（一）饮食情况调查

对与吴家有关联的3个家庭近日的饮食情况进行调查，分析其病前食谱，因吴某9日下午才从外地回广州，调查重点是询问9日、10日2天的情况。结果见表2-12-3。

表2-12-3　吴家餐厅食物中毒可疑9、10日食谱

对象	发病情况	9日食谱 早餐 木耳炒西芹胡萝卜	9日 午餐 蛋花紫菜汤	9日 午餐 米饭	9日 午餐 咖喱虾	9日 晚餐 三文鱼刺身	9日 晚餐 海鲜拼盘	9日 晚餐 马鲛鱼炒饭	9日 晚餐 牛扒饭	9日 晚餐 鹅肝酱烧茄子	10日食谱 早餐 木耳炒西芹胡萝卜	10日 午餐 海带火腿汤	10日 午餐 哈密瓜	10日 午餐 咖喱蟹	10日 晚餐 鹅肝焗意粉	10日 晚餐 吊桶大鱿鱼	10日 晚餐 牛扒饭	10日 晚餐 羊肉串	10日 晚餐 卤肉饭
吴某	发病	未吃				√	√	√	√	√	未食	√	√	√	√	√	√	√1串	√
吴妻	发病	未吃	√	√	√	×	√	√	√	√	未食	√	√	√	√	√	√	√1串	√
吴子	发病	学校吃	√	√	×	×	×	√	√	√	学校吃	√	√	√	√	√	√	不确定	√
吴妻妹	未发病					√	×	√	√	×	√								
吴妻妹夫	未发病					√	×	√	√	×	√								
吴姐	发病														√	√	√	√2串	√

注：9月18日进行询问。√=吃，×=未吃。

海鲜拼盘为芝士焗带子、贵妃蚌、花甲。咖喱蟹切为4块、2个钳子。其中，吴姐进食2块加1个钳子，吴某进食1块加1个蟹钳，但钳子的大部分给了儿子吃，吴妻进食1块。意粉加咖喱蟹汁中，吴妻和吴姐吃得最多；羊肉串共6串，还有2串未食用。

选取病家之外该家族另2家人员同期餐饮和发病情况进行调查，包括吴妻的妹妹和妹夫、吴姐丈夫及儿子，9日至10日各餐次中可疑餐次应为10日4例患者共同在酒家进食晚餐。

（二）餐厅卫生学调查

调查组开展餐厅卫生学调查、员工健康和带菌调查、餐厅环境、食物细菌学检查等一系列调查行动。

因吴家4人发病只有3人住院进行粪便培养，1人发现肠炎沙门氏菌，当时4名患者经过抗生素治疗已康复，再采样进行培养分离到致病菌的可能性虽然小，但CDC仍对4人采肛拭样本进行细菌培养，结果均为阴性。其中调查者赶到吴姐住院的医院调查其细菌培养情况，结果发现因其腹泻失水严重，院方曾怀疑为霍乱，曾采样外送进行霍乱分离培养，结果为阴性，未进行常规粪便细菌培养。

涉事餐厅位于广州市某宾馆2楼，持有效卫生许可证。厨房有独立的功能分区，分为粗加工区、加工烹调区、洗消区。原料进入、原料处理、半成品加工、成品供应的流程布局较为合理。现场调查未发现储存的食物原料与成品混放现象。但厨房内地面湿滑，温度、湿度较高。粗加工间存放和粗加工生鲜海产品，2块砧板处理不同类型食物，存在交叉污染可能性大。餐厅无法提供9月9—11日全部就餐者的名单，无法追踪食客发病情况特别是同餐次进食同类食品食客的发病情况。

据厨房主管称，厨房共有31名厨工，近期未有人员因病请假，未有员工出现发热、腹泻等症状。现场检查未发现厨工皮肤有伤口的情况。

17日，市、区CDC调查人员进行采样及实验室检测，结果共采集样品30宗，其中包括病人粪便样品6宗（培养物2宗、17日现场采集样品4宗）、环境棉拭17宗、厨工肛拭5宗、食品2宗，分别开展肥达反应和食物中毒常规致病菌检测。

检测结果：市CDC对广州市第八人民医院吴某及其妻子粪便样品的细菌培养物进行鉴定，吴妻标本最终鉴定为肠炎沙门氏菌，未发现伤寒沙门氏菌，吴某、吴姐粪便标本未检出肠道致病菌。其余餐厅人员、食品、环境样品未检出肠道致病菌。

> **问题11**：这种情况下还有什么实验手段可用于病因分析诊断？
> **参考答案**：
> 其中之一的手段是可进行动态的血清肥达反应实验，其结果有助于进一步甄别伤寒病与其他沙门氏菌感染。

（三）患者恢复期血清检测

调查组一方面收集各患者在医院各次血清肥达反应实验、血象结果，另一方面采集患者恢复期血清。市CDC对采集到的患者血清进行肥达反应实验并与前期医院检测结果进行比较。结果采集的4名病人不同日期（15、17、22日）的血清共8宗。将检测结果和医院检测结果进行整理比对分析，结果见表2-12-4。其中17日采集的4名病例血清进行检测的肥达反应效价：O为1:640～1:320；H为1:160～1:40；A、B、C均为<1:40，与早前医院结果比较，发现患者恢复期"O"抗体效价不变或有所上升，但"H"抗体效价变动小且多在1/160或之下。

第二章 食物中毒类突发公共卫生事件

表2-12-4 患者临床检测结果（血）

姓名	检测日期	血常规（细胞计数/1×10^9/L）				肥达反应（血清效价 1/X）				
		WBC	N	L	E	O	H	A	B	C
吴妻	9月11日					—	—	—	—	—
	9月15日	6.27	3.19	2.13	0.06	1/640	1/80	<1/40	<1/40	<1/40
	9月16日	—			—	1/160	1/80	1/20	1/20	1/20
	9月17日	—			—	1/640	1/160	<1/40	<1/40	<1/40
吴某	9月15日	6.47	3.19	1.78	0.19	—	—	—	—	—
	9月15日	—			—	1/160	1/80	<1/40	<1/40	<1/40
	9月16日	—			—	1/80	1/40	1/20	1/20	1/20
	9月17日	—			—	1/320	1/160	<1/40	<1/40	<1/40
吴子	9月17日	—			—	1/640	1/160	<1/40	<1/40	<1/40
	9月11日	11.6	84.40%	12.90%						
	9月12日	9.7	90.80%	7.60%						
	9月13日	8.6	85.90%	12.30%						
吴姐	9月14日	—	—	—	—	1/40	1/40	1/80	1/40	1/80
	9月17日	—			—	1/160	1/40	<1/40	<1/40	<1/40
	9月22日	—			—	1/160	1/80	<1/40	<1/40	<1/40

问题12：如何研读市CDC 9月17日采集的血清肥达反应检测结果？对上述检测结果有何见解？

参考答案：

4名患者的血清肥达反应实验结果与伤寒、副伤寒病或者近期伤寒疫苗接种的血清动态变化不吻合，也未完全符合伤寒的血清学诊断标准；"O"抗体效价较高，但"H"抗体效价低或者仅达到诊断最低标准（H≥1:160），提示可能是沙门氏菌感染或者其他非特异性反应的结果。对于鉴别伤寒或其他沙门氏菌感染，需要比对前后动态的效价是否稳定或者升高或下降变化，特别是有无4倍或以上效价的波动更有参考意义。需要注意的是，部分伤寒、副伤寒病人的肥达反应抗体效价始终保持在较低水平，应结合临床和流行病学情况综合判断，不可仅凭肥达反应结果"阴性"，特别是仅凭一两次"阴性"结果就作出伤寒病的排除诊断。

> 问题13：如何推断肠炎沙门氏菌是事件的病因？
>
> 参考答案：
>
> （1）比较本起事件患者的临床和流行病学特点，与通过查阅文献等方式所收集的食源性肠炎沙门氏菌感染中毒的表现是否吻合。
>
> （2）仍可继续透过特异的血清学实验间接判断检出沙门氏菌是该事件致病因子（致病菌）。

市 CDC 进行沙门氏菌血清凝集实验，方法是用从吴妻粪便分离的肠炎沙门氏菌制作检测抗原，分别对 9 月 15、17 日、22 日所采集的 4 名病例血清进行血清凝集实验，结果见表 2-12-5。吴妻检出肠炎沙门氏菌，4 名患者中除吴妻自身的血清有显著的凝集反应外，其他 3 人的血清也有类似凝集的反应。对 3 人进行动态观察，可知恢复期血清凝集效价菌体抗体和鞭毛抗体均呈上升变化，其中吴某 22 日血清效价"H"抗体（1：320）、"O"抗体（1：80）均比 15 日的分别升高超过 4 倍。这 3 名患者血清抗体凝集效价有动态升高，另 1 名（吴子）仅采有一次血清，但其菌体抗体和鞭毛抗体效价达到 1：160。

表 2-12-5　患者血清凝集效价结果

患者	15 日血清	17 日血清	22 日血清
吴妻	O 1：80 H 1：160	O 1：80 H 1：160	O 1：160 H 1：320
吴某	O < 1：40 H < 1：40	O 1：40 H 1：40	O 1：80 H 1：320
吴姐	—	O 1：40 H 1：40	O 1：80 H 1：80
吴子	—	O 1：160 H 1：160	—

注："—"表示未采集到标本。

第三部分　结　论

一、调查结论

这是一起医疗机构误诊误报事件，根据现场流行病学、临床表现、实验室检测结果，比照有关诊断标准（伤寒、沙门氏食物中毒），本次疫情排除伤寒暴发，判定为肠炎沙门氏菌食物中毒，致病餐次为该家庭 9 月 10 日在澳门风味餐厅的晚餐，可疑食物因未有食品留样而未能查明，怀疑食品为当餐咖喱蟹。主要依据有：

(1) 本次疫情符合沙门氏菌食物中毒的流行病学特点与临床表现，发病急、病程短，潜伏期9~18小时，以发热、恶心、呕吐、腹痛、腹泻为主要临床表现。但均未出现肝脾肿大、玫瑰疹等症状，临床检测未出现白细胞明显降低，嗜酸性粒细胞消失，与伤寒的流行病学特点和临床表现并不符合，与肠炎沙门氏菌食物中毒的临床表现吻合。

(2) 医院从腹泻病人标本中检出致病菌，但所其报"伤寒沙门氏菌"经市CDC鉴定实为"肠炎沙门氏菌"，可以排除伤寒诊断。调查发现，是由于医院细菌实验室检测者的错误导致发出错误报告，并引发系列的连锁反应。临床医生接报后没有结合患者的临床和流行病学情况作出伤寒错误诊断，同时医院在传染病网络报告上也出现信息错误，没有按规范进行疾病诊断的订正报告。接到市民对餐厅的投诉的区监督部门也没有详细甄别把关，作出处置"可疑伤寒食物中毒"的决定。

(3) 动态观察病例的血清肥达反应结果，其伤寒"O"抗体、"H"抗体效价波动与伤寒、副伤寒的感染表现变化规律不吻合，而与沙门氏菌感染肥达反应结果相似。从聚集性病例其中一患者粪便分离到的肠炎沙门氏菌株与各病例恢复期血清凝集效价有一定程度的升高。除检出肠炎沙门氏菌病例外，另一例患者包括"O"抗体和"H"抗体均表现为4倍升高效价。

(4) 流行病学调查显示涉事发病的4人为同家族，分属市内2个家庭，病前周内的唯一接触暴露是到被投诉餐厅所进食的晚餐。经调查该聚餐为危险暴露，因已无当餐食品留样和原料可供检测，采样调查餐厅食物、环境工作人员没有检出致病菌，未能查明具体污染食物和环节，但食谱调查怀疑其中咖喱蟹受污染，并存在有一定剂量反应关系迹象。餐厅卫生学调查存在水产等食物储存加工交叉污染的可能性。

二、存在问题与建议

(1) 由于传染病疾病谱发生变化，临床医生主要面对的是肝炎等传染病，对伤寒等传统传染病缺乏经验，过分依赖实验室结果是本次疫情被误诊为伤寒的主要原因。建议临床和公共卫生医生都应加强培训学习，建立疾病诊断的综合性思维，应密切联系流行病学、临床表现，结合临床检查和实验室检测结果综合判断。

(2) 加强医疗机构实验室能力的建设，加强检验人员的培训，提高能力，增强责任心，以减少实验室误差。

(3) 本次调查发现医疗机构在腹泻病人监测、检测、诊断和传染病规范报告方面存在一定程度的问题，区（县级市）疾病预防控制中心在传染病报告审核时应加强核查，及时发现异常信息，并予以纠正。

三、事件的启示

(1) 在这起聚集性食源性疾病事件的调查处理中，临床、实验室、监督部门出现诊断、传染病报告、投诉处理等一系列错误。调查组在查明性质、致病因子和发病危险因素等病因推断中经历了由表及里、由浅入深的过程，尽力寻找了直接的发病证据，从实验室检测直接发现致病原，辅以血清流行病学的研究证据和现场流行病学调查从而构成完整的证据链。当直接病原证据缺乏或不全时,血清流行病学证据凸显了其重要性。

(2) 局限性。

1) 因自事发周末至患者发病投诉启动调查,餐厅现场的环境已作处理,发生改变,没有发现环境污染直接证据,患者经过治疗处于病后恢复期,没有检出更多的致病菌。

2) 未查明污染食物和具体的途径。

3) 因事件已发生多日,餐厅恐承担责任,不积极配合,未提供当日其他就餐食客的资料,特别是吃同样食物食客的资料,从而无法追踪发病情况以助判定污染食物。本起家族小型聚餐全体患病,无法安排一定规模的病例对照研究以判断可疑食物、环节。

4) 事发多日,调查不可避免地存在回忆偏倚;同时,事主索赔意愿强烈,其供述可靠性存疑。

(刘于飞)

点评:

对于实验室诊断的"金标准",一般情况下很少会想到去质疑。但是,面对一起疫情,特别是在判定疫情性质的关键时刻,我们一定要坚持核实疾病诊断的原则:临床表现、体征、实验室检测等综合分析,认真细致地了解诊断的每一个环节及实验室检测的全过程,切勿盲目地相信"实验室诊断"。这正是此次事件给我们的重要启示。

参考文献

[1] 肖东楼,杨维中. 伤寒、副伤寒防治手册 [M]. 2 版. 北京:人民卫生出版社,2006.
[2] 王鸣,周端华,陈小霜,等. 一起疑似伤寒实为登革热爆发流行的现场流行病学调查与分析 [J]. 热带医学杂志,2004,4 (5):549 - 552.
[3] 伤寒、副伤寒诊断标准 (WS 280—2008). 中华人民共和国卫生部,2008.
[4] 徐建国,阚飙,张建中,等. 现场细菌学 [M]. 北京:科学出版社,2011:115 - 121.
[5] 食物中毒诊断标准及技术处理总则 (GB 14938—1994).
[6] 沙门氏菌食物中毒诊断标准及处理原则 (WS/T 13—1996).

第二章 食物中毒类突发公共卫生事件

案例 13
旅游团副溶血性弧菌食物中毒

学习目的

☞ 掌握"聚集性"、"暴发"、"流行"的定义。
☞ 掌握暴发的调查步骤。
☞ 解释流行曲线的作用。
☞ 利用回顾性队列研究分析,计算每种可疑食物 RR 值,确定可疑中毒地点、餐次与食物。
☞ 能合理解释实验室检测结果。

第一部分 背 景

2010 年 8 月 13 日 19 时 30 分,广州市荔湾区 CDC 电话报告:辖区 HD 医院急诊科收治了 25 名旅游归来的腹痛、腹泻病人,初步怀疑食物中毒,请求派员支持。接报后,广州市 CDC 应急科立即派员与荔湾区专业技术人员组成调查组,赶赴医院开展调查。

经初步调查:病人均为本市某工艺厂员工。2010 年 8 月 12 日 8 时,某旅行团组团 108 人乘坐 2 部大巴前往阳江市某景点二日游,其中该厂员工与亲属 94 人、拼团散客 10 人、司机与导游 4 人。次日凌晨,陆续有多名团友(均为该厂员工)出现腹泻、腹痛、呕吐等急性胃肠道症状。所有病例发病急,并以轻症为主,病程 1~2 天,经抗炎及补液治疗后均逐渐好转,未出现重症及死亡病例。

问题 1:该事件可称为流行吗?可称为暴发吗?为什么?
参考答案:
"暴发"和"流行"术语被许多流行病学家交替地使用。"暴发"适用于较局限的情况,"流行"则指更广泛(和蔓延)的情况。一般来说,术语"流行"比"暴发"更令公众恐惧,所以,对记者或公众讲解时,大多数现场流行病学家会用"暴发"一词。相反,现在"流行"有使用泛滥的危险。

"聚集性"是指一定的范围和时间，病例成簇发病，认为或怀疑（公众或其他人）的发病数比预期的大。"聚集性"通常以传闻为基础，流行病学家的首要任务是确定病例数的真实性或是否比预期的大。

上述事件中，HD医院在几小时内连续收治25例急性胃肠道症状的病人，而且病人均来自同一旅行团，明显超过了医院平时急性胃肠道病人的接诊数，可认为是暴发事件。

问题2：暴发疫情调查的步骤有哪些？

参考答案：

(1) 弄清可使用的调查队伍和资源/现场工作准备（例如，队伍、经费、联系人、领导指示等）。

(2) 确定流行的存在。

(3) 核实诊断。

(4) 确定病例定义，系统地收集病例，并列出一览表。

(5) 进行流行病学描述。

(6) 建立假设。

(7) 验证假设。

(8) 如果必要，重新考虑/细化假设和进行另外的研究。

(9) 实施控制和预防措施（尽可能早）。

(10) 交流信息。

下一步可以继续监测以便监控趋势和评价预防控制措施。

问题3：引起急性胃肠道疾病暴发的主要病因有哪些种类？

参考答案：

引起急性胃肠道疾病暴发的主要病因包括感染（细菌、病毒、寄生虫）、中毒/环境、社会因素影响三大类。其中，细菌和细菌毒素包括蜡样芽孢杆菌、空肠弯曲杆菌、肉毒梭菌、产气荚膜梭菌、大肠埃希氏杆菌、沙门氏菌属（非伤寒）、伤寒沙门氏菌、志贺菌属、金黄色葡萄球菌、O1群霍乱弧菌、非O1群霍乱弧菌、副溶血性弧菌、费氏耶尔森菌等；病毒包括诸如病毒、轮状病毒等；寄生虫包括溶组织内阿米巴、兰伯贾第虫、隐孢子虫属等。毒物包括重金属（尤其是铅、镉）、毒蘑菇、鱼和贝类（如雪卡毒素）、杀虫剂、药物、硼酸等。其他还有社会因素和辐射等。

通过对初步调查结果的研判，调查组认为这是一起以食物作为传播媒介引起的暴发事件。

第二章 食物中毒类突发公共卫生事件

问题4：流行病学中，什么是媒介（vehicle）？什么是生物媒介（vector）？疾病传播还有其他哪些方式？

参考答案：

媒介是一类无生命的中间媒介物，例如水、食物、生物产物，或将感染因子从储存处传播给易感者的污染物（没有生命的物体如手巾、被褥、解剖刀等）。

生物媒介是一类有生命的媒介物，多数通常是一种将感染因子从储存处传播给易感者的昆虫或节肢动物（蚊子、跳蚤或蜱），传播可以是机械（因子在生物媒介处不繁殖和不经过生物学的改变，如苍蝇肢体携带志贺氏菌）或生物（在传播给新的宿主之前因子在生物媒介内经过生活周期的一部分）。

从贮主到易感宿主，传播方式可以分为两类：

（1）直接。

直接接触即直接暴露于人或动物或他们的废物，所以包括黏膜与黏膜，皮肤与皮肤（疱疹Ⅰ型与感染动物直接接触的炭疽），通过胎盘（弓形体病）、粪口、吸入被感染（旋毛虫病）。还有飞沫传播，如喷嚏、咳嗽等。

（2）间接。

空气传播即生物体真实地悬浮于空气中（军团菌病）。媒介传播即以食物、水或污染物作为载体。生物媒介传播指由节肢动物传播（如西尼罗病毒脑炎）。入侵方式或入侵门户包括摄入（胃肠道疾病最常见）、吸入、经皮等。

第二部分 现场调查

2010年8月12日8时，某旅行团组团108人乘坐2部大巴前往阳江市某景点二日游，其中该厂员工与亲属94人、拼团散客10人、司机与导游4人。12时25分，该旅游团抵达阳江市，108名团员在该市A渔村午餐；午餐后入住酒店和自由活动。18时35分，该团98名团友继续在A渔村晚餐（另外10名拼团散客自行外出，未随团共餐）。

8月13日凌晨2时10分，该团张某（该厂员工）首先出现腹痛、腹泻、恶心、呕吐等症状，随后，陆续有多名团员出现类似症状，于是去当地市医院就诊，医院予以抗菌、解痉、补液等对症支持治疗后，病情好转。该团98名团友（10名散客未随团进餐）分别于13日8时30分、12时在该地B酒店就餐。12时30分，该旅行团乘坐2部大巴返回广州市。

问题5：针对本次事件如何制定病例定义？可分几级？确定病例定义后如何进行病例搜索？

参考答案：

疑似病例：2010年8月12日8时至8月15日8时，参团赴阳江市二日游的108名团友中，出现呕吐和/或腹泻（≥3 次/24 小时，且伴有粪便性状改变）之一者。

可能病例：疑似病例中，出现呕吐和/或腹泻（≥3 次/24 小时，且伴有粪便性状改变），伴有腹痛、恶心、头晕、发热等症状之一者。

确诊病例：疑似或可能病例中，粪便、肛拭子、呕吐物标本中检出致病菌者。

病例搜索：通过电话询问、面访旅游团团友和导游，开展病例搜索和个案调查。同时，查阅病例在 HD 医院门诊就诊的日志信息，搜索病例。

问题 6：如果准备对参加旅行团的人进行问卷调查，应收集什么信息？请将信息进行分类。

参考答案：
(1) 识别信息：姓名、地址、电话等。
(2) 人口信息：年龄、性别、职业工种、宿舍等。
(3) 临床信息：临床表现、发病时间、病程、结果（门诊、住院、好转/死亡）、药物使用与效果、临床实验室检测结果等。
(4) 流行病学（包括卫生学调查）信息：包括发病前 72 小时的就餐时间、地点、人群、食谱、剂量，以及可疑餐厅概况（地址、人员、供餐范围、消毒措施），餐厅厨工近期缺勤与健康状况、食物来源、加工、储存和方法流程，可疑食物加工制作流程、生活与饮用水来源、供给范围与使用情况等。

根据病例定义，调查组进行病例搜索，最终搜索到疑似病例 54 人，罹患率 50%（54/108），其中腹泻 54 人（100%）、腹痛 52 人（96.30%）、呕吐 28 人（51.85%）、恶心 13 人（24.07%）、发热 8 人（14.82%）、腹胀 7 人（12.96%）。腹痛性质以阵痛为主（55.77%），绞痛（34.62%），腹痛部位集中在脐周（59.62%），以水样便（80.77%）为主。

8 例临床化验结果为：白细胞计数增多的有 7 例（87.50%），最高达 $15.4 \times 10^9/L$；嗜中性粒细胞计数增高的有 7 例（87.50%），最高达 $13.9 \times 10^9/L$。

问题 7：从病例临床症状，可以初步得到什么信息？

参考答案：
考虑细菌性食物中毒的可能性较大。理由为：
(1) 急性胃肠道症状，以腹泻、腹痛症状为主。
(2) 腹痛（腹部绞痛）、大便性状（水样便）具有特异性。
(3) 临床检查结果提示细菌性感染可能性大。

54 名病例均为工艺厂员工及亲属（拼团 10 名散客未发病），其中男 26 例，罹患率为 48.15%；女 28 例，罹患率为 51.85%。病例男女比例为 1∶1.08，男女罹患率差异无统计学意义（$\chi^2 = 1.705$，$P = 0.225$）。发病流行病学曲线见图 2-13-1。

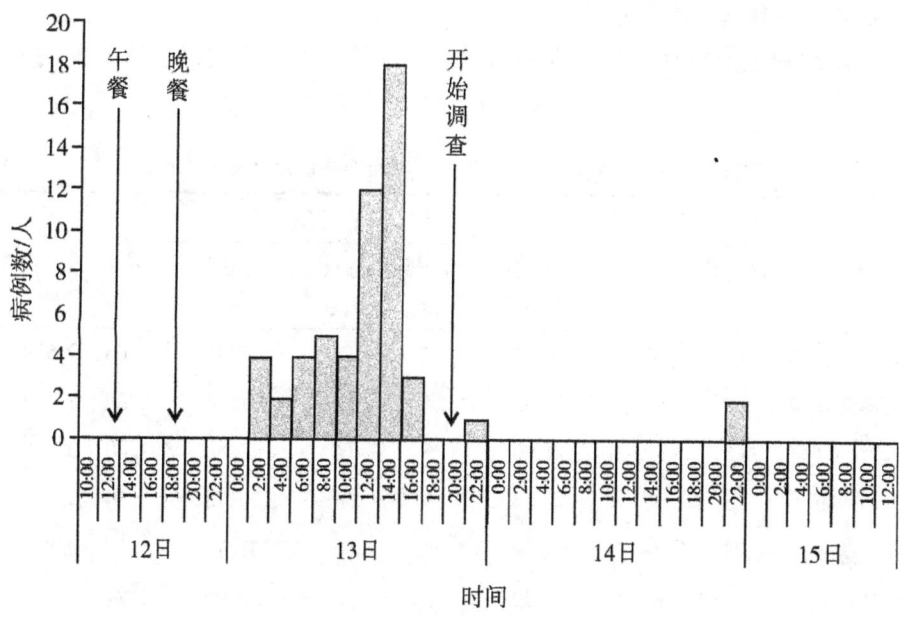

图 2-13-1　54 名病例发病流行曲线

问题 8：从流行病学曲线，可以得到什么信息？
参考答案：
（1）8 月 13 日凌晨 2 时，出现首发病例；14 日 22 时发生末例病例。
（2）8 月 13 日 12—14 时，病例数达到高峰。
（3）提示点源暴发的可能性大。

问题 9：根据上述资料，可提出什么假设？理由是什么？下一步应采取什么方法验证？
参考答案：
假设：病例因进食 2013 年 8 月 12 日在 A 渔村的午、晚餐某食物导致发病。
理由：
（1）病例均为参加本次旅行团的成员，且发病时间集中，症状类似。
（2）旅游团共同进餐历史为 8 月 12 日中、晚餐与 13 日的早、中餐。
（3）流行曲线提示本次事件为点源暴发的可能性大。
（4）首发病例为 8 月 13 日凌晨 2:10 分左右，排除 13 日的早餐和午餐。
（5）8 月 12 日就餐地点为 A 渔村。
验证方法：采取回顾性队列研究方法验证假设。将该旅游团所有人员作为一个队列，调查其饮食等暴露史，计算 RR 值，确定危险因素。

为验证假设，确定危险因素，调查组采用了回顾性的队列研究，将该旅游团所有人员作为一个队列，调查其饮食等暴露史。

对 A 渔村提供该旅游团 12 日午餐和晚餐的菜谱，调查进食这两餐的发病人数与罹患率，计算 RR 值与 95% CI，结果见表 2-13-1。

表 2-13-1　A 渔村 8 月 12 日午餐和晚餐食用者罹患率比较

餐次	食物	食用者			未食用者			RR	95% CI
		病例数/人	总数/人	罹患率/%	病例数/人	总数/人	罹患率/%		
12日午餐	海鲜老火汤	47	81	58.02	7	13	53.85	1.08	0.579~2.086
	清蒸海斑鱼	30	55	54.55	24	39	61.54	0.89	0.518~1.383
	姜葱炒花蟹	48	80	60.00	6	14	42.86	1.40	0.843~2.420
	白灼虾	35	58	60.34	19	36	52.78	1.14	0.745~1.904
	粉丝蒸海贝	25	38	65.79	29	56	51.79	1.27	0.840~2.365
	豉汁蒸鱼干	41	68	60.29	13	26	50.00	1.21	0.777~2.042
	鲜蚝蒸水蛋	35	63	55.56	19	31	61.29	0.91	0.517~1.468
	泥焗鸡	33	51	64.71	21	43	48.84	1.32	0.904~2.325
	炒时菜	33	52	63.46	19	41	46.34	1.37	0.856~2.187
	茄子煲	19	31	61.29	35	63	55.56	1.10	0.681~1.935
12日晚餐	椒盐濑尿虾	42	57	73.68	12	37	32.43	2.27	1.575~4.184
	炒花蟹	45	67	67.16	9	27	33.33	2.01	1.315~3.134
	白灼虾	40	63	63.49	14	31	45.16	1.41	0.952~2.370
	炒青菜	29	44	65.91	25	50	50.00	1.32	0.893~2.408
	豆豉腩肉煲	17	29	58.62	37	65	56.92	1.03	0.622~1.743
	海鲜汤	39	66	59.09	15	28	53.57	1.10	0.684~1.857
	沙煲海斑鱼	24	40	60.00	30	54	55.56	1.08	0.686~1.800
	茄子煲	11	18	61.11	43	76	56.58	1.08	0.593~2.104
	豉汁蒸鱼干	26	47	55.32	28	47	59.57	0.93	0.565~1.449
	蚝仔煎蛋	26	49	53.06	28	45	62.22	0.85	0.499~1.299
	冬菇蒸鸡	6	14	42.86	48	80	60.00	0.71	0.413~1.186
	粉丝蒸扇贝	10	23	43.48	44	71	61.97	0.70	0.422~1.072
	三豆肉丁	7	23	30.43	47	71	66.20	0.46	0.318~0.742

问题10：从表2-13-1中可得出什么结论？

参考答案：

A渔村为中毒场所，8月12日晚餐为可疑餐次，食用晚餐的椒盐濑尿虾、炒花蟹为危险食物。RR值提示：食用12日晚餐椒盐濑尿虾者的罹患率是未食用者的2.27倍，食用12日晚餐炒花蟹者的罹患率是未食用者的2.01倍。

为进一步明确中毒食物，调查组采用分层法对12日晚餐的椒盐濑尿虾和炒花蟹进行分析，并对食用椒盐濑尿虾和炒花蟹的剂量进行剂量反应关系分析。结果见表2-13-2和表2-13-3。

表2-13-2　两种可疑食物分层分析

椒盐濑尿虾	炒花蟹	发病数/人	总数/人	罹患率/%	RR	95% CI	P
+	+	37	51	72.55	3.81	1.552～9.347	0.000
+	-	5	6	83.33	4.38	1.689～11.330	0.008
-	+	8	16	50.00	2.63	0.957～7.198	0.077
-	-	4	21	19.05	Ref	—	

表2-13-3　可疑食物剂量反应差异比较

食物	剂量（只）	发病数/人	总数/人	罹患率/%	RR	95% CI	趋势χ^2	P
椒盐濑尿虾	4～	12	13	92.31	2.24	1.243～4.042		
	2～3	23	27	85.19	2.07	1.147～3.730	10.768	0.001
	1～	7	17	41.17	Ref	—		
炒花蟹	4～	3	5	60.00	0.95	0.440～2.062		
	2～3	25	35	71.43	1.13	0.794～1.622	0.109	0.742
	1～	17	27	62.96	Ref	—		

问题11：从表2-13-2和表2-13-3中可得出什么结论？

参考答案：

分层分析结果提示：椒盐濑尿虾为导致中毒的可疑食物，炒花蟹为混杂因素。剂量反应关系结果表明：食用椒盐濑尿虾越多，发病的危险性越大。

根据发病流行曲线分布，8月13日14时出现了一个发病高峰，因此认为，本次疾病存在点源暴发的可能性大。而根据表2-13-2、2-13-3的危险因素分析结果，8月12日晚餐存在导致感染的可能。8月12日晚餐用餐时间为19时，用餐时间距发病高峰为19小时，推断本起食物中毒潜伏期为7～21小时。

> **问题12**：接下来还需要展开哪些方面的调查？
> **参考答案**：
> 　　还需展开卫生学调查，主要包括可疑食物的制作、可疑污染环节调查以及溯源调查。

因本次事件中毒地点发生在外市，故卫生学调查需要当地 CDC 开展，由此调查组发函至广东省 CDC 请求协调。

根据当地阳江市 CDC 提供的协助调查情况反映，A 渔村靠近海边，面积约 680 m^2，周围 25 m 内无污染源，使用市政自来水公司供给的水源。从业人员共 10 人，6 人取得了上岗健康证明。厨房内面积有 110 m^2，分布有烹调制作区、洗涤消毒区、原料粗加工处理区、备餐区和仓库。厨房半成品、成品容器标识不明显，生熟食品使用的刀具、砧板无严格分开，无更衣洗手消毒设施。正值当地旅游旺季，正常营业时间食客多，餐馆人手及供餐能力明显不足。

而由于餐厅配合与介入时间延迟等原因，当地 CDC 未能获得椒盐濑尿虾的制作、污染环节调查以及溯源等信息。

调查人员采集了 25 名现症病例肛拭子标本，根据患者主要的临床表现和血常规检测结果，进行副溶血性弧菌、沙门氏菌、志贺氏菌、致病性大肠埃希氏菌等常见肠道致病菌分离培养和生化鉴定，并将阳性分离株上送省 CDC 进行血清及分子分型和比对。结果：25 份肛拭子标本中分离得到 16 份副溶血性弧菌，阳性率 64%。省 CDC 对 16 株菌株进行血清型鉴别，结果：血清型以 O3∶K6 型为主（11 株），其余 O2∶K3、O4∶K8、O4∶KUT、O5∶KUT 和 O10∶KUT 各 1 株。其中，脉冲场凝胶电泳法（PFGE）分析结果见图 2-13-2。

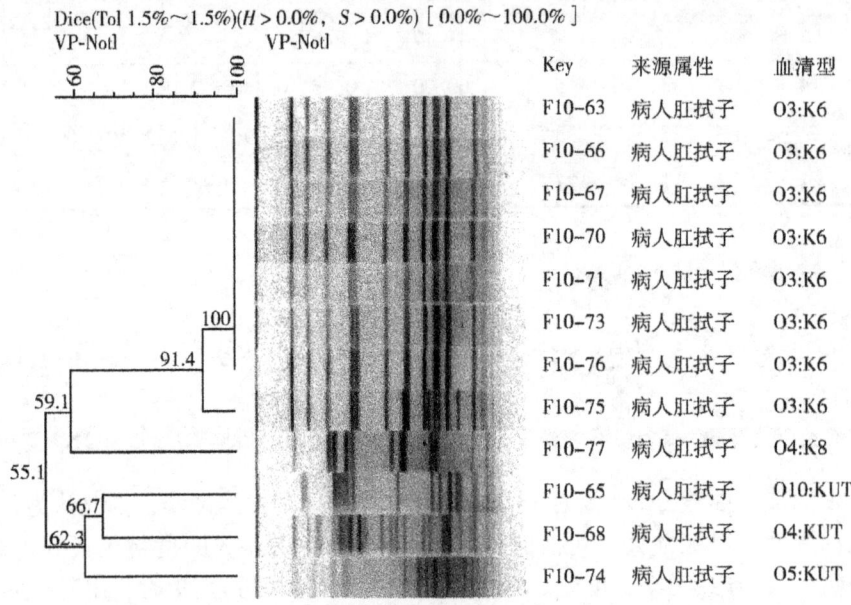

图 2-13-2　12 份副溶血性弧菌分离株的 PFGE 图谱

第二章 食物中毒类突发公共卫生事件

问题13：对本次实验室检测结果有何解释？
参考答案：
（1）16 株菌株有 11 例是 O3：K6 型，提示为同源暴露。
（2）12 株副溶血性弧菌有 7 株具有相同的 PFGE 图谱，提示这些菌株在分子水平具有紧密相关和高度同源性。

第三部分　结　论

调查组根据调查结果得出以下结论：这是一起跨市旅游团在旅游点食肆就餐，由副溶血性弧菌引起的食物中毒暴发事件。可疑暴露餐次和危险食物为 8 月 12 日晚餐的椒盐濑尿虾。

问题14：综合以上资料，调查组得出上述结论的依据是什么？
参考答案：
（1）病例有类似临床表现，主要为腹痛、腹泻、呕吐等急性胃肠炎症状，病情较轻，病程较短。
（2）病例发病急，潜伏期为 7～21 小时，病程为 1～2 天，以及通过特殊个案访谈发现，本次事件符合副溶血性弧菌食物中毒特征。
（3）病例有 8 月 12 日在 A 渔村午餐的共同就餐史，未在 A 渔村就餐的散客未发病。
（4）回顾性队列研究提示：8 月 12 日的晚餐在两种食物的暴露频率上有统计学差异，分别是椒盐濑尿虾和炒花蟹，采用分层卡方分析，椒盐濑尿虾是发病的危险因素，而且有剂量反应关系。
（5）25 例病例粪便、肛拭子标本检出副溶血性弧菌，血清型以 O3：K6 为主。12 株副溶血性弧菌有 7 株具有相同的 PFGE 图谱，提示这些菌株在分子水平具有紧密相关和高度同源性。

最后，调查组提出如下的防控建议：
（1）提高安全预警，加强卫生监督。近期是夏季旅游高峰，气温较高，适逢禁渔期恢复捕捞，容易发生旅游团因进食海产品引起的食物中毒事件。2010 年 8 月份以来，广州市已接连收到 6 起旅游团跨地区旅游发生食物中毒报告，引起了相关部门的高度重视。建议加强旅游区食品安全监测，适时发布食品安全信息预警，提醒游客及旅游点餐饮食肆注意饮食卫生；加强旅游点餐饮食肆的卫生监督，做好食肆环境和从业人员的卫生管理。
（2）建立跨地区应急处置联防联控机制。建立快速有效的跨省、市、区食物中毒流行病学调查处理机制,加强事件涉及地区部门之间信息通报和协助流行病学调查专业人员开展调查工作机制。

(3) 培养卫生意识。加强游客饮食卫生意识,培养游客良好的饮食卫生习惯。

(4) 落实健康教育,开展知识培训。对旅游点餐饮食肆从业人员进行相关卫生知识培训,对厨房工作流程和食物制作工艺过程进行卫生监督和指导。

> **问题15:本次调查存在哪些局限性?**
>
> 参考答案:
>
> (1) 卫生学调查不够完整。由于旅游团跨市就餐,调查不及时,未能对就餐地点环境和从业人员进行卫生学调查,仅仅通过员工口述侧面了解相关情况,食物加工处理过程不清楚。
>
> (2) 缺少相关食物和外环境采样。未能解释清楚病例标本菌株和食物中存在的细菌是否同源,未能查出污染来源和污染环节。
>
> (3) 回忆偏倚。尽管已经打电话逐个回访调查,并提供2个餐次的菜谱,让员工及亲属尽量回忆自己吃过的食物,但不排除存在回忆偏倚,可能影响到调查的质量。

(谢朝军 毛新武)

点评:

该起事件的调查运用了经典的食物中毒调查思路进行剖析。重点展示了在事件三间分布的描述中,如何发现事件的特点和异常,从而提出可能原因假设,再使用分析性流行病学数据来验证假设。在分析中,还运用了分层分析以及剂量反应关系来排除混杂和进一步确认病因。该事件的调查思路清晰并取得了较好的数据支持,可为将来类似的食物中毒事件调查提供参考。

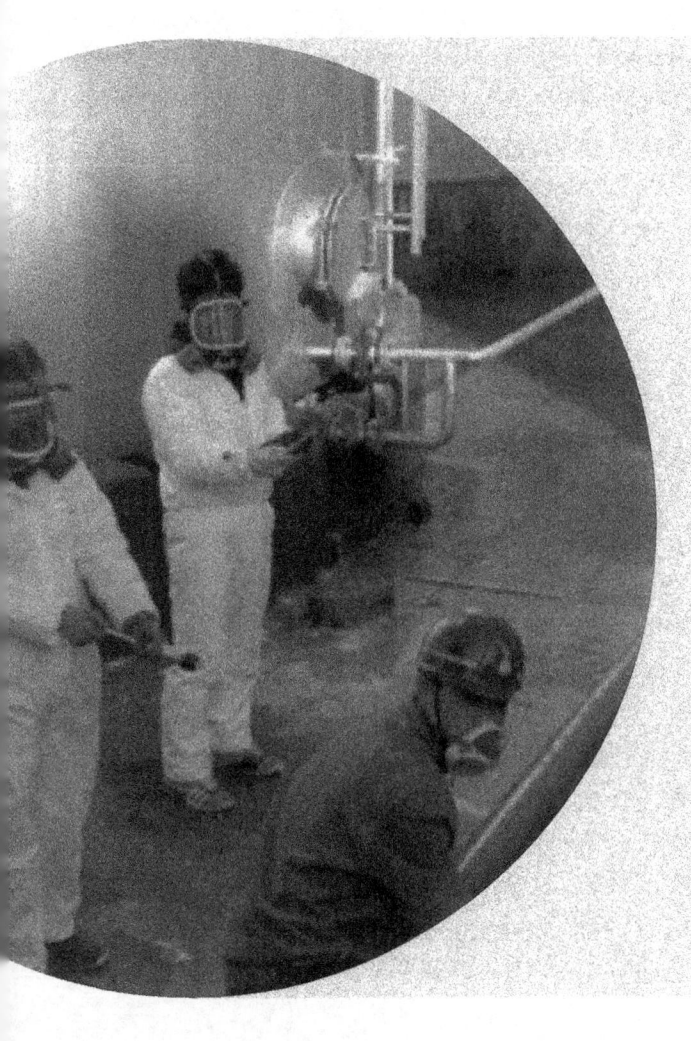

第三章

环境因素类突发公共卫生事件

案例 14
偷驳自来水供水管引发的亚硝酸盐急性中毒事件

学习目的

- 现场调查中要形成追踪溯源的工作思路。
- 了解介水传播疾病的特点。
- 了解亚硝酸盐中毒的特点。
- 查明本次事件的根源。

第一部分　背　景

2008年3月2日下午5时40分，广州市CDC接市卫生局电话：白云区某医院电话报告该院收治了多名恶心、呕吐、头晕等症状的患者，患者具有一定的聚集性，未出现危重症及死亡病例，初步怀疑为食物中毒。

问题1：收到市卫生局的报告后，可作出什么样的判断？应该准备些什么？
参考答案：
（1）根据通报的信息，立即进行电话核实。
（2）初步判定这是一起疑似食物中毒事件。
（3）派出应急人员前往现场调查。
（4）准备车辆、人员、采样设备等。

问题2：食物中毒的判断依据是什么？
参考答案：
（1）病例有相似的临床症状，常出现恶心、呕吐、腹痛、腹泻等消化道症状。
（2）短时间内可能有多数人发病，发病时间流行曲线呈点源暴露模式。
（3）有共同的暴露史，发病与食物有关。患者食用过同样的食物，发病范围局限在食用该类有毒食物的人群,停止食用该食物后发病很快停止,发病曲线在突然上升之后呈突然下降趋势。
(4) 食物中毒病人对健康人不具有传染性。

接报后,市 CDC 会同市卫生监督所先后到达事发现场,当地街道和卫生部门向调查组汇报病例就诊和先期调查情况。

问题3:除了这些调查资料以外,作为流行病学调查人员应收集哪些资料?
参考答案:
(1) 当地的基本概况。
(2) 病人的详细临床症状。
(3) 当地医院已采取的治疗情况。
(4) 当地 CDC 已进行的流行病学调查结果,包括疫情一般情况、病人的三间分布、暴露情况分布等。
(5) 病人及环境采样情况及结果。

问题4:根据以上资料,应怎样制订病例定义?从哪些地方进行病例搜索?
参考答案:
(1) 病例定义为:3月份以来,白云区钟落潭镇白沙村出现恶心、呕吐、头晕症状,伴有紫绀表现的村民。
(2) 病例搜索:一为医疗机构,包括白云区某医院及村卫生站;二是入村搜索,建立监测机制,及时发现病人。

一、当地的基本情况

事发地点为广州市白云区钟落潭镇白沙村白沙大街,该街工厂、各种商店众多,包括电脑间花厂、五金厂、杂货店等,以家庭式经营为主,分布于白沙大街两侧。大街卫生状况一般,街道垃圾随处可见。该街住户、工厂和门店各自配有简易厨房,人员饮食以分散进餐为主。多数简易厨房卫生条件较差,与卫生间位于同一区域,存在一定的食物中毒风险。

二、发病情况和临床表现

2008年3月2日下午1时30分,广州市白云区某医院收治了7名恶心、呕吐、头晕,伴有紫绀表现的患者,怀疑食物中毒,便立即报告白云区 CDC。经调查,7名患者为广州市白云区钟落潭镇白沙村白沙大街某餐厅的食客,均在午餐后30~60分钟出现相似症状,之后陆续有5个家庭共34人先后到该院就诊,症状与前7人类似。患者经医院对症、支持治疗后，生命体征稳定，未出现危重病人。截至3月6日，所有病例痊愈出院。经核实，共有19名病例符合病例定义。

三、流行病学特征

1. 时间分布

首发病例：曾某，女，33岁，3月2日12时在某餐厅进食午餐后，12时30分便出现恶心、紫绀（嘴唇、指甲）、头晕、乏力等症状。午餐食谱为猪大肠、猪肚、茄子煲、芥菜排骨汤。白云区某医院临床检验指尖SPO_2 80%，血压88 mmHg/56 mmHg。

病例发病时间集中在3月2日12时30分至15时，发病高峰为12时30分至13时，共有15人发病，占总数的78.95%。潜伏期30～150分钟，平均60分钟。见图3-14-1。

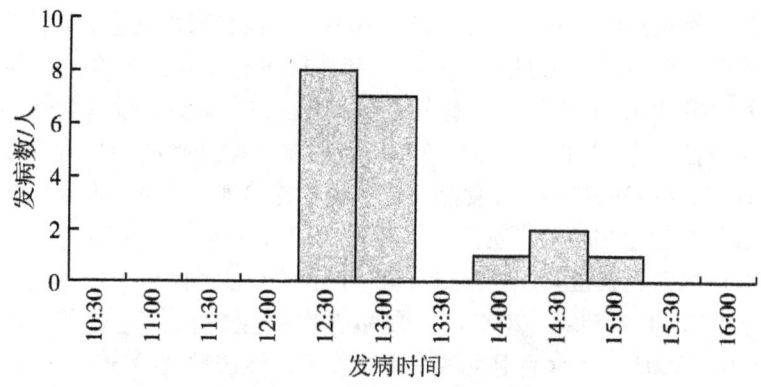

图3-14-1 病例发病时间分布

2. 地点分布

事发地点位于白沙村白沙大街某餐厅附近的坐垫厂、商场、老中医美容院、材料店等。当天中午人们发现煮熟的米饭为黄色。商场、老中医美容院人员发现米饭变黄便没有食用，故没有出现病例。病例分布在白沙大街6个地点，包括某餐厅和5个家庭。其中某餐厅食客7例，5个家庭分别为6例、2例、2例、1例、1例。

3. 人群分布

病例中男10例、女9例，男女比例为1.11∶1；年龄11～62岁，平均38.5岁。

从病例分析发现，病例分散在白沙大街，来自不同就餐场所，对其他商铺调查时也反应用自来水煮饭后米饭变黄，是否是饮用水的问题？

调查人员进一步调查饮用水情况，经查发现病例都是共用一条生活饮用水管，是白云区镇级水厂供应的自来水。

4. 临床表现

病例临床表现以紫绀（嘴唇、指甲）、恶心、呕吐、脐周压痛为主，多数伴有头晕、腹胀等症状。

问题5：在现场，调查人员要考虑哪些引起这起疫情的其他因素？
参考答案：
（1）因为中毒人员均在同一村，但不同就餐场所，为排查判断是食物中毒还是介水传染病，应该对中毒人员的可能引发食物中毒的常规致病菌进行检测，以判断此次事件是否为细菌性引发的中毒。
（2）结合现场卫生初步调查情况，根据病例的分布及其临床表现，高度怀疑亚硝酸盐中毒，因此还应对中毒人员的剩余食物、呕吐物、肛拭、调味料和血样等的亚硝酸盐含量以及饮用水项目等进行检测，明确致病因子。

四、采样及实验室检测

对村里的可疑地点的水井、水缸、冷却水池、该段自来水支管、其他支段自来水以及病人剩余食物、呕吐物、肛拭子、调味料和血样进行采集。水样按《生活饮用水标准检验方法》（GB/T 5750—2006），剩余食物、呕吐物、调味料按《食物中亚硝酸盐与硝酸盐的测定方法》（GB/T 5209.33—2003），肛拭子按《食品卫生微生物检验大肠菌群测定》（GB/T 4789.3—2003）、《食品卫生微生物检验沙门氏菌检验》（GB/T 4789.4—2003）、《食品卫生微生物检验志贺氏菌检验》（GB/T 4789.5—2003）、《食品卫生微生物检验致泻大肠埃希氏菌检验》（GB/T 4789.6—2003）、《食品卫生微生物检验副溶血性弧菌检验》（GB/T 4789.7—2003）、《食品卫生微生物检验金黄色葡萄球菌检验》（GB/T 4789.10—2003）、《食品卫生微生物检验溶血性链球菌检验》（GB/T 4789.11—2003）、《食品卫生微生物检验沙门氏菌、志贺氏菌和致泻大肠埃希氏菌的肠杆菌科噬菌体检验方法》（GB/T 4789.31—2003），血样按《血液高铁血红蛋白测定》（GB 8788）附录A进行检验。

调查人员共采集了123宗样品，包括管网水等水样50宗、剩余食物16宗、呕吐物6宗、肛拭子41宗、调味料9宗、血样1宗，在实验室开展亚硝酸盐等有毒物质检测。其中，有28宗管网水样检测超标，超标率59.57%（28/50）；6份病例呕吐物检出亚硝酸盐，检出值0.02~34.00 mg/L，检出率100%；血样1宗，未检出亚硝酸盐；41宗肛拭子未检出食物中毒常规致病菌。见表3-14-1。

表3-14-1 受污染管网内外水、剩余食物样品亚硝酸盐（以 NO_2^-）检测结果

样品名称	管网内样				管网外样				合计		
	宗数/个	超标数/个	超标率/%	检出值（mg/kg, mg/L）	宗数/个	超标数/个	超标率/%	检出值（mg/kg, mg/L）	宗数/个	超标数/个	超标率/%
水样品	42	27	69.23	4.10~10 459.33	8	1	12.50	4.4	50	28	59.57
剩余食物	16	13	81.25	6.67~2 620.67	0	—	—	—	16	13	81.25

续表 3-14-1

样品名称	管网内样				管网外样				合计		
	宗数/个	超标数/个	超标率/%	检出值(mg/kg, mg/L)	宗数/个	超标数/个	超标率/%	检出值(mg/kg, mg/L)	宗数/个	超标数/个	超标率/%
调味料	9	3	33.33	6.27~106.00	0	—	—	—	9	3	33.33
合计	64	43	67.19	4.10~10 459.33	8	1	12.50	4.4	72	44	61.11

注：生活饮用水亚硝酸盐（以 NO_2^-）限量≤1.00 mg/L；食品中亚硝酸盐（以 NO_2^-）限量≤3.33 mg/kg。

问题 6：根据上述资料，初步判断这是一起什么事件？
参考答案：
　　根据现场调查和实验室检验，判断这可能是一起化学性中毒事件，致病因子是亚硝酸盐。在剩余食物、病例呕吐物、粪便或肛拭子标本中均未检出食物中毒常规致病菌，排除细菌性食物中毒。

问题 7：亚硝酸盐中毒的特点是什么？
参考答案：
　　一些含一定量硝酸盐的蔬菜贮存过久或煮熟后放置时间太长，细菌大量繁殖会使硝酸盐变成亚硝酸盐，而亚硝酸盐进入人体后，可使血液中低铁血红蛋白氧化成高铁血红蛋白，失去输氧能力，造成组织缺氧。严重时，可因呼吸衰竭而死亡。

问题 8：对以上三间分布及暴露情况进行分析，可提出什么假设？
参考答案：
　　判断有一个共同的暴露因素，水、食物或其他？病例临床症状相似，且分散于不同的地点（餐厅、不同的家庭、门店），没有共同的进餐史，实验室结果证实是亚硝酸盐食物中毒，共同暴露因素中水的可能性比较大。

问题 9：下一步调查的重点是什么？
参考答案：
　　（1）调查水源情况。
　　（2）村里管网水的分布。
　　（3）寻找可疑的危险因素。

第二部分 现场调查

根据流行病学调查和实验室检测,排除细菌性食物中毒,明确为亚硝酸盐引起的化学性食物中毒。主要依据为:病例出现以高铁血红蛋白血症引起的紫绀为主的中毒表现;对剩余食物、呕吐物做亚硝酸盐测定,含量超标;病例血中高铁血红蛋白含量增高;考虑经水传播引起亚硝酸盐中毒的可能性较大,如不及时发现原因,有可能造成更大的公共卫生危害。市、区CDC调查组分工进行调查,重点调查当地水源及管网水分布情况,寻找造成水源污染的危险因素。

一、水源及管网水的分布

白云区钟落潭镇白沙村的当地居民生活用水一直是由白云区某自来水厂通过管网供应,部分工厂、商店和住户自购桶装水和取山泉水作为饮用水。但一些住户反映,近来自来水中出现明显的异味,并有沉淀物。特别是近两天的水质更差,除了有异味之外,还呈现出微黄色,用该水煮饭后,饭也呈现黄色,并带有明显的刺激味道。调查人员在现场也看到一些村民向我们展示刚煮好的饭和面条都染成黄色。白沙村近年来供水正常,未曾发生停水及介水疾病事件。白云区CDC负责定期抽检水源水、出厂水和管网水,上季度抽检结果水质基本符合卫生标准。

二、饮用水供水管网与病例关系

调查组绘制病例与供水管网图,病例家庭、工厂和门店共用一条生活饮用水供水管,该水管共供应15户居民用水,包括7个家庭和8间工厂、门店。19名病例都分布在该生活饮用水供水管道网中,其中,某餐厅7例、材料厂6例、A家庭2例、B家庭2例、汽车坐垫厂1例、鞋厂1例,见图3-14-2。其余未出现病例的家庭和门店3月2日午餐用水为桶装水和山泉水。

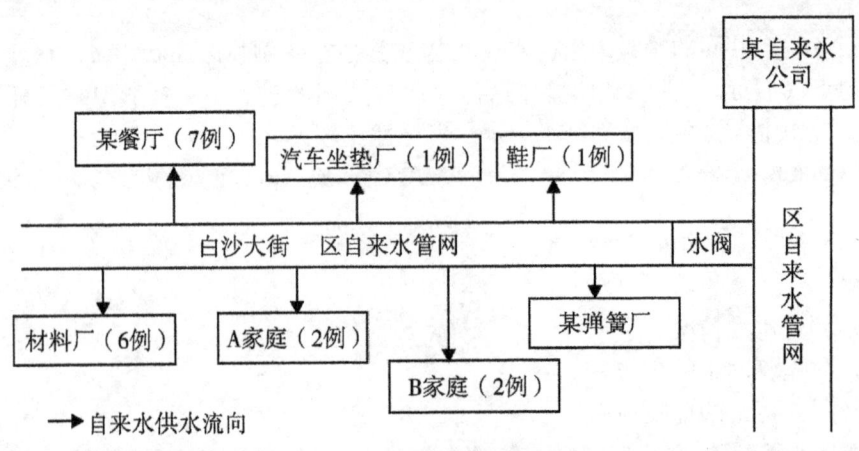

图3-14-2 管网与病例关系图

问题10：调查的思路是什么？
参考答案：
　　病例全部集中在这条供水管网中，暴露因素明确。调查该水管供水的情况，是否出现破漏或其他特殊情况。

　　调查组挨家挨户对该供水管网的家庭和单位进行仔细的调查，发现某弹簧厂厂区堆放着十几袋工业用亚硝酸钠，还发现该厂水井水管和自来水管互接，其他家庭和单位均未出现类似的情况，根据这个情况，调查人员初步判定污染源与该弹簧厂密切相关。

三、弹簧厂的发现

1. 基本情况

　　弹簧厂主要是生产制作弹簧，生产中需要用亚硝酸钠和水进行制作。其生产工艺是：打弹簧→锁弹簧→热处理→冷处理（淬火）→成品，其中前2道工序只是机械加工，后2道工序主要与除锈有关。除锈工艺包括除锈池和冷却池2个水池的简单作业，除锈池以高浓度的亚硝酸钠溶液进行弹簧除锈，冷却池对除锈后的弹簧进行冷却、洗涤。现场所见有十余袋（50 kg/袋）工业用亚硝酸钠摆放在狭窄的厂房一角，散落的亚硝酸钠随地可见。冷却池与处理炉位于厂房的另一侧，相距不到3 m，与两者相距1 m的位置有一口自挖水井（图3-14-3），一条水管从水井上行连接到一个水泵后再接到一个距地面约3 m高的储水缸中，储水缸另一侧引出一条下行水管接水龙头，供生产用水。除了水井—水泵—储水缸—下行水管这套供水系统外（图3-14-4），工厂还有另一套供水系统，就是自来水系统的水管接入上行水管中位于水泵与储水缸之间的位置。正常情况下，生产用水过程应该是自来水通过管网系统的水管设置水阀A调节流入储水缸，再由储水缸向生产供水。但厂方为了节省水费，私自在厂内建立了由水井供水的系统，作为自备生产用水。这样一来，工厂里就拥有了2套供水系统，分别是自来水管道供水和水井管道供水，2种水管管道互通，使用时仅在自来水管道设置水阀A来进行控制和调节，平时交替使用。

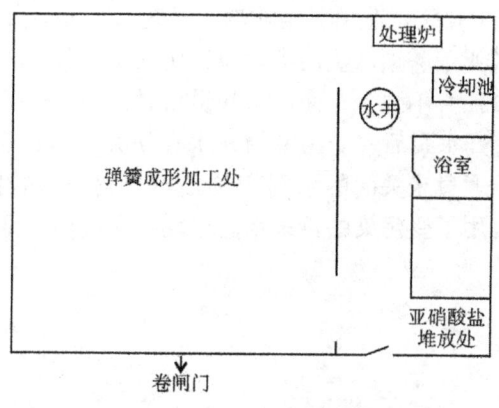

图3-14-3　现场平面图

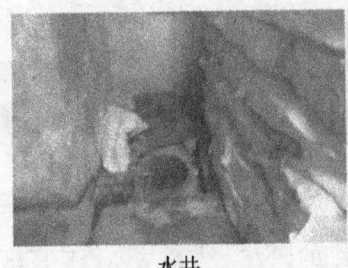 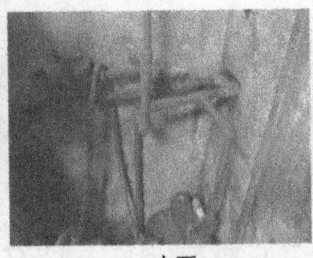 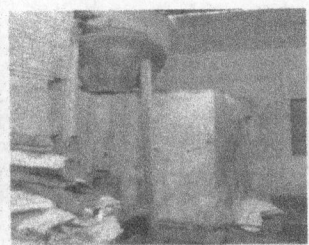

水井　　　　　　　　　水泵　　　　　　　　储水缸

图 3-14-4　水井—水泵—储水缸

2. 供水程序

在由自来水供水时，使用时直接打开水阀 A 就能正常取水。在使用井水供水时，必须先关闭水阀 A，然后利用水泵将井水抽送到屋顶储水缸，需用水时就从储水缸放水。为了节约生产成本，工厂比较喜欢使用井水供水。

正是由于工厂方面在未经许可的情况下将该系统与公共供水系统对接，直接导致了本次事件的发生。

> **问题 11：弹簧厂的供水模式存在什么问题？**
> **参考答案：**
> 这种将井水水管与自来水水管互接的模式存在极大的安全生产隐患。当打开水泵抽水时，由于要将水抽到屋顶的储水缸，水压必须足够大，当水阀 A 没有关闭或关闭不严的时候，井水容易在压力作用下逆流进入自来水供水管，并进一步流向该水管供应的区域。这就要求工作人员要有高度的责任心，严格按要求打开或关闭水阀 A，调节用水模式。

3. 可疑污染环节

现场调查发现，水井没有加盖，井口与地面基本处于同一水平位置，冷却池的污水溢出本应排到污水沟，但由于水沟堵塞，部分污水流进水井；并且在水井口附近不到 50 cm 的地面上堆放着十几袋工业用亚硝酸钠，一些污水浸渍过亚硝酸钠后也渗透进水井，井水实际上已经被亚硝酸钠严重污染。通过访谈工厂负责人了解到，这起事故的发生，主要是由于工人责任心不强，在使用水井供水时，未及时关闭用于控制 2 套供水系统的水阀 A。当工人打开水泵后，受污染的井水在从井里被抽到屋顶的储水缸的同时，也由于水压大的缘故，通过未关闭的水阀 A 逆流进入自来水管网，造成使用同一供水管道的餐厅和家庭因食用了受污染的自来水而出现中毒病例。见图 3-14-5。

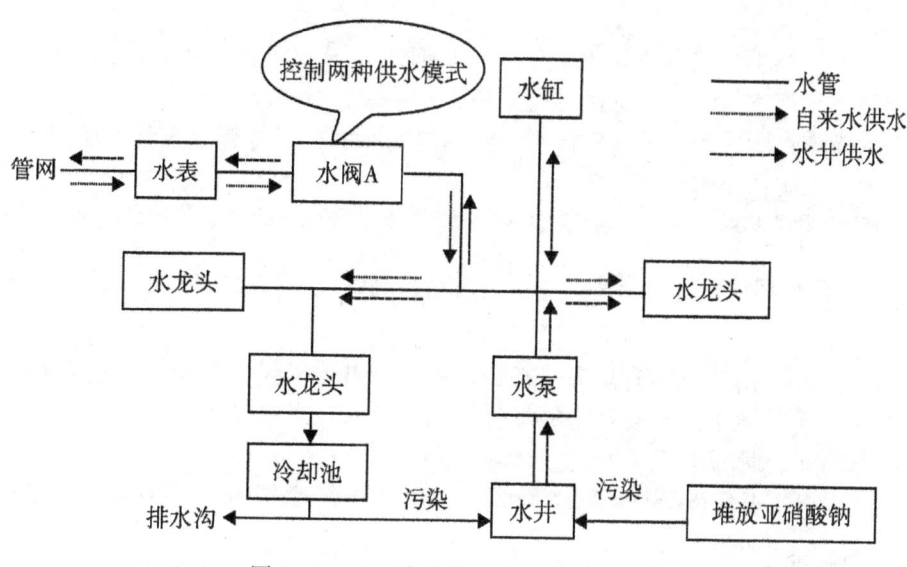

图 3-14-5　该弹簧厂供水及污染线路

4. 采样及实验室结果

采集冷却池、水井和储水缸水样进行检测，发现亚硝酸盐浓度分别是 4.26×10^4 mg/L、9.28×10^3 mg/L 和 9.02×10^3 mg/L，证实了污染的来源。

> 问题 12：水样的现场采样应采集哪些样品，应注意什么？
> 参考答案：
> 　　除采集工厂内的水井、水缸、冷却水池、该段自来水支管外，还应采集其他支段自来水作为对比，必要时设现场空白样、运输空白样和现场平行样，以检验采样过程质量，防止样品采集过程中水样受到污染或发生变质。

确定可疑污染源后，立即进行控制，切断可疑污染源弹簧厂与自来水供水管网的连接管道及暂停供水后，没有新病例出现。

> 问题 13：本次事件是介水传染病吗？
> 参考答案：
> 　　介水传染病是指经水源传播的传染病，主要包括经饮水传播和经疫水传播两种形式，其流行病学特点有以下几方面：
> （1）病人均有接触受病原体污染的饮水和疫水的历史。
> （2）经饮水传播除了哺乳婴儿外，无年龄、性别和职业的特点；经疫水传播有地区、职业和季节的特点。
> （3）经饮水传播，如果水源持续受到污染，病例可长期不断；经疫水传播，大量易感者进入疫区，可形成爆发和流行。

（4）一旦对污染源采取处理措施，并加强饮用水的净化和消毒或对疫水采取措施后，疾病的流行能迅速得到控制。

本次事件的饮用水中尚未检测出明确的病原体，不符合介水传染病的特点，故不属于介水传染病。

问题14：为何居民家里的自来水中出现含量极高的亚硝酸盐？

参考答案：

弹簧厂擅自将自来水管道与井水管道相连，由于水阀没有关闭，当弹簧厂的水泵开始泵水时，被亚硝酸盐污染的水井水倒流进入自来水供水管道，造成污染，因此居民家中自来水的亚硝酸盐含量严重超标。

5. 事件追踪

2008年3月3日晚上9时30分，国家环保总局华南督查中心有关专家，白云区政府副区长会同市、区环保部门有关人员，以及白云区应急办公室、钟落潭镇政府负责人，前往白沙村事发现场，再次查看污染源某弹簧厂及邻近受影响商户情况。确认水质受污染影响的范围约为长45 m、直径4 cm的一段自来水供水支线，涉及12家商户。为确保商户用水安全，尽快恢复正常供水，根据专家意见，白云区政府当即通知区CDC和某自来水公司，从4日凌晨1时起，每隔2小时，对受污染影响的商户共11个供水点的自来水质进行连续取样检测。从4日上午11时、下午1时的两次化验结果看，某餐厅及其他受污染影响商户的自来水水质已完全符合饮用卫生标准。某自来水公司从4日下午15时起全面恢复正常供水。

第三部分 结 论

一、结论

经现场卫生学调查、流行病学调查分析，通过患者临床表现、病例的发生与自来水管网分布、工厂生产工艺、井水管道与自来水管道相通和实验室结果等，判定此次事故为一起井水亚硝酸钠污染自来水引起的亚硝酸盐中毒。依据有：

（1）患者临床表现符合亚硝酸盐中毒症状、体征：紫绀、恶心、呕吐、脐周压痛为主，多数伴有头晕、腹胀等症状。

（2）病例的发生均为饮用了与弹簧厂同一自来水支管的自来水。确定可疑污染源，当即要求切断可疑污染源弹簧厂与自来水供水管网的连接管道，后没有新病例出现。

（3）现场采样结果显示，3月3日和4日在弹簧厂水缸、水井水样中均检测出高浓度的亚硝酸盐，浓度为11 257～12 144 mg/L，为国家标准限值的11 257倍和12 144倍。弹簧厂在对弹簧热处理时搬运大量亚硝酸钠，将亚硝酸钠熔融，把弹簧放到里面浸泡，然后提出来放入冷却池水中淬火，这两个过程对位于操作地点不到 2 m 的井水（没盖子）造成污染，由于长时间的积累，导致井水中积聚了高浓度的亚硝酸盐。

（4）井水管道与自来水管道相通。弹簧厂将水井的抽水管和自来水管非法私自接驳，且亚硝酸盐使用不当致使亚硝酸盐污染了该厂内擅自开挖的水井，由于未关闭水阀，泵水时含有高浓度亚硝酸盐的井水倒流污染了自来水管道，最后分流到各末端的用户家中。

二、建议和措施

经食物引起的亚硝酸盐中毒事件经常发生，饮水方面引发亚硝酸盐中毒事件时有报道，主要是工业废水污染水源、饮用水井等。亚硝酸钠通过水井污染自来水管网造成中毒事件较为少见，这次事件的主要根源是工厂私自将井水与自来水管网连接，严重违反了国家卫生法律、法规，事件的危害较大，说明相关部门对这类小型工厂企业缺乏管理。介水疾病事件一般来势凶猛，危害较大。为了防止类似事件再次发生，我们提出以下控制措施：

（1）弹簧厂的自来水管道与井水管道立刻分离。污染的水井、水缸、冷却池需投放大量氧化剂，使亚硝酸盐基本氧化为硝酸盐后，才能排放，检验亚硝酸盐合格后才能使用。

（2）建议相关部门排查该地区家庭、工厂及门店是否还有水井等非管网水管道接入饮用水管网的现象，坚决拆除非法管道。

（3）生产生活用水排入排水沟，所含有毒有害物质有可能对周围环境造成严重危害，建议加强与环保等部门的沟通与协作，治理污染，保护环境，预防相关疾病。

（4）开展居民饮用水安全宣传教育工作。引导居民形成科学安全的用水意识，禁止自来水管网与工业用水系统连通，防止类似事件再次发生。

（王德东　钟嶷　蔡文锋）

点评：

这起事件的曲折之处在于如何找出居民自来水中亚硝酸盐的污染来源，以控制中毒事件的蔓延。现场调查工作人员凭着专业精神和细致的工作，顺藤摸瓜，对每一个细微的环节都不轻易放过，最终在令人眼花缭乱的供水管道中，发现水阀 A 是本案的关键，此后的问题就迎刃而解了。

参考文献

[1] 钟嶷，黄汝明，刘世强，等. 1996—2005 年广州市水厂原水与出厂水水质卫生状况分析 [J]. 热带医学杂志，2007，7（4）：372 - 374.

[2] 舒彬，杨梅，程慧，等. 一起由亚硝酸盐含量超标引起食物中毒的报告 [J]. 职业与健康，

2008, 24 (5): 442 – 443.
[3] 解海宁. 一例急性亚硝酸盐中毒分析 [J], 中国卫生监督杂志, 2007, 14 (5): 360 – 362.
[4] 赵金锁, 王建华, 曾详付, 等. 三起井水引起的亚硝酸盐中毒的调查分析 [J]. 中国预防医学杂志, 2006, 10 (7): 465 – 467.
[5] 孙莉, 朱鸿斌, 张成云, 等. 一起工业废水污染沱江水源水事故的调查 [J]. 环境与健康杂志, 2005, 5 (3): 192 – 193.
[6] 生活饮用水卫生规范. 中华人民共和国卫生部, 2001.
[7] 钟嶷, 孙兰, 景钦隆, 等. 一起亚硝酸盐污染自来水管网的急性中毒暴发事件调查 [J]. 热带医学杂志, 2009, 9 (1): 97 – 98.

案例 15
水污染导致群体胃肠炎暴发调查

学习目的

☞ 掌握肠道传染病现场调查重点。
☞ 了解地理分析在流行病学调查中的应用。
☞ 掌握队列研究的设计与实施。

第一部分 背 景

2010年11月6日12时,广州市CDC接到从化市疾病预防控制中心电话报告,称辖区太平镇中心医院近期接诊的胃肠病患者明显增多,仅11月5日夜诊的"腹泻、呕吐"病例就达51例,请求市CDC技术支援。(2010年11月12日,第十六届亚运会将在广州举行,其中的马术比赛场地设在从化。)

> 问题1:作为公共卫生从业人员,接到上述报告后,需要进一步了解哪些信息?
> 参考答案:
> (1) 病例具体的临床表现是什么?是否有重症病例?
> (2) 医院做了哪些检测?初步诊断是什么?
> (3) 医院、当地疾控部门、病人或相关人员怀疑哪些因素?
> (4) 当地的基本情况,事发地区或人员是否与马术比赛相关?
> (5) 当地采取了哪些措施?
> (6) 区CDC在应急物资(消毒、采样、检测)等方面是否需要协助?
> (7) 该事件是否向当地政府部门进行了报告?

从化市属广州市县级市,位于广州市东北珠江三角洲到粤北山区的过渡带。市境东面与龙门县、增城市接壤,南面跟广州郊区毗邻,西面和清远市、花都区交界,北面同佛冈、新丰县相连。全市总面积2 009 km²。全市共有8个街镇,总人口56万人。事件发生地太平镇位于从化市南区,共有人口63 300人,其中本地人口45 300人,外来人口 18 000 人。有 17 个村委，2 个居委，2 间中学，6 间小学，1 间大专院校，1 所乡镇医院，17 个村卫生站。

从化 CDC 11 月 6 日上午对接诊医生进行了现场访谈。接诊医生表示，病例的临床表现以呕吐为主，严重者每天呕吐 30 次，部分患者伴有腹泻症状，每天 2～3 次，大便为稀便，少数患者伴有低烧症状。多数患者经门诊治疗后，3～5 天病情明显改善，未发现重症及死亡病例。血常规检测显示，部分病例白细胞降低，其他未见异常。院方诊断为"急性胃肠炎"。求诊者自述近期家里的自来水有异味。太平镇距离亚运会马术场馆及亚运分村 50～60 km，患病人员均为附近居民，未发现病例中有亚运会游客、马术赛场相关人员。

问题 2：是否需要前往现场调查？调查人员应由哪些人员组成？携带的必要仪器和设备有哪些？需要后方做哪些准备？
参考答案：
应及时派出应急队伍前往现场调查。调查人员应由传染病、食品卫生、环境卫生、应急处置等人员组成。考虑到事发亚运会期间的特殊性，增派了生物恐怖应急队员。除常规的肠道病原体疫情调查工具外，应携带粪便标本、呕吐物标本、水标本等采样器械。携带水质快速检测设备。同时，应提前与实验室沟通联系，做好样本接收与检测的准备工作。

问题 3：简述暴发疫情中以"呕吐、腹泻"症状为主的主要致病菌有哪些？
参考答案：
细菌以沙门氏菌属和副溶血性弧菌感染最常见，毒素以金黄色葡萄球菌常见，病毒常见的有诸如病毒、轮状病毒、肠腺病毒、杯状病毒和星状病毒等。

第二部分 现场调查

当天，市、区 CDC 前往从化太平镇开展了现场应急调查。

一、病例的核实与搜索

调查人员现场对太平镇中心医院门诊记录有电话登记的 32 名病例进行了电话调查。受访者均为本地居民，以在家务农为主，男性 21 名，女性 11 名。年龄最大为 81 岁，最小为 8 个月。临床表现中，有呕吐症状者 22 人，占 68.75%；有腹泻症状者 18 人，占 56.25%；有发热症状者 13 人，占 40.63%。患者症状持续时间 1～4 天，均表示近期未参加过聚餐、聚会等活动。同时，调查人员对 10 月 20 日以来该院肠道门诊量占医院门诊总量的变化趋势进行了统计分析，发现从 10 月 30 日起，肠道门诊就诊比例开始增多,见图 3-15-1。

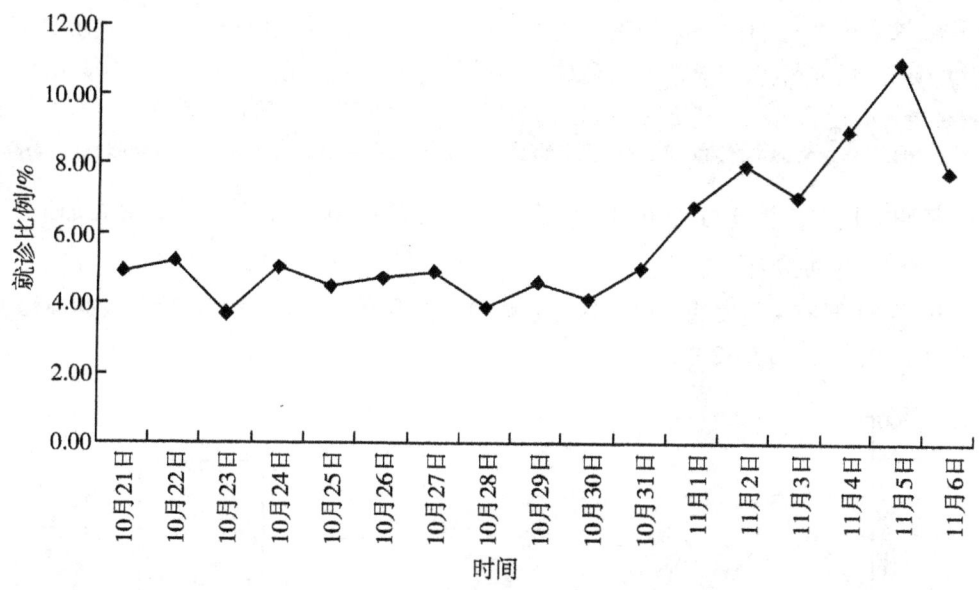

图 3-15-1　从化太平镇中心医院肠道门诊就诊比例变化趋势

问题 4:为什么要做上述曲线图,有何作用?
参考答案:

上述曲线图主要是为了掌握该院肠道门诊就诊基线资料,进而对比评估当前疫情态势严重程度。另外,也可以了解到疫情开始的时间。

现场调查过程中,类似这样的基线要把握两点:一是要快速绘制,二是要看变动趋势。有时候是比较分析一年某关注时间段的前后变化,有时候是比较同一研究区域不同年份的变化,有时则是分析研究区域与整体变化的一致情况。

基线曲线图还可作为疫情结束判断的依据。如在处置人群基数比较大的集体流感暴发疫情中,不可能等到完全没有流感样病例才宣布疫情结案,此时往往要依据"发病水平恢复到历史基线"作为判断标准。

问题 5:病例核实过程中有一项重要工作就是病例搜索,搜索病例的定义是什么?如何进行搜索?
参考答案:

(1) 病例定义为:10 月 31 日以来,在太平镇内工作或居住的人中出现的每日排便 3 次或 3 次以上,且大便性状有改变(呈稀便、水样便等);或者每日排便未达到 3 次,但伴有大便性状改变和呕吐症状,或以呕吐为主要症状者,或有 2 个或 2 个以上其他症状者,包括发烧、腹痛、腹部不适和恶心。

(2) 主要通过查阅太平镇内各医疗机构门诊日志、各村卫生站门诊日志或处方，学校校医门诊日志等来搜索。同时，也应核实从化其他镇医疗机构近期肠道门诊就诊病例是否也出现异常升高现象。另外，应辅以入户走访调查，尽可能多途径地掌握人群发病情况，还要重点询问了解可能的致病因素、传播途径等。

经调查核实，截至11月6日，符合病例定义者有304人，流行病学分布如下：

（一）时间分布

10月31日有4例发病，以后每日发病数逐渐升高，到11月5日达到发病高峰，累计89例。见图3-15-2。

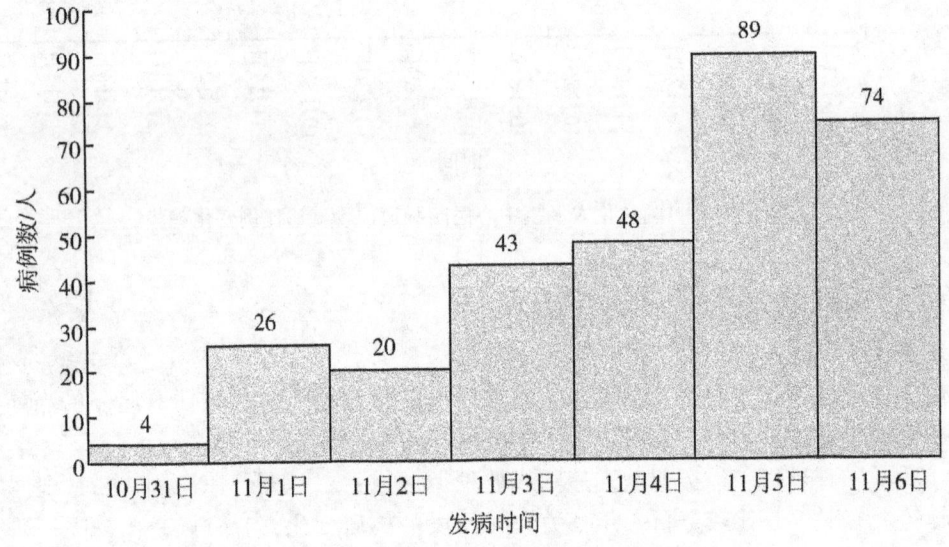

图3-15-2 从化太平镇群体性胃肠炎疫情病例发病趋势

问题6：为什么有时候用发病时间图，有时候用就诊时间图？

参考答案：

相对于就诊时间图，发病时间图的绘制比较困难，比较费时。多数流行病学调查研究中首推使用发病时间图，因为它能更准确反映疾病在时间轴上的变化特点。但是有时对于某些疾病，患者难以表述确切的发病日期，此时常常使用就诊时间图用于建立病因假设参考。

（二）性别分布

病例中男性149人（49.01%），女性155人（50.99%），男女发病比为1∶1.04，男性罹患率为0.41%（149/36 559），女性罹患率为0.44%（155/34 975），男女患病差异无统计学意义（$\chi^2 = 0.64$，$P > 0.05$）。

（三）年龄分布

病例中年龄最大 84 岁，最小 8 个月。平均年龄 28.27 岁，发病中位数 28 岁。各年龄组罹患率见表 3-15-1。

表 3-15-1　从化太平镇群体性胃肠炎疫情病例年龄分布

年龄/岁	人口数/人	病例数/人	罹患率/%
1～5	6 847	50	0.73
6～15	10 066	11	0.11
16～25	19 855	76	0.38
26～40	17 551	88	0.50
41～65	14 101	71	0.50
66～	3 114	8	0.26
合计	71 534	304	0.42

（四）地区分布

病例分布于太平镇全部 17 个村落，其中累计发病 10 人以上的村落包括 T1～T5 村，上述 5 个村全部或部分由 A 厂供水，累计报告病例 267 例，占全部病例的 87.38%。对从化其他镇医院电话询问调查，未发现肠道就诊病例明显增多现象。见表 3-15-2、图 3-15-3、图 3-15-4。

表 3-15-2　从化太平镇群体性胃肠炎疫情病例村落发病统计

村落	发病数/人	构成比/%	人口数/人	罹患率/%	供水来源（水厂）
T1	160	52.63	10 024	1.60	A
T2	45	14.80	6 402	0.70	A
T3	36	11.84	4 062	0.89	A
T4	15	4.93	3 974	0.38	A+B
T5	11	3.62	2 290	0.48	A+B
T6	6	1.97	4 288	0.14	B
T7	6	1.97	3 274	0.18	B
T8	5	1.64	2 704	0.19	B
T9	4	1.32	2 652	0.15	B
T10	4	1.32	2 820	0.14	B
T11	4	1.32	6 492	0.06	B
T12	2	0.66	2 474	0.08	B
T13	2	0.66	4 292	0.05	B
T14	1	0.33	5 848	0.02	B

续表 3-15-2

村落	发病数/人	构成比/%	人口数/人	罹患率/%	供水来源（水厂）
T15	1	0.33	2 802	0.04	B
T16	1	0.33	4 606	0.02	B
T17	1	0.33	2 530	0.04	B
合计	304	100	71 534	0.43	—

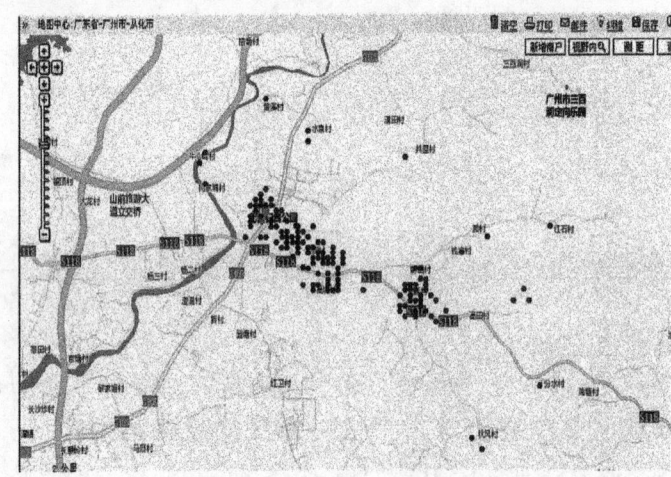

图 3-15-3　从化太平镇群体性胃肠炎疫情病例地理标记图

为了进一步了解太平镇病例分布与饮用水供应的关系，CDC 工作人员找来水厂供水情况分布图与病例的分布进行了比对分析，结果见图 3-15-4。

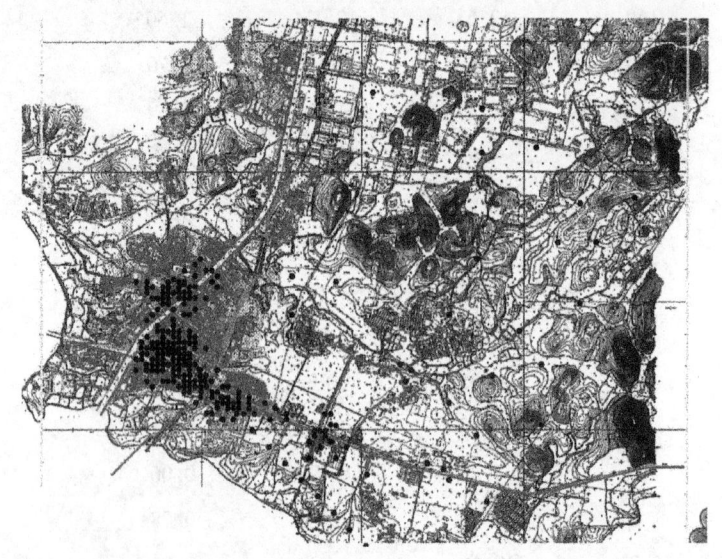

图 3-15-4　从化太平镇群体性胃肠炎疫情病例地理标记与供水关系分布

注：红色线示 A 厂供水管网，其余地区为 B 厂供水区域。·示胃肠炎病例分布。

问题7：上述搜索病例的分析结果有何提示？下一步的调查重点在哪里？

参考答案：

病例在年龄、性别等特征上无明显的聚集性，提示人群普遍易感。其他镇未发现异常现象，病例在太平镇分布较广，但存在一定的空间聚集性，T1～T5村发病人数较多，且全部或部分由A水厂供水，提示危险因素可能仅存在太平镇内，A水厂可疑。下一步应针对该镇居民饮用水情况展开调查。

二、饮用水调查

据调查，太平镇居民主要由2个供水厂进行饮用水供应，两个水厂的水源均取自流经该镇的河流L。

A水厂主要供应T1～T3村全部村民以及T4～T5部分村民的饮用水。水厂的消毒工艺按照常规的混凝沉淀、过滤和消毒程序，消毒剂的主要成分是二氧化氯，消毒方法是二次投加（混凝前和出厂前）。调查发现该水厂存在以下缺陷和不足：消毒设备和管道比较陈旧，沉淀池和过滤池墙壁污垢较厚，工艺落后且管理不规范，未建立卫生管理制度，未按卫生要求设立实验室，无检测人员，没有进行水质监测。而且，距离该水厂水源下游70 m的位置存在一个较大的生活污水排污口。10月1日以来，污水处理厂提升泵站设备故障，污水没有进行处理，直接排放，排污口周围的水体黄浊且伴有异味。位于A水厂供水区域内的村民普遍反映11月1—4日饮用的自来水浑浊且有异味。

B水厂主要供应T4～T5部分村民以及T6～T17全部村民的饮用水。水厂的消毒工艺与A水厂大致相似，不过调查发现该水厂采用新型的消毒设备，沉淀池和过滤池的墙壁较干净，且配有实验室和检验人员开展日常的水质监测，检验项目包括色度、浑浊度、臭和味、肉眼可见物、pH值、总硬度、二氧化氯含量、菌落总数和总大肠菌群。监测频次为每天2次（菌落总数和总大肠菌群为每天1次）。B水厂的取水点位于A水厂取水点上游约8 km处。见图3-15-5。

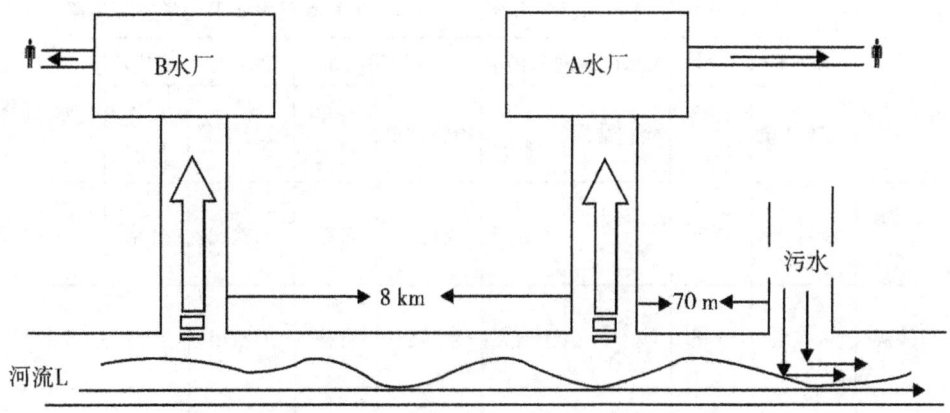

图3-15-5　从化太平镇A水厂和B水厂水源水位置分布

现场消毒药指标监测结果：A 水厂和 B 水厂出厂水的二氧化氯分别为 0.05 mg/L 和 0.38 mg/L（标准值为≥0.10 mg/L），管网末梢水的二氧化氯分别为 0.01 mg/L 和 0.04 mg/L（标准值为≥0.02 mg/L）。

> **问题 8**：是否需要对水厂水质进行检测？采样点如何考虑？结合本次事件的具体情况应该对水质的哪些项目进行检测？
> **参考答案**：
> 　　需要进行水样检测。采样点应包括 A 水厂和 B 水厂的取水点、出厂水、管网末梢水。另外，城市污水排污口也应进行水标本采集。出厂水的检验项目为常规项目、农药相关项目、霍乱弧菌、伤寒和副伤寒、沙门氏菌等。水源水的检验项目为常规项目、农药相关项目、霍乱弧菌、伤寒、副伤寒和沙门氏菌等。管网水的检验项目为常规项目、霍乱弧菌、伤寒和副伤寒、沙门氏菌等。

三、标本采集与检测

（一）病例生物学标本检测结果

广州市 CDC 11 月 6 日采集了 8 例现症病例粪便标本以及 9 例病例的肛拭子标本，当天送广州市 CDC 进行病原检测。当晚检测结果显示，6 宗粪便标本呈诺如病毒核酸阳性。细菌学检测结果均未检出肠道致病菌。

（二）水质检测结果

1. 水质卫生学检测结果

取自 A 水厂的水质监测标本显示菌落总数、总大肠菌群、耐热大肠菌群以及二氧化氯量等多项指标不合格。B 水厂出厂水、管网末梢水各检测指标均符合标准。见表 3-15-3。

表 3-15-3　从化太平镇 A 水厂和 B 水厂 2010 年 11 月 6 日水质卫生学监测结果

检验项目	A 水厂出厂水		A 水厂管网末梢水		B 水厂出厂水		B 水厂管网末梢水		标准限值
	检验结果	合格情况	检验结果	合格情况	检验结果	合格情况	检验结果	合格情况	
耐热大肠菌群	未检出	合格	240 MPN/L	不合格	未检出	合格	未检出	合格	不得检出
总大肠菌群	未检出	合格	240 MPN/L	不合格	未检出	合格	未检出	合格	不得检出
菌落总数	740 CFU/mL	不合格	1 100 CFU/mL	不合格	10 CFU/mL	合格	未检出	合格	≤100 CFU/mL

续表 3-15-3

检验项目	A水厂出厂水		A水厂管网末梢水		B水厂出厂水		B水厂管网末梢水		标准限值
	检验结果	合格情况	检验结果	合格情况	检验结果	合格情况	检验结果	合格情况	
伤寒和副伤寒、沙门氏菌的分离鉴定	未检出	合格	未检出	合格	未检出	合格	未检出	合格	不得检出
霍乱弧菌的分离及鉴定	未检出O1群、O139群霍乱弧菌	合格	未检出O1群、O139群霍乱弧菌	合格	未检出O1群、O139群霍乱弧菌	合格	未检出O1群、O139群霍乱弧菌	合格	不得检出

2. 水质理化指标

A水厂除出厂水的铝（监测值为0.221 mg/L），管网末梢水的铝（监测值为0.221 mg/L）和砷（监测值为0.017 mg/L）超标外，其余检测项目均符合《生活饮用水卫生标准》（GB 5749—2006）。

B水厂除出厂水氨氮（监测值为0.53 mg/L）超标外，其余检测项目均符合《地表水环境质量标准》（GB 3838—2002）Ⅱ类水质标准。

3. 水中致病原检测结果

所有水标本均未检出霍乱弧菌、伤寒和副伤寒、沙门氏菌等致病微生物；A水厂的出厂水、管网末梢水以及城市污水排污口水样检测发现诺如病毒核酸阳性。见表3-15-4。

表3-15-4 A水厂和B水厂2010年11月6日水中病毒学检测结果

	采样点	监测数/个	监测结果
A水厂	水源水取水点	1	阴性
	出厂水取水点	1	诺如病毒阳性
	管网末梢水取水点	1	诺如病毒阳性
污水取水点		2	诺如病毒阳性
B水厂	水源水取水点	1	阴性
	出厂水取水点	1	阴性
	管网末梢水取水点	1	阴性

问题9：至此，是否可以确定此次暴发疫情的致病原为诺如病毒，暴发原因系由 A 水厂供水引起？

参考答案：

由于在病例生物学标本中检测到了诺如病毒核酸，结合病例的临床表现以及实验室检测结果，可以判定此次暴发疫情的病原体为诺如病毒。

虽然目前流行病学描述性分析显示可能与 A 水厂供水有关，但尚不能得出明确结论，需进一步开展流行病学相关研究。

4. 分子生物学佐证

经分子生物学测序检测，水样本中检测到的诺如病毒与病人排泄物标本中检测到的诺如病毒，DNA 序列同质性测定显示为 100% 同质。

问题10：DNA 序列同质性测定提示了什么？

参考答案：

DNA 序列同质性测定提示了引起居民发病的诺如病毒来自城市污水排污口。根据上述调查和检测结果可以判断，由于供应水厂的河流断流，造成城市污水中的诺如病毒通过反流污染 A 水厂供水系统，进而造成人群诺如病毒疫情暴发。

四、分析流行病学研究

调查发现，A 水厂和 B 水厂的水源水均取自河流 L，其日常出水量约 150 万吨/天，但因上游截水而致断流，在 10 月 26 日至 11 月 3 日间每日出水量仅约 7 万吨。在出现断流现象后的第 6 天胃肠炎病例开始增多，在水流量恢复正常后的第 3 天胃肠炎病例数则开始回落。见图 3-15-6。

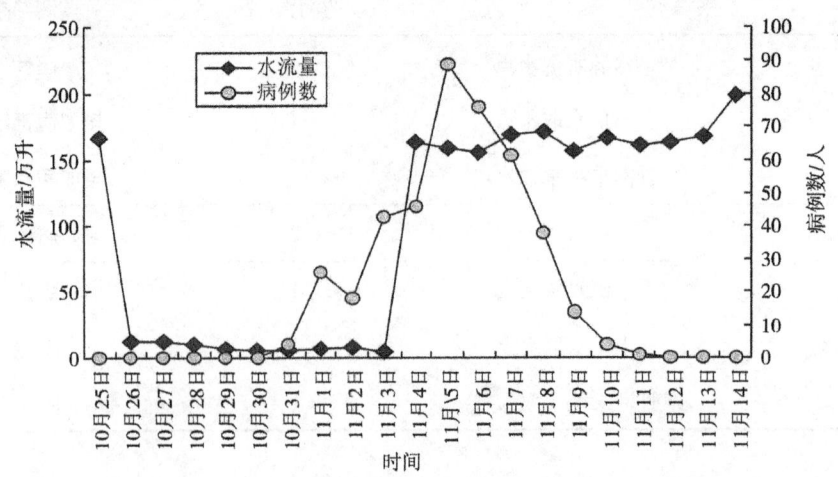

图 3-15-6 从化太平镇胃肠炎病例发病与河流 L 水量变化关系

问题 11：上述结果有何提示？

参考答案：

上述结果说明病例的发生与河流水量变化有一定关系。

问题 12：本次队列研究应如何设计？

参考答案：

将村民中完全饮用 A 水厂供水者和完全饮用 B 水厂供水者纳入本次的双向性队列研究，观察暴露于 A 水厂和 B 水厂两种供水情况下病例的发生情况。观察期限为 21 天，从 2010 年 10 月 26 日至 11 月 15 日。将 11 月 15 日后进入本地者和 21 天观察期内未一直留在本地者剔除。所有的研究对象均告知其急性胃肠炎的风险并通过统一的标准化问卷进行面对面的采访，回顾性地和/或前瞻性地收集相关研究信息。

研究发现，单独由 A 厂供水区域的 20 488 名居民中有 339 人发病，罹患率为 16.55‰；单独由 B 厂供水的 44 782 名居民中有 52 人发病，罹患率为 1.16‰，χ^2 = 282.13，P = 0.00，RR = 8.20（95% CI：6.12～10.99）。见表 3-15-5。

表 3-15-5 从化太平镇群体性胃肠炎疫情队列研究分析

	全部为 A 厂供水	全部为 B 厂供水	小计	χ^2	P	RR	95% CI
发病/人	339	52	391				
未发病/人	20 149	44 730	64 879	282.13	0.00	8.20	6.12～10.99
合计/人	20 488	44 782	71 534				

问题 13：上述队列研究的结果说明了什么？

参考答案：

上述队列研究的结果说明饮用 A 水厂供应的管网水的发病风险明显高于饮用 B 水厂供应的管网水。RR = 8.2（大于 3.0）说明强关联，且为正关联，即危险因素。

问题 14：分析流行病学研究的方法主要有哪些？分别用什么指标衡量疾病与研究因素的关联？

参考答案：

在病因或流行因素分析中，常用的分析流行病学的方法包括病例对照研究和队列研究。

病例对照研究使用的指标为 OR，即比值比、优势比，指病例组中暴露人数与非暴露人数的比值除以对照组中暴露人数与非暴露人数的比值。队列研究中使用的指标为 RR，即相对危险度，指暴露组的发病率（发病密度）与非暴露组发病率之比。

第三部分 控制措施与持续监测

11月4日起，上游水库开始放水增加河流L的流量；11月6日起，开展饮用水水质卫生的连续监测，专业技术人员开始进驻A水厂进行水质消毒净化，水质处理池、滤料及管网的全面消毒及水质监测工作，并规范水厂管理；11月9日以后，卫生学指标全部达标。面对公众，开展预防感染性腹泻知识的宣传，教育居民养成饮开水、吃熟食、饭前便后和制作食品前洗手等良好的卫生习惯；加强学校、工厂、安养院等重点场所的疫情监测，落实学校和托幼机构晨检及健康巡查制度，一旦发现腹泻病例，及时隔离并劝说其前往医院治疗；指导医院及家庭做好对呕吐物、排泄物的清理以及厕所的消毒处理；大力开展爱国卫生运动，及时清除垃圾及人畜粪便。自11月11日后，无新发病例出现，学校等集体单位未发生聚集性疫情，未出现重症住院及死亡病例。见图3-15-7。

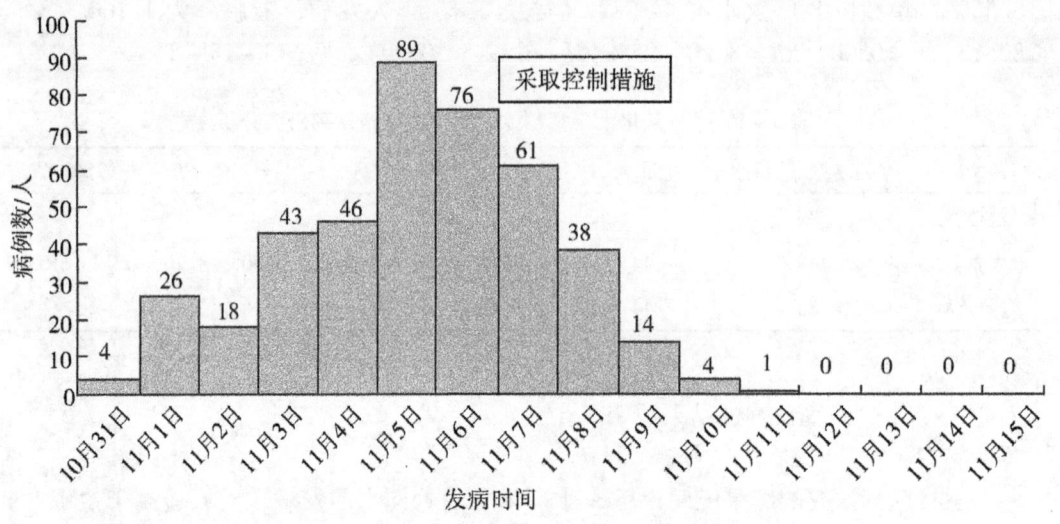

图3-15-7 从化太平镇群体性胃肠炎疫情病例发病时间分布

一、现场消毒监测结果

11月8日，A水厂和B水厂出厂水的二氧化氯含量分别为0.20 mg/L和0.24 mg/L（标准值为≥0.10 mg/L）；管网末梢水的二氧化氯含量分别为0.12 mg/L和0.18 mg/L（标准值为≥0.02 mg/L）。

11月9日，A水厂和B水厂出厂水的二氧化氯含量分别为0.2 mg/L和0.4 mg/L（标准值为≥0.1 mg/L）。

11月10日，A水厂出厂水、管网末梢水的二氧化氯含量分别为0.14 mg/L和0.07 mg/L（标准值为≥0.1 mg/L）。

二、水质卫生学监测结果

11月9日后，两间水厂的水质卫生学监测结果均合格。见表3-15-6。

表3-15-6 两间水厂出厂水和管网末梢水微生物和二氧化氯指标监测结果

	监测项目	出厂水				管网末梢水			
		菌落总数	总大肠菌群	耐热大肠菌群	二氧化氯	菌落总数	总大肠菌群	耐热大肠菌群	二氧化氯
	标准值	≤100 CFU/mL	不得检出（MPN/100 mL）	不得检出（MPN/100 mL）	≥0.1（mg/L）	≤100 CFU/mL	不得检出（MPN/100 mL）	不得检出（MPN/100 mL）	≥0.02（mg/L）
A厂	11月6日	740	未检出	未检出	0.05	1 100	240	240	0.01
	11月7日	330	2	未检出	0.08	800	300	120	0.03
	11月8日	160	未检出	未检出	0.20	170	8	8	0.06
	11月9日	1	未检出	未检出	0.14	2	未检出	未检出	0.07
	11月10日	1	未检出	未检出	0.14	7	未检出	未检出	0.07
	11月11日	1	未检出	未检出	0.16	5	未检出	未检出	0.09
B厂	11月6日	10	未检出	未检出	0.38	1	未检出	未检出	0.02
	11月7日	7	未检出	未检出	0.27	3	未检出	未检出	0.03
	11月8日	4	未检出	未检出	0.24	2	未检出	未检出	0.18
	11月9日	3	未检出	未检出	0.22	5	未检出	未检出	0.09
	11月10日	2	未检出	未检出	0.24	7	未检出	未检出	0.07
	11月11日	2	未检出	未检出	0.19	3	未检出	未检出	0.04

三、水中病毒学检测结果

11月9日采集的A水厂和B水厂出厂水、管网末梢水诺如病毒检测结果均为阴性，污水口样本仍呈阳性。见表3-15-7。

表3-15-7 A水厂和B水厂水样诺如病毒PCR检测结果

采样点		检测数/个	检测结果	
			11月6日	11月9日
A水厂	水源水取水点	1	−	−
	出厂水取水点	1	+	−
	管网末梢水取水点	1	+	−

续表 3-15-7

采样点		检测份数	检测结果	
			11月6日	11月9日
污水口		1	+	+
B 水厂	水源水取水点	1	-	-
	出厂水取水点	1	-	-
	管网末梢水取水点	1	-	-

问题15：上述结果说明了什么？
参考答案：
　　上述检测结果说明所采取的措施科学有效，但是城市污水诺如病毒检测结果还是呈阳性，今后仍需关注水厂水质卫生学的监控，加强水源防护。

第四部分 讨 论

一、有关本次暴发疫情标本量采集问题

　　诺如病毒主要存活于受污染的水源，尤其在城市污水中诺如病毒检测呈阳性较为普遍，被认为是引起非细菌性急性胃肠炎暴发的重要病原体。加拿大一学者的研究显示，引起水源性疾病暴发的病原体频率顺位中，诺如病毒排在第3位。美国科罗拉多州公共健康和环境部门在关于暴发病毒性胃肠炎的处理指南中规定，将2～6份不同患者的粪便标本进行病原学检测，若出现2份呈诺如病毒阳性即可认为诺如病毒为引起该次暴发的病原体。本次事件中现场采集标本累计17宗（8宗粪便标本和9宗肛拭子标本），符合中国疾病预防控制中心标本采集数量规范，满足病原判断要求。

二、本次疫情事件性质及因素分析

　　综合考虑本次事件中病例的临床特征、流行病学和环境卫生学调查情况、实验室检测结果，该事件可确认为一起由生活污水污染水厂水源引起的群体性感染性胃肠炎事件，致病病原体为诺如病毒。主要依据为：①疫情开始时发病水平呈现突然的上升趋势并有大量的病例出现，提示存在明确的致病因素。②绝大多数病例聚集在 A 厂供水区域，而 B 厂供水区域的人群发病较少。③病例的分布与 A 厂供水管网的分布高度一致。④队列研究显示，相对于饮用 B 厂水，饮用 A 厂水为本次事件的危险因素，$RR=8.20$（$95\% CI: 6.12～10.99$）。⑤A 厂无完善的消毒和水质检测制度，管网水的浑浊度和游离余氯等多项指标不符合生活饮用水卫生标准。⑥8 份病例的粪便标本中有 6 份呈诺如病毒核酸阳性，在 A 厂出厂水、末梢水以及生活污水中均检测出诺如病毒，且病例粪

便标本与饮用水标本中诺如病毒的基因序列 100% 同质。以上结果为确认致病病原和传播途径提供了清晰的证据。

本次事件中，供应 A 水厂和 B 水厂的水源河流 L 从 10 月 26 日开始断流，5 天之后（10 月 31 日）A 厂供水区域的 T1～T5 村即开始出现病例增多的情况，这是由于位于 A 水厂水源下游 70 m 处的生活污水返流污染了 A 厂水源，造成诺如病毒进入 A 厂，加之 A 厂净化消毒制水工作不规范导致供水水质不合格，A 水厂区域内的村民饮用被诺如病毒感染的饮用水后引起了本次事件。虽然 11 月 4 日河流 L 开始复流，但由于 A 厂仍未纠正不规范的消毒工作，使发病数未得到有效控制，5 日病例继续上升并出现发病高峰。6 日起 CDC 采取各项预防控制措施后，8 日发病数出现明显回落趋势，9 日 A 厂卫生学检测全部合格，11 日以后未出现新增病例。以上过程提示水厂在进行水源选择时要充分考虑城市排污口的位置，要加强水源保护，注重水厂消毒工艺的质量监控，如发现水源水质恶化，应及时调整消毒处理措施，如加大投氯量等，同时进行连续监测，以确保居民饮水安全。

三、疫情控制过程中值得借鉴的经验

此次疫情从 6 日采取措施后，在 1 个潜伏期内（2 天）发病高峰迅速呈回落态势，在 2 个潜伏期内（4 天）疫情即得到有效控制。说明所采取的措施科学有效且落实及时。纵观此次疫情发现及处理过程，有两点值得借鉴：①完善的疾病监测体系。疫情发生地所在的镇医院在发现门诊就诊的腹泻患者异常变化后能及时通过疾病监测系统报告给卫生防疫部门，使得本次疫情在产生初期就被及时发现，从而没有错失疾病控制的关键时间。②有效的应急响应机制。在接获医院报告后，卫生防疫部门及时深入现场进行调查处理并及时查明疫情是由水源污染所导致，从而能提出针对性的防控措施。在后续疫情的防控工作中，卫生监督部门及时进行了水厂消毒监督，水利部门及时进行了水源保护，政府部门及时进行了健康宣传教育，防疫部门及时进行了重点人群预防控制，及时采取的多项综合防控措施使得疫情在较短的时间内得到有效控制。这提示了建立健全疾病的监测体系以及应急反应机制，对于疫情的早期预警以及及时处置尤为重要。国外有学者对法国近十年报告的介水传染病疫情调查分析后总结出的经验与本文相同：一旦发现疫情，流行病学和环境调查及危机管理应立即遵循既定的程序开展，而公共卫生监督等预防控制措施取决于及时的报告和全面的快速检测。

四、几点思考

（1）本次事件的传播途径主要为介水传播，但也可能存在粪-口传播等其他传播方式，所以除 A 厂供水区域出现大量胃肠炎病例外，B 厂供水区域也出现了散发的个案。

（2）由于诺如病毒感染后临床表现相对较轻，且有一定的自限性，部分感染者患病后可能没有前往医院就诊，故本次调查报告的病例数可能低估了实际人群的感染规模。

（3）11 月份正值事件发生当地儿童秋季腹泻的高发季节，虽然本次调查显示 1～5

岁组的发病率明显高于其他年龄组，但被纳入统计的低年龄组病例是否全部由本次水污染事件所致，仍有待探讨。

（4）本次疫情的发生发展过程被确定为城市污水污染A水厂水源后致人群发病。但是还有一种可能性为居民饮用A水厂供水后形成诺如病毒暴发，继而造成城市污水诺如病毒阳性。如果依据后者推测，那么此次暴发疫情的传染源可能存在于A水厂内，然而在样本检测中未发现A水厂水源水标本呈诺如病毒核酸阳性。由于调查中发现供水的河流L的流量与人群发病数呈现明显的负相关关系，即河流复流后，人群发病数明显减少，使得结论偏向第一种推断更加合理。

（5）流行病学现场调查的第一要务是病例核实。本次疫情病例核实工作采用的地理分布分析值得今后工作借鉴。关于传染病的空间分布特征对于肠道传染病、虫媒传染病暴发疫情的调查分析大有裨益。

（6）本次疫情仍延续了暴发疫情处置的经典方法，即边调查边采取应急处置措施。当现场怀疑疫情可能由供水引起，卫生部门立即对2间供水厂开展了应急处置措施。因此可以看出，本次疫情在病因尚未明确的情况下，疫情已经呈现被控制趋势，这也是现代疫情控制现场常见的现象。

（7）在此次现场调查过程中，CDC并没有过多纠缠于病例临床表现，只是通过医生访谈以及快速电话调查，掌握病例宏观的临床特征，了解恢复情况。通过回顾本次疫情可以看出，其实在市CDC处置当日，疫情的致病病原体即被实验室检测确诊，这种现象在现代疫情现场较为常见。因此，流行病学调查工作的模式往往是在已知病原体的情况下探究传染源，分析危险因素，控制传播途径，采取必要的干预措施控制疫情发展。实际工作中，有些传染性疾病，如在流行高峰期出现的流感暴发疫情，把过多的现场调查和研究精力放在探究传染源上亦不现实。由此可见，不同的暴发疫情现场，流行病学调查的重点应各有侧重，不可平均分配。

（李铁钢　王德东　杨智聪）

点评：

突发公共卫生事件发生后，如何才能快速查找原因？病例调查统计、危险因素排查、可疑样本检测、发病趋势分析等不可或缺。此案例综合运用地理信息、卫生学调查、队列研究、微生物检测、理化检测、分子生物学测序等方法，在较短时间内查明了事件原因，实属不易。

参考文献

[1] 中国疾病预防控制中心. 诺如病毒个案调查表[EB/OL]. http://www.chinacdc.cn/n272442/n272530/n273736/n273781/n3346251/n3352920/15910.html.

[2] Shieh Y C, Baric R S, Woods J W, et al. Molecular surveillance of enterovirus and norwalk-like virus in

oysters relocated to a municipal-sewage-impacted gulf estuary [J]. Appl Environ Microbiol, 2003, 69 (12): 7130 – 7136.

[3] Schuster C J, Ellis A G, Robertson W J, et al. Infectious disease outbreaks related to drinking water in Canada, 1974—2001 [J]. Can J Public Health, 2005, 96 (4): 254 – 258.

[4] Colorado Department of Public Health and Environment Communicable Disease Epidemiology Program [EB/OL]. Investigation and management of norovirus outbreak in long term facilities. Revised June, 2006, 1 – 6. http://www.cdphe.sate.co.us/dc/Epidemiology/nornvirus/guidelines.2006.final.pdf.

[5] Dale K, Kirk M, Sinclair M, et al. Reported waterborne outbreaks of gastrointestinal disease in Australia *are predominantly* associated with recreational exposure [J]. Aust N Z J Public Health, 2010, 34 (5): 527 – 530. doi: 10.1111/j.1753 – 6405, 2010. 00602. x.

[6] Howard C M, Handzel T, Hill V R, et al. Novel risk factors associated with hepatitis e virus infection in a large outbreak in northern Uganda: results from a case-control study and environmental analysis [J]. Am J Trop Med Hyg, 2010, 83 (5): 1170 – 1173.

[7] Siqueira A A, Santelli A C, Alencar L R Jr., et al. Outbreak of acute gastroenteritis in young children with death due to rotavirus genotype G9 in Rio Branco, Brazilian Amazon region, 2005 [J]. Int J Infect Dis, 2010, 14 (10): e898 – 903.

[8] Yang H H, Gong J, Zhang J, et al. An outbreak of Salmonella Paratyphi A in a boarding school: a community-acquired enteric fever and carriage investigation [J]. Epidemiol Infect, 2010, 138 (12), 1765 – 1774.

[9] Yoder J, Roberts V, Craun G F, et al. Surveillance for waterborne disease and outbreaks associated with drinking water and water not intended for drinking—United States, 2005—2006 [J]. MMWR Surveill Summ, 2008, 57 (40): 1105.

[10] Reeck A, Kavanagh O, Estes M K, et al. Serological correlate of protection against norovirus-induced gastroenteritis [J]. J Infect Dis, 2010, 202 (8): 1212 – 1218.

[11] 丁华, 邓晶, 谢立, 等. 一起涉及7所学校的Ⅰ型诺如病毒感染性腹泻暴发调查 [J]. 疾病监测, 2010, 25 (4): 279 – 281.

[12] Beaudeau P, de Valk H, Vaillant V, et al. Lessons learned from ten investigations of waterborne gastroenteritis outbreaks, France, 1998—2006 [J]. J Water Health, 2008, 6 (4): 491 – 503.

[13] Kesson A M, Benwell N, Elliott E J. Norovirus diarrhoeal disease in infants and children [J]. Med J Aust, 2010, 192 (2): 108 – 109.

[14] Michael B G. Field epidemiology [M]. Changsha: Hunan Science & Technology Press, 2005.

[15] Veeravigrom M, Theamboonlers A, Poovorawan Y. Epidemiology and clinical manifestation of rotavirus and norwalk-like viruses in Thai children [J]. J Med Assoc Thai, 2004, 87 (Suppl 2): S50 – S54.

[16] 曾玫, 陈洁, 龚四堂, 等. 我国五所城市儿童医院诺如病毒和轮状病毒腹泻的流行病学监测 [J]. 中华儿科杂志, 2010, 48 (8): 564 – 570.

案例 16
小百货店里发生的一氧化碳中毒事件

学习目的

- ☞ 掌握判断非职业性室内空气中毒的方法。
- ☞ 掌握室内空气中毒与食物中毒的区别。
- ☞ 熟悉室内空气模拟试验在本次中毒判断中的作用。
- ☞ 掌握本次中毒确诊的依据。
- ☞ 了解室内空气流通的重要性。

第一部分 背 景

2004年4月30日16时10分,广州市CDC接到某医院急诊科电话,称该急诊科刚刚接诊2名昏迷病人,是东山区(现越秀区)龟岗大马路某商店服务员,送诊人员述说下午商店内闻到异味,后发现店内2名工作人员昏迷,即送该医院抢救。医院已进行了吸氧等一系列抢救治疗,请中心查明中毒原因以继续进行治疗。

问题1:收到医院的报告后,应作出什么样的判断?还要考虑什么?
参考答案:
(1)到医院核实报告内容。
(2)了解引起空气中毒的常见原因、检测手段。

广州市CDC接报后即于16时30分由环卫科带采样器具及仪器立即赶往现场进行调查和检测,实验室立即启动仪器,做好检测准备;同时通知东山区(现越秀区)CDC派人到现场;立即向卫生局报告,并请求职业病防治院介入调查。

第二部分 现场调查

一、商店基本情况

发生事故的某百货店位于东山大街，是小型百货店，处于繁华居民区，附近没有工矿企业。该店呈狭长通道型，西向马路处为门口，整个店堆满了日用货品，多为床上用品（如竹席、革席、枕头、被单等），店后一狭窄通道连接一楼梯间，5 m² 左右，商店面积 50 m² 左右。整个店除了店门外，3 面墙壁均没有窗户及出口，该店左边是一小杂货店，右边为一眼镜店，通风条件甚差。店内只有一个电热水壶，没有煮食器皿。

该店附近地区上午 10 时左右至下午 4 时左右停电，2 名店员一直在楼梯间休息，另一员工在卖货，其中中毒的一个店员中午买了盒饭吃。停电期间相邻的眼镜店用发电机发电，下午 3 时左右发现该店楼梯间 2 名店员昏睡不醒，即打 120 送医院急救。其他店铺和居民区没有中毒人员报告。

二、患者情况

2 名患者为夫妇，男患者 56 岁，女患者 55 岁。两患者主要症状是抽搐、昏迷。夫妇二人及另一员工于上午 9 时开店，9 时多停电，眼镜店开始发电。15 时左右该店负责人来到店中发现 2 人昏迷才送医院。另一员工在外面卖货区，不知里面发生的情况。

三、现场检测情况

调查人员对该百货店布点监测，卖货区 1 个点，杂物区及楼梯间各 1 个点。监测项目：一氧化碳、二氧化碳、二氧化硫、二氧化氮、甲醛、总挥发性有机物。

一氧化碳浓度范围在 36.9～56.1 mg/m³，甲醛浓度范围在 0.10～0.18 mg/m³，二氧化碳浓度范围在 0.073%～0.079%，二氧化氮浓度范围在 0.24～0.38 mg/m³，二氧化硫浓度范围在 0.37～0.45 mg/m³，总挥发性有机物浓度范围在 114～117 mg/m³。结果显示一氧化碳浓度超标（5～6 倍）、总挥发性有机物浓度超标（190 倍）。

问题 2：如何区别有毒气体中毒和食物中毒？根据目前所掌握的信息，该事件是否可确认为一起"有毒气体中毒"事件？
参考答案：
　　从目前情况看，这起事件因 2 名患者发病急、病程进展快，神经系统症状明显，没有腹痛、腹泻、呕吐等症状，结合现场检测结果，可以判断应该不是食物中毒，可初步确认是有毒气体中毒，但主要有毒气体是什么，仍不能确认。虽然现场一氧化碳浓度超标 5 倍多，总挥发性有机物浓度超标 190 倍，但总挥发性有机物不是定性指标，主要引起中毒的气体是什么，仍需进一步确认。由于医院只是做一般血常规检测，没有检测血 HbCO，因此也未能为确诊是一氧化碳中毒提供证据。

根据患者症状、现场调查及检测结果，调查组初步确定为气体中毒。

问题3：室内气体中毒调查，除了现场监测有毒气体，现场调查人员还要如何获得确认中毒的数据？

参考答案：
由于气体来去无踪，虽然现场监测结果一氧化碳、总挥发性有机物超标，但气体从何而来，应该在现场做模拟试验进行中毒气体确认。

问题4：根据广州市 CDC 的检验结果，应作哪些考虑？能否按结果报称是以一氧化碳为主的有毒气体中毒？下一步怎么做？

参考答案：
根据现场检测结果及现场调查，可以初步判断是有毒气体中毒，但这次中毒气体的来源显得有些扑朔迷离，店内没有产生有毒气体的源头，附近也没有其他中毒人员，该如何作模拟试验，需进一步调查。

调查组进一步调查，发现这起事件令人困惑。该百货店最近没有装修过，装饰陈旧，虽然通风严重不良，但售卖的货品，多为床上用品，没有化工原材料，店内没有煮食器皿，也没有液化气瓶或煤气管道；百货店周围也是居民区及小商铺，没有其他工矿企业可能产生或排放能引起人体急性中毒的气体。那么有毒气体是从哪里来的呢？

当调查人员再进一步检查楼梯间时才发现墙角边有缝隙与右面的眼镜店后面的杂物房相通，于是调查人员把目光转向隔壁眼镜店后面的杂物房。与此同时，该百货店那个未中毒的员工反映：自上午 10 时左右停电开始，相邻的眼镜店便用发电机发电。

有毒气体是否是从发电机发电时产生的？

调查组进一步对该商店附近商铺进行调查，由于该地区从 10 时左右至下午 16 时左右停电，停电期间相邻的眼镜店用发电机发电。是否是由发电产生的有毒气体？调查组带着疑问检查了眼镜店。

问题5：为什么生活中容易引起一氧化碳中毒（煤气中毒）？

参考答案：
一氧化碳与空气的密度相差小，不容易扩散出去，既不容易下沉也不容易上升，所以，当室内一氧化碳浓度升高，且通风不良时，很容易由于一氧化碳聚积而导致中毒。

四、眼镜店情况

眼镜店面积及形状与某百货店相似，前面为眼镜售卖区，后面间隔有杂物房，杂物房没有窗及通风装置，杂物房右边为一洗手间。眼镜店内有一台柴油发电机，平时摆放在杂物房，发电时搬至洗手间，并把洗手间门关闭，但没有将发电机进排气管接到室外，洗手间的门下部位是百叶式的。眼镜店杂物房旁边刚好就是该百货店楼梯间，2店间有管线相通，可见较大的缝隙。

> 问题6：柴油发电机发电会产生什么有害气体？
> 参考答案：
>   柴油发电机工作时会消耗大量氧气，生成水、二氧化碳、一氧化碳（燃烧不完全时）、氮氧化物等，因此一定要放在室外或通风良好的地方，尤其是柴油机的进排气管要接到室外。

> 问题7：在深入调查中要突出的工作重点的意义是什么？
> 参考答案：
>   （1）在室内空气中毒调查中，最重要的证据是现场检测出中毒气体，并找到有毒气体产生的原因。如果现场检测不出来，可在保证安全的前提下尽可能进行模拟试验，以证实中毒气体及其来源。如果现场仪器不能检测该气体，可以收集空气样品回CDC实验室检测或者到职业病防治院送检。
>   （2）病人血液的HbCO检测可提供有利的证据，据此即可确诊。但如果是混合性气体中毒或者医院没有考虑，太迟抽检，HbCO有可能不高。
>   （3）CDC需配备常见室内空气中毒气体检测仪器，检测限值需比日常公共场所检测仪器限值大，如果用日常公共场所检测仪器检测，超过限值会检不出来而且会造成仪器损坏。

调查人员决定要求该眼镜店重新发电，模拟发电现场情况，并在眼镜店洗手间及杂物间各布一个点。当发电机发动时，整个眼镜店（杂物房处最严重）和隔壁百货店，尤其后面——杂物处、楼梯间处充满刺激气味。

1. **发电前**

眼镜店杂物房一氧化碳浓度为 5.5 mg/m^3，甲醛浓度为 0.05 mg/m^3，二氧化碳浓度为 0.073%，二氧化氮浓度为 0.53 mg/m^3，二氧化硫浓度为 0.16 mg/m^3，总挥发性有机物浓度为 123 mg/m^3；洗手间内一氧化碳浓度为 2.5 mg/m^3，甲醛浓度为 0.04 mg/m^3，二氧化碳浓度为 0.073%，二氧化氮浓度为 0.47 mg/m^3，二氧化硫浓度为 0.13 mg/m^3，总挥发性有机物浓度为 114 mg/m^3。

2. **发电机开动7分钟后**

（1）百货店一氧化碳浓度 >228 mg/m^3，甲醛浓度为 0.10～0.20 mg/m^3，二氧化碳浓度为 0.073%～0.079%，二氧化氮测定受干扰，二氧化硫浓度为 5.73～7.43 mg/m^3，总挥发性有机物浓度为 159～179 mg/m^3。

（2）眼镜店杂物房一氧化碳浓度 >228 mg/m^3，甲醛浓度为 0.06 mg/m^3，二氧化碳浓度为 0.073%，二氧化氮测定受干扰，二氧化硫浓度为 12.58 mg/m^3，总挥发性有物浓度为 183 mg/m³。（发电机在洗手间，发电时味道非常刺激，鼻、眼口腔很难受，调查人员又没有配备有氧气装置的呼吸面罩，因安全原因未测洗手间的数据。）

发电后各项指标较发电前显著升高。

第三部分 结 论

从监测结果及现场调查情况来看，初步认为该次中毒主要是由患者过量吸入一氧化碳引起。

一、监测结果

发电前百货店由于本身通风不好，所测的一氧化碳、二氧化氮、甲醛、总挥发性有机物均偏高甚至严重超标，发电后这些项目除二氧化氮外，加上二氧化硫都有不同程度的升高，尤其是一氧化碳更是超过标准的 22 倍以上。发电前眼镜店存放发电机的杂物房和洗手间只有总挥发性有机物超标，发电后（因发电时洗手间的门是关闭的，所以没有测定发电时洗手间内的指标）二氧化硫明显升高，一氧化碳与百货店一样，超过标准的 22 倍以上。见表 3-16-1。

表 3-16-1 事故现场气体测定结果

（单位：mg/m³）

	眼镜店				百货店						标准值*
	杂物间		洗手间		发货区		杂物区		楼梯间		
	发电前	发电后	发电前	发电后	发电前	发电后	发电前	发电后	发电前	发电后	
一氧化碳	5.5	>228.0	2.5	—	36.9	>228.0	44.0	>228.0	56.1	>228.0	10.0
二氧化碳	0.073	0.099	0.073	—	0.077	0.073	0.073	0.074	0.079	0.079	0.100
二氧化氮	0.53	受干扰	0.47	—	0.38	受干扰	0.34	受干扰	0.24	受干扰	0.24
二氧化硫	0.16	12.58	0.13	—	0.37	5.73	0.39	7.34	0.45	12.58	0.50
甲醛	0.05	0.06	0.04	—	0.10	0.10	0.20	0.20	0.17	0.18	0.10
总挥发性有机物	123.0	183.0	114.0	—	177.0	180.0	114.0	179.0	106.0	159.0	0.6

*室内空气质量标准 GB/T 18883—2002。

（1）眼镜店发电机发电时，产生大量一氧化碳，浓度为大于 228 mg/m³，二氧化硫和总挥发性有机物也相继升高，引起隔壁百货店一氧化碳也急剧升高（大于 228 mg/m³），由于停电时间接近 6 小时，发电机也发电将近 6 小时，一氧化碳等有害气体浓度肯定比现场调查发电机开动 7 分钟时更高，因此导致售货员较长时间内吸入高浓度的一氧化碳而引起中毒。

(2) 百货店严重通风不良，导致店内一氧化碳等有害气体堆积，也是这次中毒的重要因素。

那么为什么百货店前售货的员工和眼镜店的员工在这次事件中没有发生中毒？这是因为店前和店后相距一定距离，且有门相隔，一氧化碳浓度相对较低，更重要的是两店营业时都大开店门，保证空气流动通畅，而百货店后面的楼梯间却密不透风；眼镜店的发电机放在店后的卫生间里，而且关门开窗使用，导致了事件的发生。见图3-16-1。

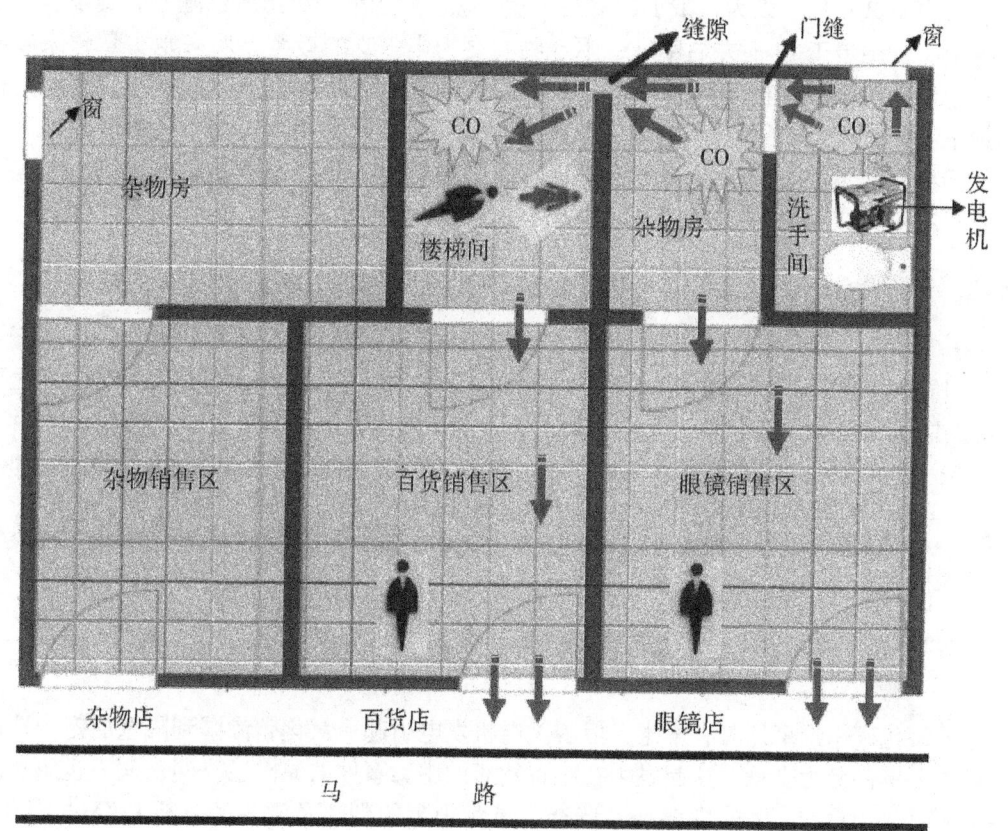

图3-16-1 中毒现场示意图

问题8：眼镜店发电如何导致百货店员工中毒？
参考答案：
　　百货店楼梯间三面是墙，其中一边与眼镜店相连，由于电线管线相连，看见较大的缝隙，放置了发电机的眼镜店洗手间密闭性很差，发电产生的有毒气体从洗手间渗漏到杂物房，再渗漏到百货店楼梯间，导致在百货店楼梯间休息的2名店员中毒。

二、患者情况

2名患者为夫妇，男患者56岁，女患者55岁，调查时间为下午6点左右，2人在中山大学附属第一医院内科急诊室抢救，据医生介绍，2人已清醒过来。

两夫妇及另一员工于上午9时开店，9时多停电，眼镜店开始发电，男患者10时许在楼梯间地下睡觉（平时两夫妇轮流休息），11时左右，女患者感觉头晕、难受、不舒服，就坐于杂物处，以为是饿了，就买了盒饭吃。由于另一男患者已睡着，她没有叫醒其吃饭。女患者于14时左右呕吐，呕吐物主要为中午吃的饭菜。后来她头晕越来越明显，意识不清晰，自找驱风油涂抹，又叫丈夫起来，但叫不醒（男患者一直睡在楼梯间地下），于是她自行到床上睡觉，之后又呕吐一次，发觉视物模糊。男患者在地下抽搐，但自己起不来。15时左右该店负责人来到发现这种情况才送他们去医院，经医院抢救，2人于17时40左右苏醒。

> **问题9**：为何眼镜店发电，眼镜店员工和百货店另一员工没有中毒？
> **参考答案**：
> 　　眼镜店销售区与杂物房有门相隔，密封较好，调查人员在做模拟试验时，该区域基本闻不到刺激性气味。百货店另一员工一直在销售区，销售区正对马路，相对比楼梯间通风好，检测结果也显示有害气体浓度比楼梯间低，所以，眼镜店员工和百货店另一员工没有中毒。

第四部分　讨　　论

一氧化碳中毒事件时有发生，但因发电机发电引起一氧化碳渗漏到隔壁店室内造成人员中毒事件极为少见。这起发生在小百货店的中毒事件的原因已查明，病人也康复出院，但引起中毒的原因非常蹊跷，调查人员对中毒的判断及源头的分析是经过不断考证、结合模拟试验得出的结果。

（1）模拟试验在这次中毒事件调查中起到了较好的作用。由于气体来去无踪，除非是已经明确的泄漏物或爆炸物，否则只要室内一通风，有毒气体就很快消散在大气中。在处理室内空气中毒事件时，经常是调查人员到现场后，已经测不出什么有毒气体超标了。要还原中毒环境，必须经过现场调查发现有毒气体的源头，进行现场模拟试验（当然是在保证安全的前提下），通过模拟试验，找出当时现场有毒气体产生的情况及推断有毒气体浓度，为判断中毒原因提供科学证据。

发生该事件的百货店由于本身通风不好，当调查人员来到现场，所测的一氧化碳、二氧化氮、甲醛、总挥发性有机物均偏高甚至严重超标，通过模拟试验——隔壁店柴油发电机发电，这些项目除二氧化氮外，加上二氧化硫都有不同程度的升高，尤其是一氧化碳更是超过标准的22倍以上。发电前眼镜店存放发电机的杂物房和洗手间只有总挥发性有机物超标，发电后（因发电时是关闭洗手间的门，所以没有测定发电时洗手间内的指标）二氧化硫浓度明显升高，一氧化碳与百货店一样，超过标准的 22 倍以上。由于停电时间接近 6 小时，发电机也发电将近 6 小时，一氧化碳等有害气体浓度肯定比现场调查时模拟试验发电机开动 7 分钟时更高，从而导致售货员较长时间内吸入高浓度的一氧化碳而引起中毒。

（2）室内空气中毒临床症状与食物中毒症状有些类似，因为是同一个店的人员或者同一家庭成员中毒，可能有共同进食史，遇到病人病情严重不能诉说时，需迅速进行排查找出中毒原因。可以建议医院做血液中 HbCO 饱和度检测，但如果不是主要由一氧化碳引起的中毒，检测血 HbCO 饱和度的意义就不大。室内一氧化碳中毒事件相对食物中毒事件少很多，包括这起中毒事件，医院也没有及时做该项检测。这次事件的患者虽然是两夫妇，但没有进食史，而且店内总挥发性有机物等其他有毒气体浓度较高，有刺激性气味，故可以排除食物中毒。

一氧化碳是一种无色、无味、无刺激性的气体，是一种血液、神经毒物，吸入体内后与血液中的血红蛋白呈可逆性结合，一氧化碳与血红蛋白的结合力比氧气与血红蛋白的结合力大 200～300 倍。一氧化碳对人体的危害，主要取决于空气中一氧化碳的浓度和人与一氧化碳接触的时间，接触者血液中 HbCO 与空气中的一氧化碳浓度成正比，中毒症状则取决于血液中 HbCO 饱和度。二氧化硫为无色、强刺激性、臭味气体，主要会引起呼吸道刺激症状和损害。空气中总挥发性有机物对人体的影响主要是嗅觉、刺痛感、黏膜刺激、过敏、呼吸道症状、神经毒性作用等，由于所含有机物品种繁多，不可能一一定性，我国测定该指标主要是选择了甲醛、苯、甲苯、对（间）二甲苯、邻二甲苯、苯乙烯、乙苯、乙酸丁酯、十一烷作为应识别组分。

（3）普及室内通风卫生知识及使用发电机、热水器等的卫生常识。该次事件是由于室内通风不良，高温停电，隔壁店违规在室内使用发电机，导致店内一氧化碳等有害气体泄漏、堆积而造成人员中毒。

CDC 人员在工作中应多学习，了解各种在生活、工作中易引起室内空气中毒的因素。在这起事件中，如果不清楚发动机发电会产生有毒气体的常识，就很难查明中毒原因。因此，应加强使用发电机、热水器等人们常用的小型机器或家电的卫生常识，做好使用的卫生指导，并加强全民卫生知识教育，做好有关卫生宣传，提高人们对室内通风排气重要性的认识。

（钟嶷　王鸣）

点评：

这起事件得以调查清楚，除了依靠专业人员专业、细致入微的流行病学调查，对事故的环境卫生条件作了评估，更为难得的是没有"一叶障目"，对周边环境的影响因素也进行了全面的调查，不放过细节，才能发现中毒根源在"旁边"。为了验证现场流行病学的调查结果，调查人员又进行了模拟现场的试验，用科学的方法确认了这起十分罕见的一氧化碳中毒事件。

参考文献

[1] 杨克敌. 环境卫生学 [M]. 北京：人民卫生出版社，2003（5）：74-80，262.
[2] 民用建筑工程室内环境污染控制规范（GB 50325—2010）.
[3] 室内空气质量标准（GB/T 18883—2002）.

案例 17
水源性细菌性痢疾暴发现场调查

学习目的

- 掌握暴发现场调查的基本步骤。
- 掌握病例对照研究的设计。
- 熟悉如何提出病因假设并验证和修订。

第一部分 背 景

2006年6月26日上午，某省 CDC 接到某市 CDC 上报突发公共卫生事件报告系统的一起痢疾暴发疫情，涉及3所相邻的学校，病例28例。省 CDC 传染病预防控制所派出工作人员赴疫区进行调查处理。

报告中称，当地已在9例病例中检出6例宋内氏痢疾杆菌。疫情涉及的 TS 镇中心小学、TS 镇初中、JS 市第八中学3所学校分别有班级9、12、14个，学生574、670、821名，共有教职员工147人。3所学校位置相邻，处于该镇同一个村，该地区为比较缺水的地区，无自来水管网供水，3所学校使用同一水源，为一小溪边井水，此井由3所学校共同出资建成且共同管理，仅供3所学校使用。

问题1：哪些情况有必要开展现场调查？
参考答案：
(1) 公共危害严重的（包括已知的或可预见的高罹患率、出现死亡病例甚至高死亡率，超过预期水平等）。
(2) 不明原因的（包括未知病原体、未知传染源、传播途径等）。
(3) 开展深入研究的需要。
(4) 培训现场流行病学人员的需要。
(5) 公众、媒体关注的。
(6) 领导关注的。
(7) 传染性强或新发传染病等。

省 CDC 考虑到本次调查具有相应的公共卫生意义，如涉及的 3 所学校，学生数量较多，危害性较大，且正值暑假前夕，学生放假易扩散到社区，调查可以为相关学员提供现场培训，所以决定派出人员参与现场调查，核实细菌性痢疾暴发疫情，查明疫情的暴露因素和来源，并根据疫情的情况，采取相应控制措施控制疫情。

问题 2：赴现场之前应做哪些准备？
参考答案：
（1）各种人员、物资的准备：人、财、物（采样检验器材、调查表等）、通讯用品、交通工具、个人防护用具、相关知识文献等。
（2）行政部门：行政程序，争取行政上的支持。
（3）咨询和顾问：和谁联系，由谁负责，现场协调等。

第二部分　现场调查

流行病学调查组开始制订本次调查的方案，并开始进行现场调查。

问题 3：现场流行病学调查步骤有哪些？
参考答案：
（1）准备工作。
（2）确定暴发流行是否存在。
（3）确认诊断。
（4）定义、核对和采访病例。
（5）描述人、地点和时间特征。
（6）建立假说。
（7）通过分析研究评估假说。
（8）再考虑、再修订和再测试假说。
（9）实施控制措施（边调查边控制）。
（10）撰写报告交换资讯。

问题 4：根据以上资料，能判断本次事件是疫情暴发吗？
参考答案：
根据痢疾暴发疫情判定标准来判断。
《国家突发公共卫生事件相关信息报告管理规范（试行）》规定：细菌性痢疾和阿米巴性痢疾：3 天内，同一学校、幼儿园、自然村寨、社区、建筑工地等集体单位发生 10 例及以上细菌性痢疾和阿米巴性痢疾病例，或出现 2 例以上死亡。
因此，本次事件属疫情暴发。

问题5：调查组到现场后首先应向当地了解哪些内容？
参考答案：
（1）了解本次事件概况，包括首例病例或首诊医生、已经开展调查的情况（方法、结果）、已撰写的调查报告、上报反馈情况、采取的初步措施及效果、最新进展等。
（2）了解调查中已出现或可能出现的敏感问题。
（3）确定当地资源：监测、应急、检测能力，存在的问题。
（4）后勤服务提供者。

问题6：核实诊断需要了解哪些信息？
参考答案：
（1）流行病学已调查资料（听取当地业务人员介绍疫情情况、一般情况、学校发病情况）。
（2）临床资料（首例病人发病情况、多数临床表现）、访问病人（临床医生、病人访谈、查阅病历）。
（3）实验室检测资料等。

调查组到达现场后，初步了解了一些疫情相关的概况。

本次疫情共涉及3所相邻的学校，镇中心小学、镇初中、市第八中学分别有班级9、12、14个，学生574、670、821名，共有教职员工147人。同处于该镇某村，该地区为比较缺水的地区，无自来水管网供水，3所学校使用同一水源，为一小溪边的井水，此井由3所学校共同出资建成且共同管理，仅供3所学校使用。井水由水泵抽到蓄水池再通过管道输送到各学校。另外，校内卫生状况较差，厕所和垃圾堆积处苍蝇较多。3所学校各有独立的食堂，学生可自带食物或在食堂就餐。

6月23日以来，JS市TS镇卫生院相继接到28例以发热、腹痛、腹泻为主要症状的病例。首发病例王××，女，13岁，某村人，镇中心小学六（1）班学生，住10号学生宿舍。6月19日发病，无发热，有腹泻7天，最多一天5次，稀便，伴有腹痛，为脐周隐痛，无里急后重，无恶心、呕吐、头晕、头痛，为轻型病例；每天2～3次饮用生水史，无可疑就餐史，主要就餐方式为自带菜。宿舍卫生一般，苍蝇较少，未就诊，自行服药，药物不详，6月27日肛拭子粪便培养未见痢疾杆菌。常规检验结果为：有白细胞、红细胞及脓细胞，根据临床表现开始考虑可能是肠道传染病。周边学校无类似病人就诊。

实验室检验首次于6月23日由JS市CDC采集了17例病例的粪便标本进行检测，在其中的11份中检出了宋内氏志贺氏菌，检出率为64.7%。6月27日对26例病例及94例对照，用肛拭采样进行粪便培养，结果2例病例及11例对照中检测出宋内氏志贺氏菌；其中26例中17例已服用药物，对照组中均未服药，对照人群的粗带菌率为11.7%。

根据以上调查资料,初步核实诊断为一起学校细菌性痢疾暴发疫情,暴发原因或危险因素有待进一步调查。

调查组根据前期调查情况,制定病例定义进行搜索和开展分析性流行病学研究。

调查组制定的病例定义为:

(1) 疑似病例:该疫区2006年7月以来出现腹泻者(腹泻1次以上,伴大便性状改变如水样便、稀便、黏液便、脓血便)。

(2) 临床诊断病例:疑似病例 + 发热症状(>38℃)。

(3) 实验室确诊病例:疑似病例或临床诊断病例中,粪便被检出宋内氏痢疾杆菌者。

> **问题7**:根据制定的病例定义,考虑从哪几个方面搜索病例来源?
> **参考答案**:
> 根据当地当时情况,可选择:
> (1) 学校医务所就诊记录。
> (2) 学校缺勤记录。
> (3) 村卫生室及乡镇卫生院。
> (4) 对村民、学校老师、学生进行访谈等。

共搜索病例48名,其中疑似病例14名。对患者进行个案调查,经核实诊断,符合病例定义的有临床诊断病例26名,确诊病例8名,均为学生,未发现有教师及村民患类似疾病。病例最早发生在6月19日,末例病例发生于6月27日。持续9天,出现两个高峰,于6月22日出现最高峰,于6月26日出现次高峰。见图3-17-1。

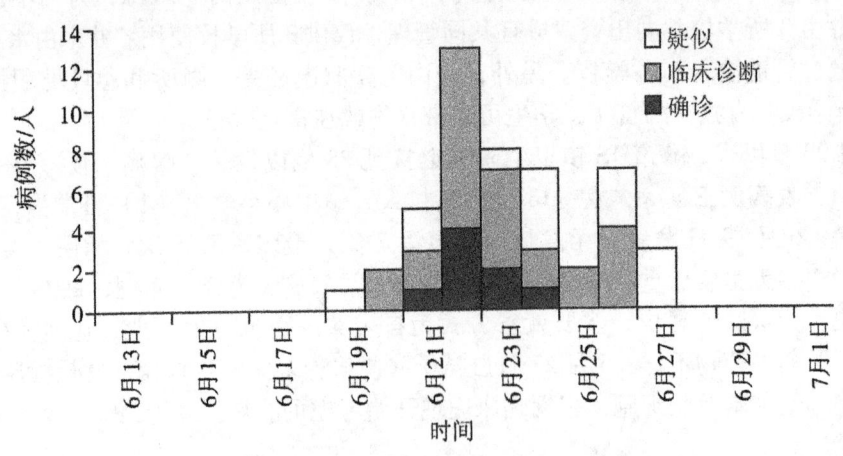

图3-17-1 TS镇3所学校细菌性痢疾暴发流行曲线

病例以男性为主,男性为34名,女性为14名,男女比例为1:0.41。男性罹患率为3.16%,女性罹患率为1.42%,男女罹患率有统计学显著性差异($\chi^2 = 28.956$, $P = 0.000$)。

本次疫情共累及 15 个班级，占全部班级的 42.9%（15/35）。其中以小学班级累及率最高，达到 77.8%（7/9）；其次是初中，达到 41.7%（5/12）；再次是高中，达到 21.4%（3/14）。

3 所学校总的罹患率为 2.32%（48/2 065）。其中小学最高为 3.31%（19/574）；其次是初中，为 2.69%（18/670）；再次是高中，为 1.34%（11/821）。见表 3-17-1。

表 3-17-1　某镇 3 所学校细菌性痢疾班级罹患率

学校	班级	病例数/人			罹患率/%		
		男	女	合计	男	女	合计
小学	一（1）	2	0	2	6.06	0.00	3.45
	二（1）	0	1	1	0.00	3.57	1.89
	四（1）	4	1	5	11.76	3.70	8.20
	四（2）	3	0	3	8.82	0.00	5.00
	五（2）	0	1	1	0.00	2.78	1.45
	六（1）	2	3	5	5.56	9.38	7.35
	六（2）	1	1	2	3.23	2.63	2.90
	小计	12	7	19	4.12	2.47	3.31
初中	一（2）	0	1	1	0.00	4.00	1.89
	一（4）	7	1	8	25.00	4.35	15.69
	一（6）	1	0	1	3.70	0.00	1.96
	二（2）	5	2	8	16.67	6.67	11.67
	二（4）	0	1	1	0.00	3.13	1.69
	小计	13	5	18	3.62	1.61	2.69
高中	一（1）	7	0	7	21.21	0.00	12.50
	二（1）	2	0	2	6.67	0.00	3.03
	二（5）	0	2	2	0.00	8.00	3.33
	小计	9	2	11	2.11	0.51	1.34
合计		34	14	48	3.16	1.42	2.32

住宿生共有 37 例病例，罹患率为 2.55%（37/1 453）；走读生 11 例病例，罹患率为 1.80%（11/612）。走读生与住宿生罹患率无统计学显著性差异（$\chi^2 = 1.064$，$P = 0.302$）。住宿生中初中最高，为 3.85%（18/468）；其次是小学，为 3.42%（8/234）；

再次是高中，为 1.46%（11/751）。本次疫情累及 16 个宿舍，总累及率为 15.1%（16/106）。其中小学最高，为 31.3%（5/16）；其次初中，为 25.9%（7/27）；再次为高中，为 15.1%（4/63）。宿舍总的罹患率前 3 位的是初中 401、高中 408 和小学 2 号宿舍，分别为 38.89%、37.50% 和 33.33%，存在明显聚集性。见表 3-17-2。

表 3-17-2　某镇 3 所学校细菌性痢疾宿舍罹患率

学校	宿舍号	宿舍人数/人	病例数/人	罹患率/%
小学	2	12	4	33.33
	5	12	1	8.33
	9	12	1	8.33
	10	12	1	8.33
	14	12	1	8.33
	小计	234	8	3.42
初中	206	20	5	25.00
	302	18	2	11.11
	305	17	1	5.88
	308	17	1	5.88
	401	18	7	38.89
	403	17	1	5.88
	405	18	1	5.56
	小计	468	18	3.85
高中	305	10	2	20.00
	407	16	1	6.25
	408	16	6	37.50
	502	14	2	14.29
	小计	751	11	1.46
合计		1453	37	2.55

* 未列出无病例的宿舍。

将每个宿舍首例发病时间作为起点，同宿舍其他病例发病时间与首例病例相对间隔天数作为相对发病时间，以相对发病时间作为横坐标，绘制相对发病时间曲线图。见图 3-17-2。

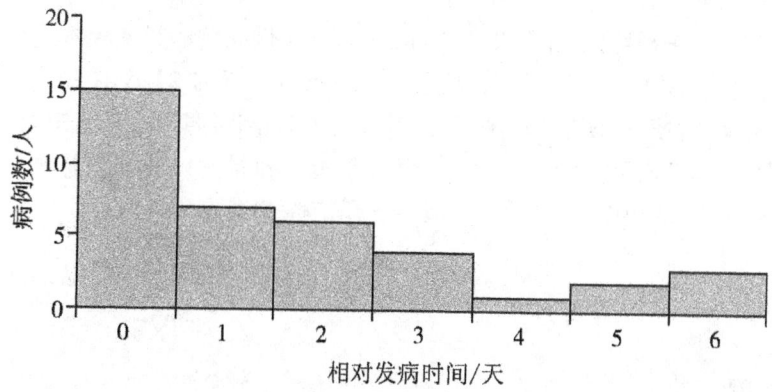

图 3-17-2 TS 镇 3 所学校细菌性痢疾病例按宿舍相对发病时间图

本次疫情临床表现以发热、腹痛、腹泻为主,部分伴有头晕、头痛,少部分有恶心、呕吐、里急后重,属于轻型症状。见表 3-17-3。

表 3-17-3 某镇 3 所学校细菌性痢疾临床症状构成

症状	病例数/人	构成比/%
腹泻	48	100.00
腹痛	42	87.50
发热	34	70.83
头痛	20	41.67
头晕	19	39.58
恶心	7	14.58
里急后重	5	10.42
呕吐	3	6.25

48 例病例粪便性状以稀便和水样便为主,也有黏液便及脓血便。见表 3-17-4。

表 3-17-4 TS 镇 3 所学校细菌性痢疾大便性状构成

粪便性状	病例数/人	构成比/%
稀便	25	52.08
水样	15	31.25
黏液样	2	4.17
脓血	1	2.08
不详	5	10.42

调查人员首次于6月23日由JS市CDC采集了9例病例的粪便标本进行检测，在其中的6份中检出了宋内氏志贺氏菌，检出率为66.7%。6月27日对26例病例及94例对照，用肛拭采样进行粪便培养，结果2例病例及11例对照中检测出宋内氏志贺氏菌，其中26例中17例已服用药物，对照组中均未服药。血常规以白细胞总数升高为主，粪常规有白细胞的占36.49%（27/74），其中5份有脓球细胞。

> **问题8**：根据以上调查，能对暴露模式提出什么假设？
>
> **参考答案**：
>
> 　　细菌性痢疾多见于水源性、食源性及接触传播三种方式。
>
> 　　从流行曲线、当地水源情况、降雨量与流行曲线关系、学校食堂情况等可以提出水源性的可能性较大。
>
> 　　深一层的假设：可能是由于小溪水受污染后渗透到井里，然后被抽给学校使用，而部分学生饮用了不合格的生水后导致发病。
>
> 　　应对村民、学校老师、学生进行访谈等。

> **问题9**：验证假设的方法有哪些？
>
> **参考答案**：
>
> 　　验证假设的方法包括病例对照、队列研究、实验性研究等。

调查组根据调查情况提出了水源性传播的假设，为了验证该假设，调查组决定开展病例对照研究。在病例同宿舍或同班同学中抽取一定数量学生作为对照，并开展直肠棉拭子采样进行粪便培养。病例使用临床诊断和确诊病例。对照的定义为：同宿舍或同班中，6月以来无发热、腹泻、腹痛等症状，且粪便培养阴性的同学。采用统一的问卷，调查表包括一般情况、临床表现、实验室诊断、流行病学调查、比较可疑饮食、饮水来源、卫生习惯等。对照人数严格按照病例定义，对最终所有调查者进行确认，抽取3所学校94名学生作为对照组。但其中检测粪便培养阳性的为11例，粗带菌率为11.7%，最后的对照人数为83人。病例人数：选用临床诊断病例和确诊病例作为病例，有34例。病例与对照比例为1:2.44。

水源暴露因素调查结果：对病例及对照6月19日以来喝生水史进行的调查结果显示，喝生水是患细菌性痢疾的很重要的因素，$OR = 9.61$，$95\% \ CI = 2.52 \sim 42.93$。进一步分析每天喝生水占全天喝水总量的比例与患病的关系发现，饮用生水与患病存在明显的剂量反应关系（$\chi^2 = 40$，$P = 0.000$）。见表3-17-5。

表3-17-5　某镇3所学校细菌性痢疾病例与饮用生水量反应关系分析

饮用生水史	病例/人	对照/人	OR	95% CI
每次都喝	13	2	86.67	10.45～1047.23
生水为主	10	7	19.05	3.50～119.74

续表 3-17-5

饮用生水史	病例/人	对照/人	OR	95% CI
偶尔	8	34	3.14	0.68~16.37
从不喝	3	40	1	—
合计	34	83	—	

饮食暴露因素调查结果：学生就餐分自带餐和学校食堂餐。根据流行曲线图结合细菌性痢疾的潜伏期，假如为食物暴露引起的，暴露时间应为 6 月 19 日。针对学生在学校食堂就餐，及初中教师与学生食堂完全分开的情况，对病例及对照进行食堂就餐情况进行调查，结果显示发病与食堂就餐无关。见表 3-17-6。

表 3-17-6 某镇 3 所学校细菌性痢疾病例与食堂就餐因素分析

	病例/人	对照/人	OR	95% CI
食堂	21	58	0.7	0.28~1.74
非食堂	13	25		
合计	34	83		

其他影响因素调查结果：病例对照中，饭前便后洗手不是本次细菌性痢疾的影响因素，分析见表 3-17-7。提示本次疫情不是以接触传播为主要的传播方式。

表 3-17-7 某镇 3 所学校细菌性痢疾洗手影响因素分析表

饭前便后洗手情况	病例/人	对照/人	OR	95% CI
洗手	31	78	0.53	0.09~3.20
不洗手	3	4		
合计	34	83		

问题 10：目前您能得出什么结论，需要采取什么措施？

参考答案：

这是一起学校细菌性痢疾暴发疫情，但暴露原因目前未明；学校和村庄未发现类似病人。

采取隔离治疗病人和疑似病人、疫点处理、健康教育，以切断传播途径为主的综合性预防控制措施。

原则：边调查边采取控制措施。

应对村民、学校老师、学生进行访谈等。

调查组对学校饮用水、村民饮用水、食堂以及近期本地区降雨量情况进行了调查。

学校饮用水：作为3所学校共同水源的水井，在2000年建成，井深8 m，水井位置靠近一条小溪，水井虽封盖密闭，但其周边卫生状况较差。井台延伸在溪床上，井壁由石块水泥砌成，可见有裂缝。而井水抽入水塔后学校未及时增加补充漂白粉。6月23日由JS市CDC采集了水井水、镇初中、镇中心小学、市八中的管网末梢水进行水质及病原检测。经对水井水的水质检测，发现总大肠菌群和粪大肠菌群均严重超标（>1 600 MPN/100 mL），但未检出宋内氏志贺氏菌。

村民饮用水：村民饮用水源也位于小溪边，紧靠学校用水井，与学校用水井结构和材料均类似，井壁由石块水泥砌成，也可见少许裂缝，水井有加盖。

学校食堂：3所学校各设有食堂一间，供部分学生蒸饭及菜肴烹调之用。与食堂相邻有小卖部1个。经调查，大部分学生自带菜食用。调查学生中否认有共同购买小卖部某种食物史，亦无人反映所售零食有质量问题。

6月23日，当地对水井进行全面抽干清洗并进行过滤消毒后，JS市CDC于6月27日对3所学校管网末梢水及水源水进行水质余氯检测（比色法），选择初中食堂东端、食堂2点、食堂西端、教师宿舍楼及水源水6个点，第八中学食堂、学生宿舍东、学生宿舍西、教师宿舍4个点，小学管网末梢及水源水2点，共计12处管网末梢水及水源水进行余氯检测，均为0.05 mg/L以上。

回顾性调查该地区降雨量水平：经向当地气象部门索取该地6月15—27日降雨量水平，发现该地于6月17日（降水35.4 mm）及6月24日（降水52.2 mm）有降雨高峰。见图3-17-3。

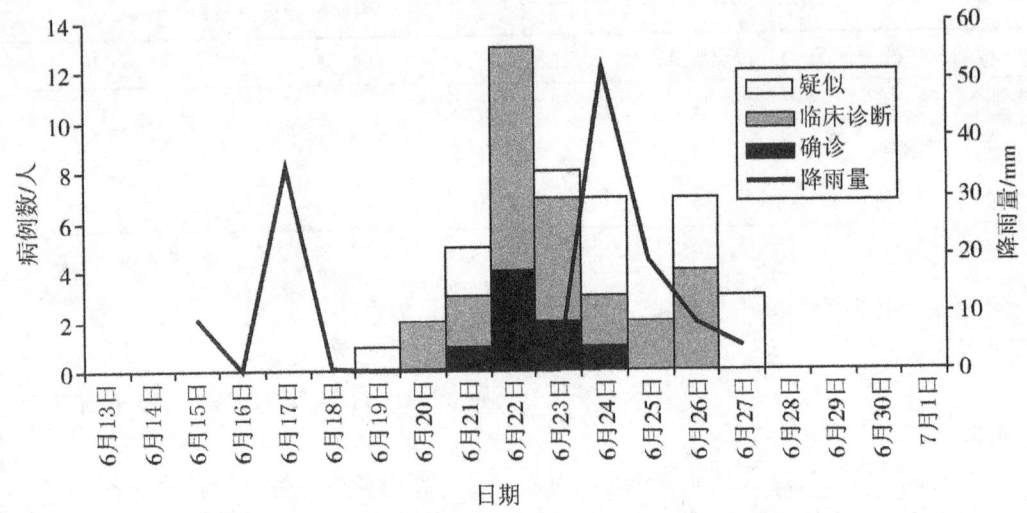

图3-17-3 TS镇三所学校细菌性痢疾暴发与降雨量水平比较

问题11：目前已验证的假设有哪些？
参考答案：
目前已验证的假设为水源性传播比较确定。

问题12：支持小溪水受污染后渗透到井里，然后被抽给学校使用，而部分学生饮用了不合格的生水后导致发病这个假设的依据是否充足？即哪些支持，哪些不支持？

参考答案：

支持依据：

（1）发病高峰前均有大降雨。

（2）小溪上游可见污染源（厕所、菜地）。

（3）井水位于小溪旁边且井壁可见裂缝。

（4）学校的井水大肠菌群超标。

（5）喝生水是重要的危险因素。

（6）喝生水与患病呈明显的剂量反应关系。

不支持的依据：

（1）学校井和村民井地理位置和外环境均一致，但仅见学生发病，未见村民发病。

（2）经过水源水氯化消毒后，仍不能较好地控制疫情。

为了进一步查明这些疑问，调查组对2个水源水进行了比较，结果发现虽然学校用井和村民用井看上去并无差别，但是输送井水的水管走向却有明显的差别。（同中求异法）

修正的假设：造成学校用水受污染的关键不是因为井水直接受污染，而是因为破损的供水系统在经过小溪水面时，大雨造成溪水上涨，淹过小溪水面破损的供水系统，当学校水塔抽水时，负压将混有痢疾杆菌的小溪污水一并抽入到水塔中，学生饮用了消毒不严的生水后，导致发病。见图3-17-4。

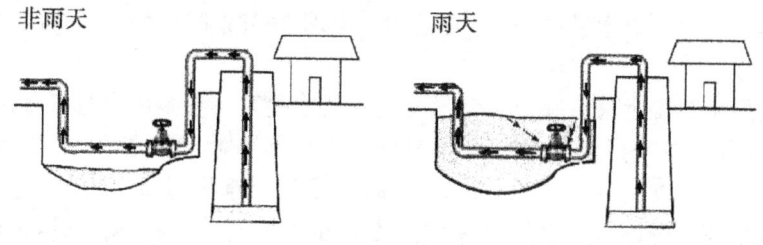

图3-17-4　雨天和非雨天小溪污水进入水管示意图

问题13：根据修订的假设，应如何采取控制措施？

参考答案：

关键是对水管进行改道和修理。

其他：建立病例监测系统，做到及时发现、及时诊断、及时治疗，加强病人隔离治疗；提供足够的开水；开展健康教育，教育学生不喝生水；加强对粪便、垃圾和水井的管理；每天开展严格的氯化消毒及定期检测余氯。

问题14：本次调查符合病因推断的几个原则？

参考答案：

本次调查符合病因推断的以下原则：关联的时间顺序，关联的强度，剂量-反应关系，暴露与疾病的分布一致性（生态学相关），关联的可重复性，关联的合理性，终止效应。

问题15：本次调查有什么局限性？

参考答案：

（1）在选择病例时，仅选择腹泻病人，没有排除其他原因或其他病原体感染的病例，病例定义的特异性不够高。

（2）错分偏倚，可能因部分病例症状轻，未纳入病例。

（3）在所有可疑的外环境和水体中，均未检测到宋内氏痢疾杆菌。

第三部分 结 论

（1）通过核实诊断，可以确定本次疫情为一起细菌性痢疾暴发。从JS市CDC首次采取9例病例粪便培养6例阳性结果及第二次在病例和对照中培养出13例阳性结果来看，可以确定本次疫情为一起由宋内氏志贺氏菌引起的细菌性痢疾暴发。

（2）本次疫情可确定为一起水源性细菌性痢疾暴发。病例对照研究饮用水结果、外环境采样、病例与降雨量的关系、水源水周围实际考察结果均支持本次疫情是由水源性引起的假设。

病例的发生与喝生水情况存在较强的剂量反应关系。水源水中虽未直接检出痢疾杆菌，但总大肠菌群和粪大肠菌群均严重超标，提示有粪便污染的可能。距水井仅0.5 m处为一小溪，流经坝头村，上游处有21个村民生活污水排污口，小溪边生活垃圾也随处可见，卫生环境较差。距水井小溪上游20 m的岸边可见一粪坑，如遇大雨极易溢出，污染小溪。另也有村民反映上游50 m溪边田块曾用人粪施肥，极易造成污染。

将病例的发病时间与当地降雨量结合分析，发现病例发生的两个高峰与降雨量两个高峰刚好相差一个潜伏期。井水抽出以后，水管通过小溪表面约0.3 m，穿过稻田输送到学校水塔，在水管小溪段有一阀门，接口处可见少许井水漏出；大雨时，小溪水淹过水管，对抽水泵造成负压极易引起小溪污水进入水管。

以上调查结果均支持本次疫情为水源性细菌性痢疾暴发。本次疫情发生的根本原因可以初步推断为由于大雨导致村舍粪便或施粪肥污染小溪且小溪水淹过水管，由于抽水泵工作造成水管负压，带有痢疾杆菌的小溪污水通过水管接口进入管网系统，抽入学校水塔后，消毒不够彻底，再加上夏季学校开水供水不足，学生喝生水频次增加。学生由于饮用了存在痢疾杆菌的生水，导致细菌性痢疾病例的发生。

第三章 环境因素类突发公共卫生事件

从班级和宿舍相对发病时间分布曲线图来看,存在明显聚集性,不排除疫情后期可能存在接触传播的传播方式。

(3) 本次疫情的特点以轻症为主,疫情暂未扩散,但仍需警惕。本次病人的临床特点,以轻症为主,个别出现黏液便及脓血便,无严重并发症,目前暂时仅在3所学校的学生中发现病例,教师及附近村民中未发现类似病例。主要原因可能是学生多数有喝生水的习惯,而教师一般都是喝开水,且该井的供水范围仅为3所学校,与当地村民的供水系统完全隔开,导致目前仅为该3所学校的学生患病。但从学校学生患病情况来看,部分班级或宿舍罹患率较高,且粗推算学生中带菌者比例较高,另外目前学生即将放暑假,如果控制措施不及时,不到位,或学生带菌回家,就存在导致附近村民及生源地疫情扩散的可能,因此需要加强警惕。

(4) 疫情控制及追踪。针对以上疫情发生原因,采取了对疫区水源水或管网水定期氯化消毒,教育学生不喝生水,提供足量开水,对水管系统进行改道等措施后,该地已无新发病例发生。

(袁俊)

点评:

本案例是一起完整的水源性细菌性痢疾暴发疫情的现场流行病学调查案例,调查人员严格按照暴发疫情现场调查的基本步骤来开展调查,根据三间分布提出病因假设,并通过病例对照研究的设计、外环境采样、分析病例与降雨量的关系、水源水周围实际考察结果来验证假设和修订假设,明确了疫情发生原因并采取有效的控制措施,是类似暴发疫情调查的较好范本。

参考文献

[1] 袁俊,蔡祖华,莫顺堂,等. 一起水源性细菌性痢疾暴发现场流行病学调查 [J]. 中国热带医学, 2007, 7: 26-27.

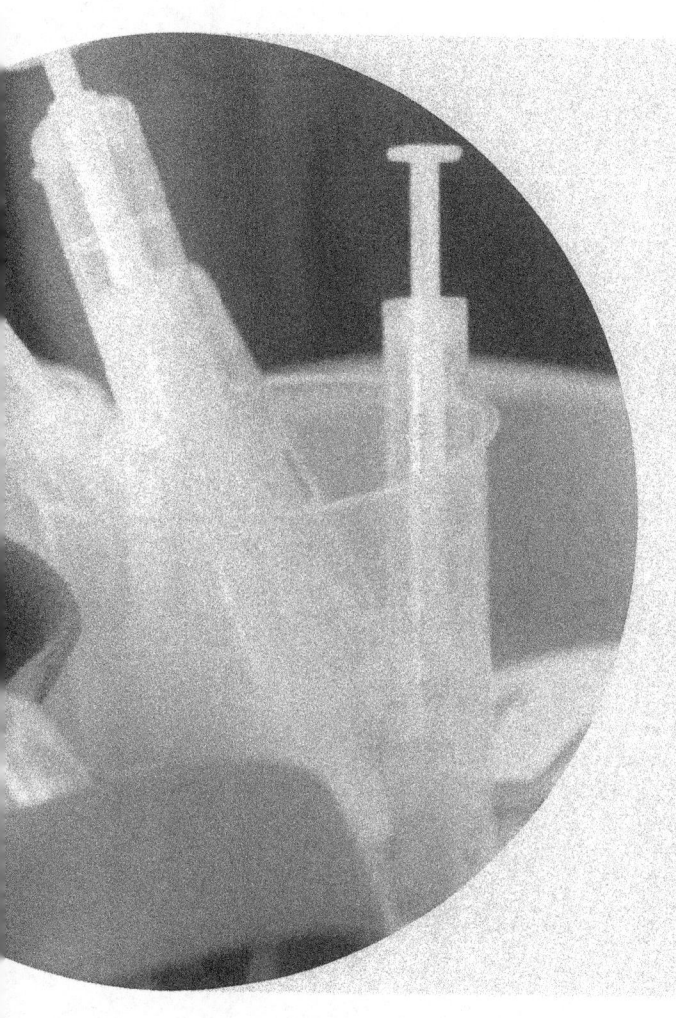

第四章 医源性感染类突发公共卫生事件

第四章 医源性感染类突发公共卫生事件

案例 18
使用过期注射液导致脓肿分枝杆菌感染事件

> **学习目的**
>
> ☞ 掌握医院感染的定义。
> ☞ 了解分枝杆菌的特点。
> ☞ 掌握队列研究的设计。
> ☞ 掌握队列研究与病例对照的优缺点。
> ☞ 熟悉潜伏期的计算。

第一部分 背 景

2006 年 12 月 16 日，广州市 CDC 按照市卫生局的要求成立流行病学调查组，中国现场流行病学培训项目（CFETP）学员及广州市 CDC 流行病学调查人员，会同临床及医院感染组与从化市当地调查组一起到 TP 镇 SG 医院和 YL 村开展"肌内注射后局部硬结、化脓"事件调查。

16 日下午 2 点，各专家组人员分别到达从化市 SG 医院，由广州市卫生局召开流行病调查及治疗工作部署会议。从化市卫生局向专家组介绍了事件发生的经过：

2006 年 10 月，从化市卫生局医政科接到 YL 村一小学教师谢某投诉，其在 YL 村卫生站进行肌内注射后，注射局部出现硬结、化脓。SG 医院赴 YL 村卫生站了解，发现曾有 7 名类似患者，其中 3 名已在该卫生站切开排脓。SG 医院对患者进行调查，发现均为近期内在该卫生站进行肌内注射后出现硬化、脓肿。大部分病例或家长以为是自发疮疖，直至医院调查或从媒体处得知消息后才知道是因注射引起，于是在 SG 医院接受治疗。该事件 12 月 8 日由《广州日报》报道了《30 多村民打针后屁股长脓包》一文，部分村民怀疑是由针剂或针头引起，因大部分病人都接受了 1～2 针头孢拉定的肌内注射，随后，此事件也得到当地各类媒体的广泛关注。医院在治疗过程中曾分别试用过多种广谱抗菌素、喹若酮类、头孢类加抗厌氧菌类、大环内酯类及其克林霉素，但效果都不明显。经过分析考虑分枝杆菌可能性较大，进行诊断性抗分枝杆菌药物（异胭肼、利福平口服，局部丁胺卡那纱条换药）治疗后效果明显。截至 12 月 16 日，SG 医院共发现和治疗了类似病例 28 例，病人在 8 月以来均在 YL 村卫生站肌内注射过头孢拉定或核糖霉素粉针剂。

> 问题 1：除了上述口头汇报资料外，作为流行病学调查人员还应收集哪些资料？
> 参考答案：
> （1）当地的基本概况。
> （2）病人的详细临床症状。
> （3）当地医院已采取的治疗情况。
> （4）当地 CDC 已进行的流行病学调查结果，包括疫情一般情况，病人的三间分布，暴露情况分布等。
> （5）病人、环境采样情况及结果。
> （6）医院、CDC 或病人自己怀疑有哪些可能的因素。

YL 村地属从化市 TP 镇，位于从化市南部，与另外一个区接壤，距离 TP 镇中心 8 km，YL 村现有 3 887 人，常住本村人口约 2 500 人，该村分 20 个自然村。

当地 CDC 和医院调查出，28 例病例中，14 岁以下儿童有 12 人，占 42.9%，年龄最小 8 个月，最大 61 岁。均为 8—10 月上旬因"感冒"、"发热"、"咽喉痛"等原因到 YL 村卫生站就诊，肌内注射了头孢拉定粉针（2 例）、核糖霉素粉针（7 例）、头孢拉定粉剂与地塞米松混合（15 例）、头孢拉定粉剂与病毒唑混合（2 例）、核糖霉素粉针与地塞米松混合（2 例）、核糖霉素粉针与病毒唑混合（2 例），所有病人均肌内注射了头孢拉定或核糖霉素粉针剂。8—10 月以来，该卫生站共肌内注射头孢拉定或核糖霉素 181 人，罹患率 15.5%。医院已将部分病例脓液送市某商业医学检验中心及从化市某中心医院做细菌培养，未发现需氧及厌氧菌生长。经咨询临床专家，脓肿的特点符合寒脓肿的特点，考虑分枝杆菌感染的可能性大。12 月 7 日，市第一人民医院某专家再次采集部分患者脓液、药品、注射器、消毒液及相关环境因素进行检验和细菌培养，其中 5 份病人脓液标本中培养出 4 份分枝杆菌，已送市某胸科医院做分枝杆菌菌型鉴定和药敏，结果未出。12 月 11 日，从化市 CDC 采集了 YL 村卫生站的注射器、棉签、生理盐水、使用中的消毒剂（酒精、碘伏、红汞）、医护人员手、配药台表面、空气（紫外线灯消毒前后）相关标本 14 份，12 月 13 日检验结果显示细菌菌落总数、致病菌（金黄色葡萄球菌、溶血性链球菌、大肠杆菌、沙门氏菌）均在卫生标准范围内。医院近期也对 YL 村卫生站工作人员进行了体检。

> 问题 2：医院感染的概念是什么？根据以上资料，是否可判断为医院感染？
> 参考答案：
> 医院感染：指住院病人在医院内获得的感染，包括在住院期间发生的感染和在医院内获得出院后发生的感染；但不包括入院前已开始或入院时已处于潜伏期的感染。医院工作人员在医院内获得的感染也属医院感染。

第四章　医源性感染类突发公共卫生事件

本起事件按此定义似乎不是一起医院感染，主要是由于感染对象不是住院病人，但按广义的定义讲，医院感染的对象包括住院病人、医院职工、就诊病人、探视者和陪护家属（医院感染管理学，刘振声主编，军事医学科学出版社，2003），应算是医院感染。

问题3：根据目前的调查结果，能否得出头孢拉定或者核糖霉素药剂就是本次事件的原因的结论？为什么？还需考虑哪些因素？
参考答案：

不能。因为引起肌内注射后局部出现感染的原因有很多，在还没有完全清楚卫生站进行医疗活动环节的情况下，根据目前的调查结果不能判断就是头孢拉定或核糖霉素药剂的问题。而且目前只是医院掌握的资料，具体本次事件的发病规模如何，是否真实反应情况还不清楚。还要考虑的因素主要是医务人员操作过程中的所有环节，如操作人员是否带菌（患病），特别是手部、注射器或针头是否污染、消毒剂是否污染、是否有某个病人常来这里看病造成污染、消毒棉球污染、历史基线是多少，是否因为门诊量上升造成如此多的人受感染（对本次事件来说不太可能，因本次这种情况已属于异常现象）、外环境是否存在一个持续污染源等，这些都有待进一步详细调查了解。

问题4：简述对院内感染中分枝杆菌的认识。
参考答案：

分枝杆菌包括结核分枝杆菌复合群（包括结核分枝杆菌、牛分枝杆菌、非洲分枝杆菌、田鼠分枝杆菌）、麻风分枝杆菌、非结核分枝杆菌（NTM），非结核分枝杆菌中部分是致病菌或条件致病菌。近年来，由于连续发生NTM的医院感染的暴发流行事件，已引起了国内外学者的高度重视。NTM广泛分布于自然界，在水、土壤、尘埃、人及动物体内普遍存在。现已知NTM的感染途径有呼吸道、皮肤损伤、胃肠道等。感染源主要为水、土壤和气溶胶，尤其是水，已引起数次NTM医院感染暴发流行。

第二部分　现场调查

随后，流行病学调查组开始制订本次调查的方案。方案大体可以分为4类内容进行，一是对卫生站进行调查，查找可能病因；二是搜索病例，进行病例访谈及三间分布描述及查找病因；三是对其他医疗机构相关因素进行调查；四是进行病例标本和外环境的采样。

通过对 SG 医院和卫生站谢医生的调查，该卫生站进行肌内注射的粉针剂只有两种，一为头孢拉定，一为核糖霉素。这两种粉针剂均需要灭菌注射、用水或生理盐水稀释，地塞米松和病毒唑作为配伍剂使用，但这两种配伍剂又可以用于其他水针剂肌内注射和静脉滴注，头孢拉定不仅用于肌内注射，而且少量用于静脉滴注，核糖霉素仅用于肌内注射。类似这样的卫生站还有 MM、YG、SG 墟三家村卫生站。

> 问题 5：根据以上资料，应从哪些地方进行病例搜索，病例定义是什么？
> 参考答案：
> 搜索来源：主要为医疗机构，即 SG 医院及管辖内的各村卫生站门诊日志、YL 村卫生站处方，并入村搜索，建立监测机制，及时发现病人。
> 病例定义：6 月以来，在 SG 医院辖区医疗机构接受注射治疗（包括肌内注射和静脉滴注）的人群中，注射后出现局部硬结、脓肿者。本次病例定义适当扩大了范围，增加了灵敏度，目的是想尽可能地将所有病人收集到。

从病例的初步特征进行病例定义，病例定义为 6 月以来，在 SG 医院辖区医疗机构接受注射治疗（包括肌内注射和静脉滴注）的人群中，注射后出现局部硬结、脓肿者。

病例搜索来源为 SG 医院及管辖内的 YL、MM、YG、SG 墟等卫生站 6 月以来的门诊日志、YL 卫生站 6 月以来所有处方中进行注射治疗（包括肌内注射和静脉注射）的就诊者。并以义诊形式组建医疗队入村入户进行搜索、特别是关注粉针剂（可能暴露因素）注射者并对这部分人建立病例监测机制，每周定期随访 1 次，如有发病及时报告和就医处理。

截至 12 月 25 日，共发现和接到病例报告 31 例，均为近期就诊于 YL 卫生站并接受注射治疗者。

一、调查情况

1. 时间分布

> 问题 6：因本次疾病为慢发性的疾病，大部分病人在发生硬结和脓肿时均未意识到自己发病，所以无法知道大部分人准确发病日期，这样应如何制作流行曲线？
> 参考答案：
> 流行病学曲线是在进行描述性研究时为推出假设提供帮助，在这里很难找到准确的发病日期，可以用病人首次因硬结和脓肿就诊的时间作为参考时间，但在分析时需要设想一个假定的时间差来分析原因，仅作为参考。

因本次疾病为慢发性的疾病，大部分病人在发生硬结和脓肿时均未意识到自己发病，所以无法通过发病日期来制作流行曲线，这里采用首次因硬结和脓肿就诊的时间作为时间轴。病例首次因硬结和脓肿就诊的时间为 10 月 14 日至 12 月 25 日，最后 1 例为入村义诊筛查时发现，如图 4-18-1。

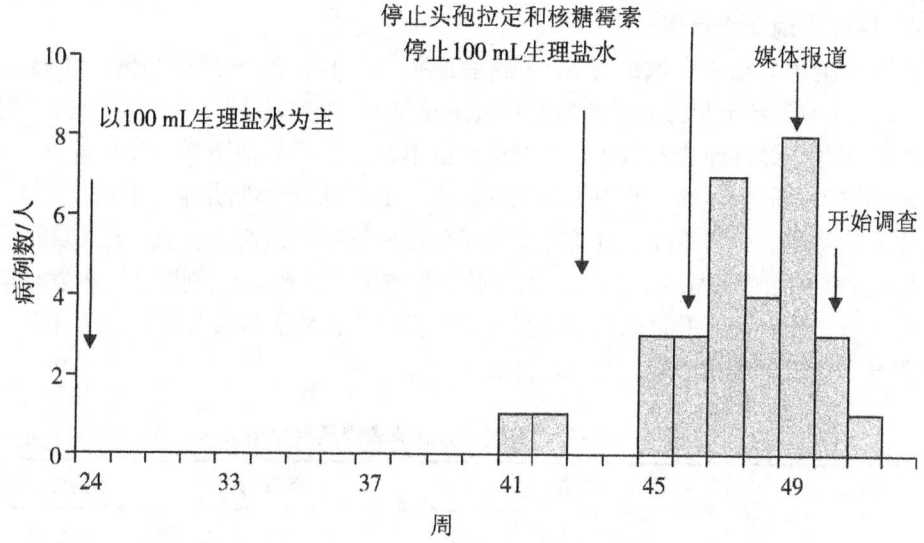

图 4-18-1　因脓肿和硬结就诊的时间的流行曲线

2. 地理分布

31 例病例中，有 29 例病例位于 SG 镇 YL 村 13 个社，1 例为 LT 村，1 例为 MM 村，分散分布，未发现家庭聚集性，其中 YL 村 GC 社、HW 社最多，达 5 人。见图 4-18-2。

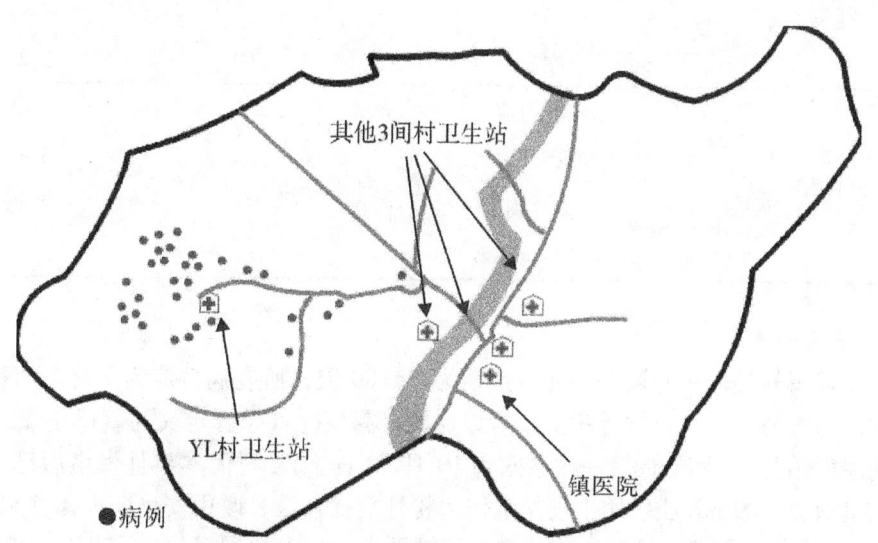

图 4-18-2　YL 卫生站脓肿、硬结病人地理分布

3. 人群分布

病例中男性 9 人，女性 22 人，发病率分别占接受注射治疗人数的 3.1%（9/292）、7.1%（22/310）。年龄最小为 8 个月，最大为 96 岁，14 岁以下儿童 13 例占 41.9%。以来 YL 卫生站就诊的年龄分布为分母，5 岁以下及 25~45 岁的发病率高。

4. 临床表现及治疗情况

广州市卫生局临床专家组对31名患者进行了会诊。其中发热8例，体温37.2～38.3 ℃（其中2名患儿已被确诊为上呼吸道感染），未发现38.5 ℃以上高热。部分患者主诉臀部病灶处疼痛或有触痛，个别诉食欲不振，余无其他不适。体格检查，7例患者有患侧淋巴结肿大疼痛，其中2例皮肤破溃，心肺听诊未见异常，肝脾无明显肿大，患肢无活动受限。外科情况，31名患者中25例臀部脓肿已切开引流，2人自行破溃引流，1人穿刺抽出少许脓液，其余3人有脓肿形成但未穿刺。25例胸片均未发现明显结核病灶阴影。所有病人肝肾未见明显异常，个别病人白细胞轻度升高。见表4-18-1。

截至目前患者病情稳定，无生命危险。

表4-18-1 YL村病人临床表现及治疗情况

分类	临床表现及治疗	病例数/人	构成比/%
临床症状	发热	8	25.81
	患侧腹股淋巴结肿大	7	22.58
	硬结	31	100.00
	脓肿	31	100.00
部位	左	17	54.84
	右	13	41.94
	左右	1	3.23
外科情况	切开引流	25	80.65
	自行破溃引流	2	6.45
	未穿刺	3	9.68
	穿刺少量脓液	1	3.23

5. 暴露分布

查文献得知类似一起调查可能潜伏期为7～80天，所有病例应为7月28日以后暴露所致，为方便统计，仅统计病例8月以后的暴露情况（暴露定义为就诊于YL卫生院并接受注射治疗）。病例最后一次暴露为10月30日。YL村因本事件发生后已于10月23日停止使用100 mL注射用生理盐水作为粉针剂稀释液，改用安培装灭菌注射用水稀释，11月13日停用肌内注射头孢拉定和核糖霉素。病人的暴露分布见表4-18-2。

表4-18-2 YL村脓肿、硬结病人暴露情况分布

暴露	病例数/人	暴露率/%
肌内注射粉剂		
肌内注射盐水+头孢拉定	21	67.7
肌内注射盐水+核糖霉素	14	45.2

续表 4-18-2

暴　　露	病例数/人	暴露率/%
肌内注射粉剂配伍针剂		
肌内注射地塞米松	23	74.2
肌内注射病毒唑	8	25.8
其他水剂肌内注射	14	45.2
其他静脉滴注（除头孢拉定和核糖霉素）	4	12.9

问题7：对以上三间分布及暴露情况分析，能提出哪些假设？
参考答案：

目前实验室结果仅能表明为分枝杆菌，并不能确定为结核分枝杆菌或非结核分枝杆菌。如考虑结核杆菌，可能来源为该卫生院护士或常来就诊的病人中有结核感染者，或者可能误种了卡介苗等（以往有错将卡介苗当其他针剂注射引起类似脓肿的事例）。如为非结核分枝杆菌，可能是因为由治疗环境或药剂生产过程中引入了环境中相关病菌。目前，从暴露情况看最可能的危险因素是盐水，其次是头孢拉定和核糖霉素。但针剂配伍会不会引起此种情况也要考虑（因已查出有感染的细菌，可排除此种可能）。但不能完全排除地塞米松和病毒唑，甚至不能排除注射器和针头的问题。

问题8：为验证提出的假设，经讨论拟做队列研究。请简述队列研究与病例对照的优缺点。
参考答案：

类型	队列研究	病例对照研究
优点	暴露资料较正确；可计算发病率及危险度；可同时研究一种暴露与多种疾病的关系；用于检验假设	样本小，获结果快，费用低；无失访；可同时研究一种疾病与多种暴露的关系，筛选病因；可用于少见病研究
缺点	需大样本和长期随访；费用高；失访问题多；不适用于少见病	样本代表性差，对照选择不易得当；回忆暴露史多偏倚；仅能算 OR

问题9：怎样设计队列研究？

参考答案：

从部分病例的暴露因素来看，可以从几方面来分析暴露因素，如注射方式、溶媒、药剂等，特别是认为假设即高度怀疑的因素需要详细列出，不是特别关注的可以合并列出或省略。鉴于文献查询的潜伏期，可以大致估算暴露时间。本次调查设计资料来源选择了有可靠依据的治疗单（处方），研究暴露因素有：注射方式，肌内注射和静脉滴注；药剂，头孢拉定、核糖霉素、地塞米松、病毒唑、其他水针剂；溶媒，NaCl生理盐水注射液、葡萄糖注射液。研究人群：8—10月，在YL村卫生站接受肌内注射和静脉滴注的所有人员。

结局判断：出现硬结或脓肿。

为验证提出的假设，拟做队列研究，搜集YL卫生站8—10月所有进行过注射治疗（包括肌内注射、静脉滴注）的处方，抄录所有注射记录，按不同的暴露药剂和注射方式进行回顾性队列分析。结局的判断为在这部分人群中，局部出现硬结、脓肿者为病例。按照不同暴露情况计算发病率及归因危险度。暴露情况分类为药品和注射方式，如肌内注射和静脉滴注，肌内注射头孢拉定，静脉滴注头孢拉定、核糖霉素，肌内注射地塞米松，肌内注射病毒唑，其他肌内注射，其他静脉滴注，注射用生理盐水等。因本次疫情已经受到当地卫生部门和群众的广泛关注，并且已经地毯式搜索和进行宣传，本次调查判断是否发病仅依靠目前接到病例的情况，不进行对暴露人群的一一核实，仅由建立的监测系统发现的患者作为病例。

回顾性队列研究结果：

共收集8—10月YL卫生站处注射治疗处方835张602人的记录。该卫生站肌内注射的粉剂仅有头孢拉定和核糖霉素2种，必须要用生理盐水稀释来使用，其他水剂直接用于肌内注射，地塞米松和病毒唑这2种药可以与其他针剂配伍用于肌内注射和静脉滴注。见表4-18-3。

表4-18-3 YL村"注射后局部硬结、脓肿"医源性事件回顾性队列分析

暴露	暴露		非暴露		罹患率/%		RR	95% CI
	病例数/人	总数/人	病例数/人	总数/人	暴露/%	非暴露/%		
药剂								
盐水头孢拉定								
肌内注射	22	128	9	474	17.19	1.90	9.05	4.27~19.17
静脉滴注	1	62	30	540	1.61	5.56	0.29	0.04~2.09
盐水核糖霉素								
肌内注射	14	66	17	536	21.21	3.17	6.69	3.46~12.93
地塞米松								

续表 4-18-3

暴露		暴露		非暴露		罹患率/%		RR	95% CI
		病例数/人	总数/人	病例数/人	总数/人	暴露/%	非暴露/%		
	肌内注射	23	212	8	390	10.85	2.05	5.29	2.41~11.62
	与粉剂配伍+盐水	23	137	8	465	16.79	1.72	9.76	4.47~21.32
	与水剂配伍	0	82	31	520	0.00	5.96	0.00	—
	静脉滴注	1	48	30	554	2.08	5.42	0.38	0.05~2.76
病毒唑									
	肌内注射	8	52	23	550	15.38	4.18	3.68	1.73~7.81
	与粉剂配伍+盐水	8	45	23	557	17.78	4.13	4.31	2.04~9.07
	与水剂配伍	0	7	31	595	0.00	5.21	0.00	—
	静脉滴注	0	31	31	571	0.00	5.43	0.00	—
盐水									
	肌内注射	31	182	0	420	17.03	0.00	∞	—
	静脉滴注	1	63	30	539	1.6	5.60	0.29	0.04~2.10
水针剂									
	肌内注射其他药物	14	421	17	181	3.33	9.39	0.35	0.18~0.70
	静脉滴注药物（除头孢拉定）+糖水	4	99	27	503	4.04	5.37	0.75	0.27~2.10
注射方式									
	肌内注射	31	525	0	77	5.90	0.00	∞	—
	静脉滴注	5	153	26	449	3.27	5.79	0.56	0.22~1.44
盐水肌内注射对象中（182名）									
	头孢拉定	21	128	10	54	16.41	18.52	0.89	0.45~1.75
	核糖霉素	14	66	17	116	21.21	14.66	1.45	0.76~2.74
	地塞米松	23	139	8	43	16.55	18.60	0.89	0.43~1.84
	病毒唑	8	45	23	137	17.78	16.79	1.06	0.51~2.20

问题 10：由以上回顾性队列研究结果，可得出哪些是危险因素，哪些是保护因素？

参考答案：

（1）从上表可以看出，某些药物在一些特定组合及注射方式的情况下有导致发病率增高的危险，分别是肌内注射盐水头孢拉定、肌内注射盐水核糖霉素、肌内注射盐水地塞米松、肌内注射盐水病毒唑，这 4 种组合均含有盐水的成分。单独肌内注射盐水发现，31 例病人均有暴露，$AR=100\%$，$RR=+\infty$。提示盐水在本次事件中，起的是决定性的作用。

（2）从不同注射方式的结果可以看出本次事件全部由肌内注射引起。静脉滴注与本次事件无关。

（3）水针剂的肌内注射对本次事件起到保护作用。

问题 11：如何解释肌内注射水剂保护因素的保护作用？还能提示什么？

参考答案：

水针剂的肌内注射对本次事件起到保护作用，可以理解为注射水剂的人会更少机会注射粉针剂，导致表现为保护作用，由此也提示可以排除是由注射器和针头引起事件的可能，因为用的是同样的注射器，注射粉剂时有问题，而注射水剂时无问题。

问题 12：通过 182 名盐水肌内注射对象的结果，可认为头孢拉定、核糖霉素、地塞米松、病毒唑是危险因素吗？最后得出结论哪种药剂是危险因素？

参考答案：

通过对有盐水肌内注射的 182 名对象的分析，发现针剂中，除了盐水外，其他药剂如头孢拉定、核糖霉素、地塞米松、病毒唑对发病均不起作用，这里需要排除它们同时为危险因素也可能出现这种现象，但考虑它们来自不同的产家，同时受污染的可能性不大。另外，通过对地塞米松、病毒唑与水剂配伍使用时的分析来看，这两种药并不会导致发病。这提示，本次事件的发病原因不是这 4 种药剂，它们之所以相对危险度比较高，主要是因为它们常和盐水配伍使用所致，与本次事件是虚假的联系。因此，盐水是危险因素。

肌内注射盐水暴露剂量反应关系见表 4-18-4。

表 4-18-4　肌内注射盐水暴露剂量反应关系

针次	病例/人	总数/人	罹患率/%
3 针及以上	2	8	25.0
2 针	10	26	38.5
1 针	19	148	12.8

续表 4-18-4

针次	病例	总人数	罹患率（%）
0 针	0	420	0.0
合计	31	602	5.1

通过表 4-18-4 可以看出，在 YL 卫生站接受过注射治疗的人中，肌内注射盐水的暴露对发生局部硬结、脓肿的症状具有明显的剂量反应关系（$\chi^2 = 6.828$，$P < 0.01$）。这更说明盐水就是本次事件的根本原因。

二、盐水是危险因素的进一步调查

1. YL 卫生站情况

YL 村设一卫生站，该站自从 2000 年起由从化市 TP 镇 SG 医院管理，SG 医院在辖区内共设 3 间村卫生站和 1 个街门诊，分别为 YL 村卫生站、MM 村卫生站、YZ 岗村卫生站和 SG 墟街门诊。YL 村由 SG 医院派出 1 名医生和 1 名护士长期在该卫生站进行医疗活动，据查 2 人均没有取得执业医师或护士资格证，休息时由 SG 医院另外派出人员顶替。YL 卫生站有 1 座 2 层楼房，1 层用来进行医疗活动，2 层作为休息使用。1 层由 1 间药房、1 间诊室、1 间注射室、1 间换药室和 1 间抢救室组成，没有配置配药室，配药都是在注射室里进行，日常使用紫外线灯作为消毒措施。注射室面积约 10 m^2，注射台对面为一水盆，用于日常清洁。

YL 卫生站卫生条件较差，窗户、地面有较多的灰尘，在户外的坛罐中有积水并有蚊虫滋生，其注射室的天花板已经剥离。YL 卫生站的南面是一家养猪场，抢救室和走廊各有 1 个窗户与其相通，窗户外有个积水水沟，水体颜色显黑色，有臭味，卫生环境比较恶劣。见图 4-18-3。

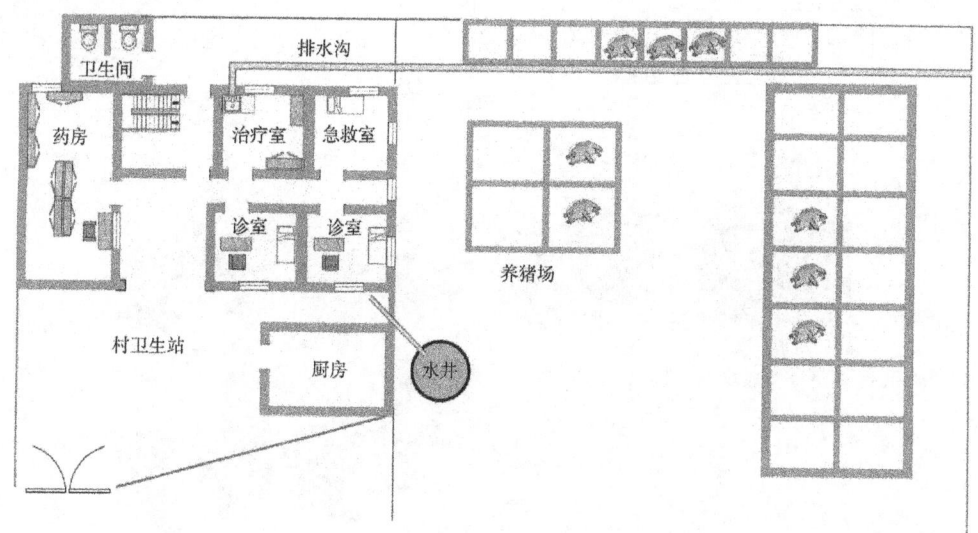

图 4-18-3 YL 村卫生站及周边地理布局

该卫生站及该村无自来水供应，卫生站日常用水来源为一墙之隔的养猪场内的一口水井，将井水抽入该卫生站顶楼2吨的水塔供卫生站及附近6户人家使用，该卫生站医生反映此水有怪味，从不用于饮用。据调查，此井平时未做任何消毒和清理。

据该卫生站门诊日志统计，2006年8月1日至12月10日门诊人数共772人次，日平均门诊人数为5.9人次，门诊量较少。

2. YL卫生站护士操作情况

YL卫生站主值班护士叶某，毕业于某医学院从化分院，2005年8月新聘入SG卫生院，在院本部工作，2006年1月至11月11日调至YL卫生站，其中1—3月跟随罗护士熟悉工作，3月后独立工作。其每月约休7天，休班时由黄护士替补值班。11月11日后，叶某辞职，黄护士主值YL卫生站，何护士替补值班。

3位有关的护士经过胸片检查和痰检，均未发现有结核病感染的指征。

经询问叶某和黄护士注射操作过程：YL卫生站用100 mL生理盐水稀释粉针剂，首先用一个16号针头和一个2.5 mL注射器，开启整瓶100 mL生理盐水，然后取下2.5 mL注射器，放于操作台桌面，用另一个2.5 mL注射器去抽取生理盐水，抽取生理盐水前，不用任何消毒剂擦拭针头或瓶口，仅将生理盐水瓶倒置，挤出少量生理盐水冲洗16号针头，抽取出生理盐水时，注入粉针剂稀释，再回抽后，进行注射，注射完毕，将操作台上的2.5 mL注射器重新插回16号针头。因村卫生站就诊病人较少，开启的生理盐水可能最长使用7天，16号针头一直留置于瓶塞上，用同一个2.5 mL注射器针筒做封塞，直到这瓶生理盐水用完或丢弃。开启新的生理盐水时，换用新的16号针头和做瓶塞的2.5 mL注射器。据反映，这种操作方式一直存在，不过6月中旬前生理盐水以使用2 mL或10 mL安瓿装的灭菌注射用水为主，6月中旬以后，因库存安瓿装的灭菌注射用水用完，未再从院本部领用，均使用100 mL生理盐水稀释粉针剂。罗护士否认这种操作。见图4-18-4。

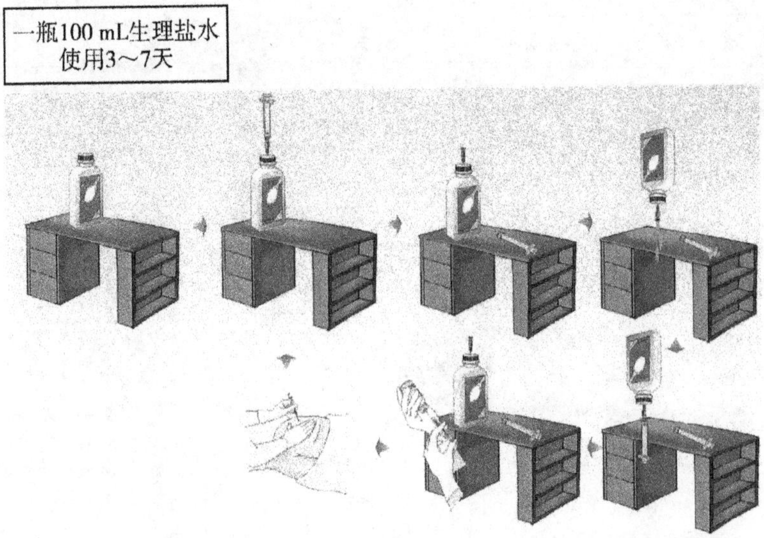

图4-18-4 护士进行肌内注射操作流程

据调查，护士平均每日清洁操作台 3～4 次，如操作台有污物也会随时清理。清洁使用注射室内水龙头流出的井水，搓洗抹布几遍后，拧干，然后擦拭操作台面，清洗干净后挂于水盆上方晾干，期间未使用任何消毒剂。

问题 13：在以上护士操作过程中，有哪些过程是违规操作、会导致盐水被污染的？
参考答案：
违规操作包括：注射器直接放置于操作台上，抽取前未用消毒剂擦拭瓶口消毒，超过 24 小时使用开启的溶剂，用针头作为盐水的瓶塞，操作台的清洁未使用消毒剂。

问题 14：针对现场，拟做哪些采样，进行哪些检测？
参考答案：
本次调查进行了各个部位的采样，病人脓液、创口分泌物，以及所有可能含有污染来源的物表、水体或物品，包括治疗室消毒前的配药台表面、水龙头口、放置注射器的柜台表面、天花板面、诊室的消毒前的诊台、治疗室和诊室消毒前的空气、与养猪场相通的 2 个窗台（抢救室、走廊各 1 个）表面、卫生站相邻养猪场的污水沟和大水缸中积水的采样 11 份，对一次性使用的注射器、输液器、头皮针、针头、棉签。水龙头水、水沟水、水盆周围物表、操作台及水盆墙壁、消毒剂、洗手液、2 口井水及水龙头水等进行卫生学常规项目和分枝杆菌检测。

问题 15：如何排除厂家生产时污染的生理盐水？
参考答案：
本次调查通过查询出库记录，调查同批次的生理盐水在其他地方使用时是否也会造成病例的产生。

3. 其他医疗点情况

SG 医院分设 4 个医疗点，除 YL 卫生站外，尚有 MM、YZ 岗、SG 墟 3 个医疗点，4 个分设医疗点的所有医疗物品均由 SG 医院采购配送。

（1）药物配送情况。

2006 年 6 月至 11 月 30 日，YL 卫生站共领用相关可疑药物 16 批次：头孢拉定 2 个品牌 4 个批次，核糖霉素 1 个批次，病毒唑 2 个品牌 3 个批次，地塞米松 3 个品牌 2 个剂型 4 个批次，生理盐水 2 个品牌 2 个剂型 3 个批次，灭菌注射用水 1 个批次。其中头孢拉定和核糖霉素均为注射用粉剂，使用前需用相应的溶剂溶解。

上述各批次药物均曾被同地区其他卫生站使用：其中 YZ 岗门诊与 YL 卫生站领用药物的情况最为相似，在 YL 卫生站使用的 16 个批次药物中，YZ 岗门诊领用了 14 批次。

上述批次的药物均有在 SG 医院本部的门诊和住院部使用。

（2）肌内注射操作方式。

YZ 岗门诊和 SG 墟门诊均否认隔天使用已开封的生理盐水，称均采取留置针头方式，但每次使用后均插上注射器用作密封。MM 卫生站则使用 2 mL 的安瓿装的灭菌注射用水溶解上述粉剂。见表 4-18-5。

表 4-18-5　SG 医院辖区 4 家卫生站（门诊）情况

卫生站	YL	MM	YZ	SG
医疗物品来源	SG 医院	SG 医院	SG 医院	SG 医院
粉针剂稀释液	100 mL 生理盐水	2 mL 灭菌注射用水	100 mL 生理盐水	100 mL 生理盐水
隔天使用 100 mL 生理盐水	是	—	否认	否认
盐水开启后处理	针头和注射器封闭	—	针头和注射器封闭	针头和注射器封闭
8—12 月门诊量	772	7 449	1 648	1 001
同批次 100 mL 生理盐水领用量	80 瓶	—	80 瓶	160 瓶

（3）发生类似病人情况。

MM、YZ 岗、SG 墟 3 个医疗点 7—12 月共接诊病人 12 270 人次，采用翻查门诊日志和询问主诊医生的方法进行回顾性调查，除 MM 卫生站在 12 月初曾诊治过 1 个病人（曾在 YL 村卫生站使用粉针剂肌内注射药物，已纳入病例统计）外，未发现类似病人；SG 医院也尚未发现类似病人。

> **问题 16**：到目前为止，可以得出什么样的结果？
> **参考答案**：
> 　　可认为盐水是危险因素，但并非是药剂出问题，而是操作过程中被污染。

为了进一步了解什么时候开始出现这种危险，调查组对数据进行分析，对起始时间进行推测。因本次病例中，有较多的病人一年中多次到本卫生站进行治疗，所以难以判断具体哪次肌内注射是引起本次疾病的原因。统计各旬暴露于肌内注射盐水（回顾性队列分析证明为本次危险因素，见后文）的人群中的发病情况（如图 4-18-5），可以看出引起本次事件开始的暴露时间可能为 7 月下旬或 8 月上旬，最迟不迟于 8 月 15 日（单次暴露病例中最早暴露时间），与首诊病例就诊日期推前一个最大潜伏期一致。

第四章 医源性感染类突发公共卫生事件

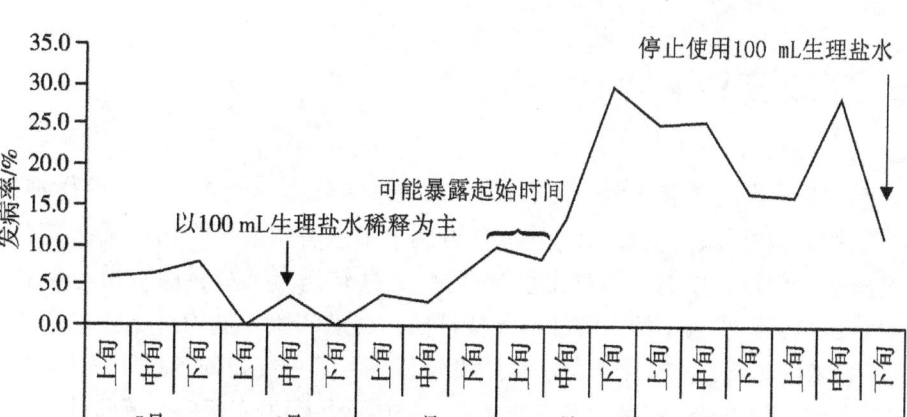

图 4-18-5　YL 卫生站各旬暴露盐水肌内注射人员中发病率情况

问题 17：如何推算本次事件的潜伏期？
参考答案：
31 例病例中，计算单次暴露于盐水肌内注射的病例为 15 人（单次暴露 14 例或仅隔天 2 次暴露 1 例也当单次计算），有明确发病日期的有 8 例，暴露至发病潜伏期为 13~87 天，中位数 47 天。

单次暴露于盐水肌内注射的人为 15 人（单次暴露 14 例或仅隔天 2 次暴露 1 例也当单次计算），有明确发病日期的有 8 例。见表 4-18-6。

表 4-18-6　单次暴露于盐水肌内注射明确发病情况

序号	肌内注射日期	发病日期	日差/天
1	8 月 30 日	11 月 25 日	87
2	10 月 12 日	10 月 25 日	13
3	9 月 19 日	10 月 3 日	14
4	9 月 19 日	11 月 28 日	70
5	9 月 9 日	10 月 9 日	30
6	10 月 10 日	12 月 12 日	63
7	8 月 22 日	9 月 22 日	31
8	10 月 9 日	12 月 19 日	71
最小潜伏期			13
最大潜伏期			87
中位数			47

三、实验室结果

1. **病例检测**

SG 医院采集患者脓液分别送至某商业医学检验中心及从化市中心医院做细菌培养，结果未发现需氧和厌氧菌生长；12 月 7 日再次采集患者脓液 5 份送市某医院检验，12 月 16 日报告 4 份标本中有"培养出抗酸杆菌"，并转送市某胸科医院做分型鉴定。12 月 27 日该胸科医院报告 4 例为脓肿型分枝杆菌，药敏实验 4 例均对丁胺卡那霉素低浓度耐药、高浓度敏感，克拉霉素低、高浓度均敏感，其中 1 份对乙胺丁醇高浓度敏感，其他如异烟肼、利福平、链霉素、乙胺丁醇、环丙沙星、力克菲疾、莫西沙星、左氧氟沙星、卷曲霉素等均耐药。2 月 16 日报告共有 8 例（26 例病人脓肿中）检测出脓肿分枝杆菌，其中药敏实验 8 例对克拉霉素高、低浓度均敏感，8 例和 3 例对丁胺卡那高浓度和低浓度敏感，4 例对环丙沙星高浓度敏感，3 例对乙胺丁醇高浓度敏感，1 例对链霉素高浓度敏感，1 例对莫西沙星高浓度敏感，对异烟肼、利福平、力克菲疾、左氧氟沙星、卷曲霉素均耐药。

2. **其他环境、器械、药剂采样检测情况**

（1）12 月 7 日，从化市某医院采集注射器、消毒液、开瓶器、棉签、砂轮、碘酒、酒精进行细菌培养，无阳性结果。

（2）12 月 11 日，从化市 CDC 采集 YL 村卫生站的注射器、棉签、生理盐水、使用中的消毒剂（酒精、碘伏、红汞）、医护人员的手、配药台表面、空气（紫外线灯消毒前后）的相关标本 14 份，12 月 13 日检验结果显示细菌菌落总数、致病菌（金黄色葡萄球菌、溶血性链球菌、大肠杆菌、沙门氏菌）均在卫生标准范围内。

（3）12 月 16 日，从化市 CDC 对 YL 村卫生站的治疗室消毒前的配药台表面、水龙头口、放置注射器的柜台表面、天花板面、诊室消毒前的诊台、治疗室和诊室消毒前的空气、与养猪场相通的 2 个窗台（抢救室、走廊各 1 个）表面、YL 卫生站相邻养猪场的污水沟和大水缸中的积水进行采样 11 份，进行卫生学常规项目和分枝杆菌检测，无阳性结果。

（4）12 月 17 日采集 YL 卫生站一次性使用的注射器、输液器、头皮针、针头、棉签 15 份检测分枝杆菌，无阳性结果。

（5）12 月 21 日采集水龙头水、水沟水、水盆周围物表、操作台及水盆墙壁、消毒剂、洗手液等检测分枝杆菌，无阳性结果。

（6）12 月 25 日采集 2 口井水（卫生站日常用水井和村饮用水井）及水龙头水作卫生学评价及检测分枝杆菌，日常用水井水源水菌落总数 7，粪大肠菌群和总大肠菌群未检出，未超标；村饮用水井水源水菌落总数 3，粪大肠菌群和总大肠菌群均为 11，超标；治疗室水龙头末梢水菌落总数 2.6×10^2，粪大肠菌群和总大肠菌群未检出，未超标；日常用水井水检出脓肿型分枝杆菌。

（7）使用注射用生理盐水开口或留置针头，放于注射室 1、3、5、7 天后进行抗酸杆菌的检测等，无阳性结果。

第三部分 结 论

（1）本起事件可确定为一起群体性医源性感染事件，由脓肿型分枝杆菌引起。

1）本次事件 31 例病例近期内均有 YL 卫生站就诊史和臀部肌内注射史。

2）通过对 8—10 月所有 YL 卫生站注射治疗人员的回顾性队列分析，肌内注射中生理盐水的 RR 值无穷大，可提示是导致本次事件发生的原因的可能性大。

3）从化市某人民医院从 8 名患者的脓液中检测出抗酸杆菌。病灶脓液细菌培养发现快速生长的抗酸杆菌，鉴定为脓肿分枝杆菌，未发现其他细菌生长。患者脓肿病灶仅限于注射部位，在注射后较长时间出现硬结和脓肿，临床症状符合"冷脓疡"的特征。

（2）本次事件的起因主要由卫生站操作人员使用开启时间过长的生理盐水作粉针剂稀释剂且不符合无菌操作规范引起，并非由药械问题引起。

1）该卫生站操作人员违规操作，长期使用开启超过 24 小时的生理盐水，甚至开启后使用 7 天，以此稀释粉针剂进行肌内注射。操作人员在进行注射期间不符合无菌操作规范，极易导致病原微生物污染医疗药械。

2）该卫生站所使用的药械、医用材料和其他卫生站一样统一由院本部采购和配送。YL 卫生站自 2006 年 7 月起所使用的生理盐水、相应粉剂和一次性医疗材料等同批号产品均曾被其他 3 个卫生站或医院本部使用过。上述 3 个卫生站和医院本部未发现其他病人。

3）YZ 岗和 SG 墟卫生站在 2006 年 11 月前均和 YL 卫生站采用相同的方式，以同批次生理盐水溶解粉剂后进行肌内注射，但不使用长时间开启的生理盐水，且这 2 个卫生站未引起类似病例。

（3）污染的井水可能是导致本次事件的病菌的源头。YL 村卫生站注射室使用的自来水为未经过消毒的井水，抽样检验未检出抗酸杆菌，但细菌总数超标，供应龙头水源的井水质量尚可，但检出脓肿分枝杆菌。

（4）建议和采取处理措施。

1）让 YL 村卫生站停业整顿并进行消毒处理。

2）对曾在 YL 村卫生站进行介入治疗的人员进行主动跟踪搜索，做到早发现、早诊断、早治疗。

3）对患者进行医疗救治，实施每天规范换药治疗，力争不出现致死、致残病例，减少社会影响。

4）加强对医疗单位医疗用水的卫生管理，定期消毒和开展检测，确保医院用水的安全。

5）加强对医院感染的管理，制定和落实医院消毒、诊疗、院感控制等工作方案，加强注射室等介入性治疗的医疗器械、环境的消毒和清洁，加强医务人员的院感培训，加强无菌操作规范的管理，避免类似事件发生。

6）要求从化市卫生局立即组织全市医护人员的医院感染知识培训。

7）卫生监督部门应加强对医疗单位的执法检查。

（5）局限性。

1）尽管调查及时，但现场的环境已发生改变。

2）未查明脓肿分枝杆菌从水井水污染到生理盐水的途径。

3）本次事件大多数病例开始出现硬结及脓肿时未引起注意，仅在新闻报道以后才联想到可能是与村卫生站肌内注射有关，所以大多数病例发病日期不详，不能准确了解发病曲线。

（6）事件跟踪。截至2007年5月，后续发现4例病例，共计35例，最后1例因脓肿硬结就诊时间为2007年1月22日，调查人员重新计算相关指标，结果与前分析一致。

（袁俊）

点评：

这是一个典型的医院感染暴发调查案例。根据病例特征建立病例定义，搜索病例并分析其时间分布、地理分布、人群分布、诊疗过程和共同暴露因素，建立假设进行回顾性队列研究，筛选出存在剂量反应关系的暴发危险因素，进而有针对性地开展医疗活动调查，对病人、相关药械、诊疗室内外环境等进行采样检测，最终查明了事件源头和感染环节。

参考文献

[1] Jun Y, Yufei L, Zhicong Y, et al. Mycobacterium abscessus post-injection abscesses from extrinsic contamination of multiple-dose bottles of normal saline in a rural clinic [J]. International Journal of Infectious Diseases 2009, 13: 537-542.

案例 19
密切接触引发医院内甲型 H1N1 流感暴发

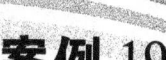

- 掌握评估暴发疫情波及范围的调查方法。
- 了解暴发现场环境调查的意义。
- 掌握病例对照研究的设计方法。
- 了解住院病区呼吸道传染病的防控技术。
- 了解关闭病区的风险与效益评估。

第一部分 背　　景

2009 年 4 月以来，墨西哥、美国等国相继出现大量甲型 H1N1 流感病例。2009 年 5 月 11 日，我国首例甲型 H1N1 流感病例被确诊。2009 年 5 月 19 日，广州确诊首例输入性病例。2009 年 6 月 12 日，广州市 CDC 在追踪 1 例外省感染甲型 H1N1 流感回穗返校学生病例的密切接触者时，发现有医务人员在处理病例的医务环境受感染。2009 年 8 月 16 日 20 时，广州市 CDC 接越秀区 CDC 电话报告，16 日 17 时某医院报告该院住院部小儿外科发生多例流感样病例，多有发热或咳嗽等临床表现。

问题 1：接到报告电话后，需获得哪些主要信息？
参考答案：
(1) 医院已完成哪些方面工作？医院怀疑是什么疾病？是否已采集病例标本及采集量、部位。
(2) 了解下级 CDC 已完成哪些工作，并给予适当的指导。
(3) 需要了解的进一步信息：该医疗机构位置、规模；发病人群近期的活动范围、感染途径、感染方式；流感样病例波及人群范围、没有报告发病情况的科室医务人员、住院病人及陪护家属发病情况。

该院于 8 月 16 日 12 时已采集 15 份咽拭子标本送广州市 CDC 检测。越秀区 CDC 于 16 日 21 时派出专业人员进行流行病学调查。

第二部分 现场调查

一、病例搜索

广州市 CDC 于 8 月 17 日 8 时组织应急科、医院感染科会同越秀区卫生局、越秀区 CDC、越秀区卫生监督所等单位的专业人员赴该医院开展流行病学调查。

现场调查参照卫生部《甲型 H1N1 流感流行病学调查和暴发疫情处理技术指南（试行）》中关于"甲型 H1N1 流感病例"的定义进行病例搜索，但将体温标准从 38 ℃ 降至 37.5 ℃（或未测体温，但表示有临床卡他样症状者）纳入病例范围。

现场调查搜索时，发现部分病人已提早出院回家，在病区难以收集到全部病例信息。

> 问题 2：在被调查者不在场的情况下，如何在病区进一步开展流行病学调查，尽可能收集全部病人的相关信息？
> 参考答案：
> （1）查阅住院患者的病历资料，登记患者或其家属联系电话，通过电话调查暴露人群的相关信息。
> （2）通过还在现场的住院病人、陪护家属、护士、医生调查不在调查现场的住院患者、陪护家属等的信息。
> （3）查阅《病区护士每月值班安排表》、《病区每月一、二、三线医生值班安排表》，掌握病区护士、医师名单及其工作、活动情况。
> （4）通过调查病区管床医师、护士，了解病人的手术时间安排，床位变化情况等信息。

（一）首发病例调查

经调查，首发病例（A），女，9 岁，于 2009 年 8 月 11 日因"左锁骨血管瘤术后复发"收入病区 36 床。8 月 7 日起出现咳嗽、咳痰，自觉无发热，体温不详。8 月 11 日，随其父亲（B）和祖父（C）从浙江义乌乘火车至该科，当晚由 C 陪护。8 月 12、13 日由 B 在病区陪护，期间父女均有间歇性咳嗽，B 咳嗽症状更为猛烈，并不时到病区厕所吐痰，自觉有发热。陪护期间 B 有到病区灌肠室冲调牛奶。8 月 14 日，同病房 35 床和 32 床 2 位家属开始发热。A 因发热不宜手术，于是请假离院。

（二）特殊病例调查

病区 L 护士，8 月 11—15 日 4 次值夜班。8 月 12 日出现咽喉发痒、咳嗽症状。8 月 16 日 9 时体温 37.9 ℃。

(三) 临床表现

经过病例搜索，调查组最后确认 35 例患者为流行病学诊断病例。

35 例甲型 H1N1 流感患者多以发热或咽喉不适为始发症状，发热温度在 37.5～40.0 ℃，体温中位数是 38.7 ℃。临床表现发热 100%（35 例）、咳嗽 88.57%（31 例）、咽痛 48.57%（17 例）、全身酸痛 45.71%（16 例）、乏力 42.86%（15 例）、打喷嚏 17.14%（6 例）、头痛和流鼻涕各占 8.57%（3 例）、呕吐和鼻塞各占 5.71%（2 例）。

(四) 病例的分布体征

1. 空间分布

在 13 间病房中 9 间出现病例。其中，211 房病例最多，为 13 例（其中 8 例陪护），204 房、210 房各 3 例（其中均 1 例陪护），205 房、207 房和 208 房各 2 例，206 房 2 例（其中 1 例陪护），203 房和重病室各 1 例。另外，护士 1 例，医生 5 例。见图 4-19-1。

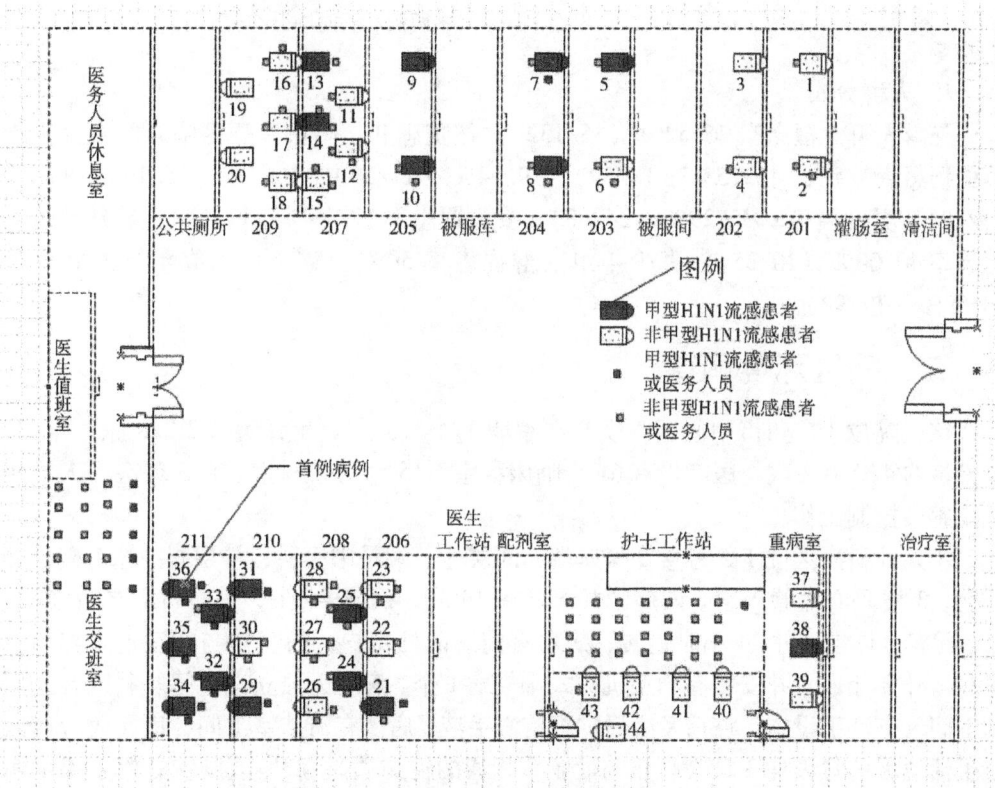

图 4-19-1 甲型 H1N1 流感病例发病病区分布

2. 时间分布

首例于 8 月 7 日发病、其他病例发病时间分布是 8 月 11 日 1 例、8 月 12 日 2 例、8 月 13 日 1 例、8 月 14 日 5 例、8 月 15 日 16 例（发病高峰，占病例总数 45.7%）、8 月 16 日 5 例、8 月 17 日 4 例，8 月 17 日关闭病区后，观察 1 周，未再出现新发病例。见图 4-19-2。

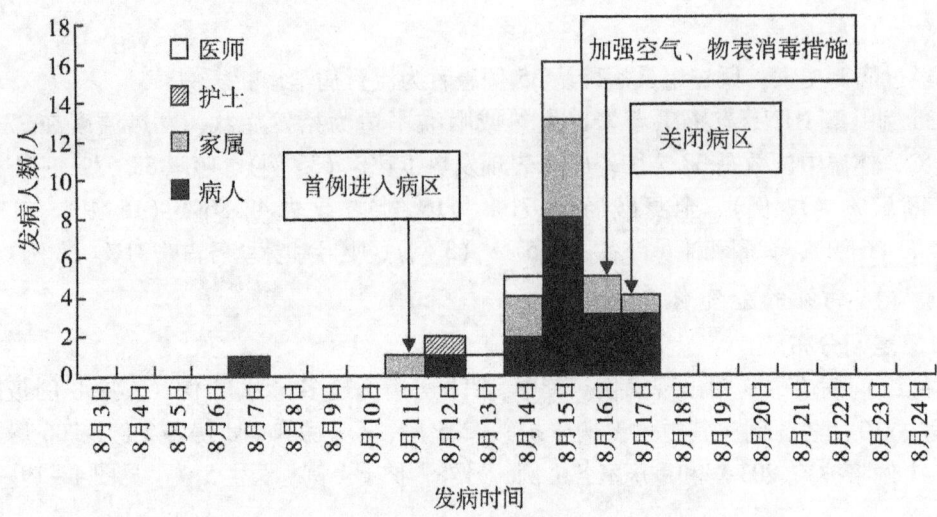

图 4-19-2 甲型 H1N1 流感病例发病时间分布

3. 人群分布

暴露人群总罹患率 26.52%（35/132）。住院患儿、陪护、病区临床医生及护理人员的罹患率分别是 46.15%（18/39）、19.64%（11/56）、26.32%（5/19）和 5.56%（1/18）。男性罹患率 35.29%（24/68），女性罹患率 17.19%（11/64）。婴幼儿组人群罹患率 40.00%（10/25）、青少年组人群罹患率 50%（8/16）和成年组人群罹患率 18.09%（17/94）。

二、病区环境调查

该医院位于广州市中心区，现有在编职工 4 576 人，开放病床 2 228 张，年门诊、急诊量约 420 万人次，医院设有 61 个临床科室，15 个医技科室。有 6 名医务人员从事医院感染控制工作。

小儿外科病区位于 5 号楼 2 楼东端，同层另一端是中医科，楼层同一端 1 楼是肿瘤一区，3 楼是心血管外科。该病区共有病房 13 间，病床 44 张。每间病房有病床 2～5 张。配有分体空调并 24 小时运转；病房有前后两处窗户，前窗户与病区走廊相通，后窗户与外界相通，并安装有小型机械式排气扇 1 个。病房无独立洗手间。病区有公用浴厕 1 间，有洗手设施，疫情发生后加配有洗手液。病区有清洁室 1 间，里面放置病区存放生活垃圾的垃圾桶 3 只（位于与灌肠室相通的窗户边）。病区灌肠室有用于手术病人的灌肠床 1 张和安装有开水机 1 部，家属（陪护）用房间开水瓶的开水调制牛奶或进行奶瓶的清洗，开水用完会进入灌肠室使用开水机，灌肠室面积约 8 m²，只有一小窗户与清洁室相通。病区制度规定并严格执行每个病人只能有 1 位患者家属在病房陪护过夜（重病房则无陪护家属），但无要求固定家属陪护，每天 9—10 时和 15—21 时是家属自由探访时间。

> **问题3：病区环境的调查意义是什么？**
> 参考答案：
> （1）病区环境的调查，往往能为病因的调查提供一些线索。
> （2）通过调查初步了解到病区人口拥挤，空调的使用可能使病房新风量不足，空气混浊。通过共用厕所、灌肠室等场所，病菌可以经飞沫进入呼吸道，经物表、手的接触等途径进入消化道感染易感者。
> （3）疾病的控制，通常也是从保持环境的整治开始，如多开窗、提供洗手液，严禁区域混合使用等措施。

小儿外科病区患者手术均在医院手术室进行，无独立手术室。小儿外科患者和其他外科患者使用同一手术室进行手术，那么小儿外科的疫情是否通过手术室感染了其他科室手术患者呢？疫情是否已通过手术室波及开展手术治疗的其他科室？或者小儿外科的疫情是不是患者在手术室手术受到感染而引发的呢？这些情况都需要现场调查进一步核实。

三、初步分析

> **问题4：如何快速评估疫情的波及范围？**
> 参考答案：
> 可以调查附近病区，询问登记病区护士长、护士、医生近2周流感样症状发生情况，统计流感样症状罹患率，与小儿外科暴露人群流感样症状罹患率进行比较，快速评估疫情的波及范围。

为评估本次疫情在院内的波及范围，调查组选择了距离小儿外科最近的科室进行调查：对象为同一楼层的中医科和上一楼层的心外科的病区护士长和主任；内容是了解相关病区护士、医生及病区病人在最近2周（8月3—16日）发热、咳嗽或流鼻涕等不适者的人数。

调查结果从134人中共发现6人有发热或急性呼吸道症状。其中，中医科的人群罹患率为3.45%（2/58），心外科的人群罹患率为5.26%（4/76），总罹患率为4.48%（6/134）。远低于小儿外科暴露人群总罹患率26.52%（35/132）的水平（$P<0.05$），因此认为疫情波及范围有限，仅局限在小儿外科，其他病区的病例推测是季节性流感或普通感冒。

甲型H1N1流感系新发传染病，传播特点是否与季节性流感相同？有没有自己的特异性？这些均未知。初步了解到疫情波及范围只局限在小儿外科后，调查组开始思考传染来源。是否是因为手术过程暴露在手术室造成的呢？

问题5：如何判断手术室暴露是感染的危险因素？

参考答案：

可以利用暴露剂量反应关系推断病因的思路，手术室暴露时间不同，人群的流感样症状罹患率应不同，调查分析不同科室手术人群的流感样症状罹患率，分析该医院近期做过手术的人群与未手术过的人群的流感样症状罹患率的差异，评估该起疫情是否通过手术室传播。

调查8月3—23日手术室暴露人群在手术室的停留时间，并对停留时间进行分级：0级组，≤1次；1级组，≤2次；2级组，3次及以上。见表4-19-1。可以看出，手术室不同暴露次数人群，其罹患率没有差别。表明小儿外科流感样疫情通过手术过程传播的可能性不大。

表4-19-1　8月3—23日医院手术室暴露不同级别人群流感样病例罹患率比较

暴露级别*	护士#			医师#			病人#			合计		
	发病数/人	调查数/人	发病率/%	发病数/人	调查数/人	发病率/%	发病数/人	调查数/人	发病率/%	发病数/人	调查数/人	发病率/%
0	1	35	2.86	0	46	0	1	63	1.59	2	144	1.39
1	4	59	6.78	1	52	1.92	1	83	1.20	6	194	3.09
2	0	76	0	2	68	2.94	/	/	/	2	144	1.39
合计	5	170	2.94	3	166	1.81	2	146	1.37	10	482	2.07

*$\chi^2 = 0.000$, $P = 1.000$。#$\chi^2 = 1.04$, $P = 0.5934$。

经过现场调查，初步判断这是一起流感样病例聚集性疫情，目前疫情尚局限在儿科病区。于是一方面迅速采样检测，力求尽快查明致病因子，同时提出初步的现场控制措施，严防疫情进一步扩散。

四、提出控制措施

问题6：结合以上现场调查结果，作为现场调查专业技术人员，在没有实验室检验结果时，建议采取什么措施控制疫情？

参考答案：

（1）及时救治病人，组织专家进行会诊，对症处理。

（2）及早对病例进行采样，同时要注意对未发热病人进行采样，并且注意采样的数量。

（3）停止接收新病人进入病区。

（4）加强隔离工作，禁止病人及病人家属串门。

(5) 加强病区通风采光和物表、空气的消毒。
(6) 加强对病区医护人员及陪护家属的卫生宣传教育工作,加强手卫生干预。向病区病人、陪护家属、护工发放医用口罩,加强手卫生宣传,在洗手间增设洗手液,供病人及陪护家属使用。

医院按照调查组要求,严格落实各项控制措施,包括:
(1) 组织小儿外科、控制院内感染科、儿科、呼吸科对病例进行会诊。对所有发热的病人和医务人员均进行咽拭子和胸片检查。对发热或急性呼吸道症状病例予以抗病毒治疗,增加补液,加用希舒美对症处理。其他医务人员服用抗病毒口服液进行预防。及时采集新发病例标本。
(2) 小儿外科停止收治新病人,并停止所有小儿外科病例的手术。
(3) 禁止病人及家属串门。
(4) 按医疗废物管理规定对病人的排泄物、分泌物以及其他医疗废物进行相应处理。加强小儿外科病区的消毒工作,病区生活垃圾按医疗废物处理的要求进行处理。
(5) 加强对小儿外科病区人员进行的流感等呼吸道传染病预防控制知识的教育。
(6) 在病区洗手间洗涤处增设洗手液。

8月17日15时,实验室结果报告8例检出甲型H1N1流感病毒核酸阳性。8月18日再报告检出甲型H1N1流感病毒核酸3例阳性,共有11例实验室确诊病例。结果见表4-19-2。

表4-19-2 35例甲型H1N1病例体温分布构成情况

体温	实验室诊断 病例数/人	临床诊断 病例数/人	合计 病例数/人	构成比/%
37.5~37.9 ℃	3	4	7	20.00
≥38.0 ℃	8	17	25	71.43
不详	1	2	3	8.57
合计	11	24	35	100.00

问题7:按卫生部《甲型H1N1流感流行病学调查和暴发疫情处理技术指南(试行)》中关于"甲型H1N1流感病例"的搜索病例定义要求的病例体温需≥38 ℃作为病例纳入标准,本次调查若按卫生部标准,体温小于38 ℃者将不在调查范围内,请问如何处理现场调查中病例定义存在的矛盾?
参考答案:
(1) 在进行病例的搜索或疫情的症状监测时,建议尽量采取宽松的(范围广的)定义,以获得更多的病例,从而获得更多的暴露信息。

（2）在现场调查的病例数少时，有利于增加病例组样本，减少在病因研究过程因为样本少而增加统计误差。

建议卫生部在制定甲型 H1N1 流感监测病例标准时，适当降低体温标准，以提高监测灵敏度，及时发现异常情况。

实验室结果支持事件为甲型 H1N1 流感疫情的暴发。在病区采取以上的控制措施之后，仍存在一些问题：未及时落实发热病例、流感样症状病例的隔离措施，仍按原安排的房间和床位住院治疗，疑似感染病例与易感病例住同一个病房；陪护人员（家属）预防呼吸道传染病的自我管理欠佳，现场观察到部分家属未戴口罩，且一个病例有多个家属照看；通风措施不到位，小儿外科部分病房仍关窗使用空调系统；因小儿外科洗手间为公用洗手间，无法做到单独使用；除小儿外科外，其他病区也出现少量类似症状的病例（包括病人和医护人员）；小儿外科的病例均为儿童，而且还有新生儿，建议医院密切关注年纪较小的病人，防止重症病例出现；现场发现患流感样症状的医生仍在岗工作；现场发现所有小儿外科医护人员仅佩戴一次性外科口罩，而不是 N95 口罩。

根据当时病区控制现状，依据卫生部《甲型 H1N1 流感医院感染控制技术指南（2009 年修订版）》的规定，8 月 17 日下午广州市 CDC 提出强化控制措施：关闭病区，并上报广州市卫生局批准。

问题 8：关闭病区后，如何处理住院病人？
参考答案：
（1）住院未手术者，推迟手术，建议出院，居家隔离，医学观察 7 天。
（2）已手术且发热者，入住隔离病区单人病房治疗。
（3）已手术但未发热者，可以出院则出院居家隔离，医学观察 7 天。
（4）已手术但未发热者，不能出院则入住医院管理病区。
（5）医护人员未发热者，居家隔离观察 7 天，发热者住院隔离治疗。
（6）陪护（家属）全部居家隔离观察、治疗。

病区关闭后，以上需住院隔离治疗的病人转至该院 HP 院区的传染病区，进行隔离治疗。

省卫生厅 18 日接疫情报告后，召开疫情防控工作会议，立即委派医政处副调研员赴现场指导工作，并上报卫生部、广东省委省政府，副省长指示做好各项疫情防控工作，防止疫情进一步扩大。

8 月 20 日 08 时，卫生部的专家组到达暴发现场，听取了疫情处置的汇报、查看现场和有关资料后，对疫情的防控作出评估和建议：
（1）本次疫情为甲型 H1N1 流感聚集发生。
（2）通过采取较为准确、迅速、有效的防控措施，疫情已初步得到控制，近 2 天来未再出现续发病例，患者病情平稳、趋于好转。

(3）进一步有效控制疫情，防止再度出现与本次疫情相关的续发甲型 H1N1 流感病例是当前工作的重点。

（4）进一步加强对病区环境的清洁消毒处理，彻底对环境进行清洁卫生，尽可能清理各类杂物，在此基础上再进行物体表面清洁消毒及空气流通处理。

（5）继续完善并落实对发热患者的筛检、分诊流程，做好流感样病例的甄别。

（6）建立全院医务人员流感样症状监测系统。进一步开展有关甲型 H1N1 流感防控及职业安全的全员培训，并对培训效果进行评估。

（7）继续做好对密切接触者的医学观察和居家隔离治疗患者的病情掌控。

问题9：请对关闭病区进行风险分析和效果分析。
参考答案：

关闭病区能迅速控制传染源，清除造成疫情传播的环境，有利于及时控制小儿外科甲型 H1N1 流感暴发疫情的进一步发展。但也存在一定的风险：

（1）居家或住院隔离治疗的患者对社区或其他医院的甲型 H1N1 流感防控形成压力，特别是社区隔离病人，以病人的自我隔离管理为主，一旦防控措施不到位，且与其他人相处在密闭环境中时，容易形成新的传播链。

（2）对正在该病区的住院病人的治疗造成影响，特别是重症住院患者，转院后会影响原有的治疗计划和安排，影响治疗进度，危及临床治疗安全。

（3）增加病人的治疗成本，转院手术病人多来自市外甚至外省城市的患者，让临床未痊愈患者回家必然需要患者重新回来住院治疗，增加病人的交通费用，且有通过转移过程传播他人的危险。

（4）关闭病区会加重现有医疗资源缺乏的程度，特别是那些具有特色的医疗部门。

效果分析：疫情发生后，在 CDC 指导下，涉疫医院及时平衡医疗治疗安全和医院感染控制的需要，采纳卫生行政部门和 CDC 的控制策略和措施建议，实施了隔离治疗病人、加强病区通风、关闭病区、病区终末消毒、对相关人员进行医学观察等措施，使疫情得到有效控制，无续发病例报告，全部病例经隔离治疗后痊愈出院。

五、进一步调查论证

问题10：如何开展该现场的疾病流行危险因素研究？
参考答案：

在前期的流行病调查数据的基础上，建立假设，进行病例对照研究、队列研究或者实验室研究，验证假设。

通过现场调查，调查组怀疑手术过程、清洁间、灌肠室、重病房、卫生间、病区走廊、病区等暴露及病房串门、同床、更换尿布、近距离接触L护士是疾病传播的危险因素，而开窗、戴口罩和勤洗手是疾病传播的保护因素。建立以上假设后，调查组再通过电话对患者、陪护人员、医护人员等病区暴露者进行电话调查，同时，对调查的结果进行分析。见表4-19-3。病例组35例（患儿18例、陪护11例、医务人员6例），对照组97例（患儿21例、陪护45例、医务人员31例）。

表4-19-3　某医院小儿外科甲型H1N1流感暴发病例对照研究结果

暴露因素	病例组			对照组			OR	95% CI
	调查数/人	暴露数/人	暴露比例/%	调查数/人	暴露数/人	暴露比例/%		
住院患儿（n=39）								
11日及之前手术	18	8	44.44	21	5	23.81	2.56	(0.54~12.67)
住院患儿及其陪护（n=95）								
清洁间	29	23	79.31	66	39	59.09	2.65	(0.87~8.44)
灌肠室	29	27	93.10	66	48	72.73	5.06	(1.01~34.23)
重病房	29	26	89.66	66	56	84.85	1.55	(0.35~7.79)
厕所	29	11	37.93	66	25	37.88	1.00	(0.37~2.70)
病区走廊散步	29	27	93.10	66	63	95.45	0.64	(0.08~5.89)
串门	29	27	93.10	66	63	95.45	0.64	(0.08~5.89)
病人与陪护同床	29	17	58.62	66	37	56.06	1.11	(0.42~2.95)
更换纸尿布	29	3	10.34	66	14	21.21	0.43	(0.09~1.81)
处理尿袋	29	1	3.45	66	8	12.12	0.26	(0.01~2.23)
长时间开窗	29	8	27.59	66	45	68.18	0.14	(0.05~0.39)
住院患儿、陪护及医务人员（n=132）								
病区	35	25	71.43	97	43	44.33	3.14	(1.27~7.90)
近距离接触L护士	34	26	76.47	97	49	50.52	3.18	(1.22~8.54)
戴口罩	35	1	2.86	97	17	17.53	0.14	(0.01~1.06)
勤洗手	35	9	25.71	97	74	76.29	0.11	(0.04~0.28)

剂量-反应分析发现，病区暴露的时间越长则感染风险越大，洗手次数越多、开窗时间越长感染风险越小。见表4-19-4。

第四章　医源性感染类突发公共卫生事件

表 4-19-4　部分暴露因素与甲型 H1N1 流感感染剂量反应关系

暴露方式	暴露频率	病例 是	病例 否	OR	χ^2 值	P
病区暴露时间 ($n=132$)	$T \leqslant 2$ 天	4	20	1	5.737	0.016 6
	2 天 $< T \leqslant 5$ 天	6	34	0.88		
	5 天 $< T \leqslant 7$ 天	25	43	2.91		
每天洗手频率 ($n=132$)	0～次	26	23	1	37.136	0.000 0
	2～次	7	9	0.69		
	4～次	2	65	0.03		
开窗时间 ($n=95$)	不开	21	21	1	13.830	0.000 2
	一会	4	13	0.31		
	大半天	4	32	0.13		

问题 11：需要考虑哪些因素可能对以上结果存在影响？

参考答案：

混杂和效应测量修饰是影响病因和流行因素真正联系的因子，因此，有必要进行修正，消除混杂的主要方法是叉生分析法。

调查组对病区暴露时间、不开窗、少洗手等 3 个因素的数据作了分层分析。见表 4-19-5 至 4-19-8。

表 4-19-5　病区暴露时间、不开窗和少洗手的分层分析数据

组合	病区暴露时间多	不开窗	少洗手	病例 +	病例 -
1	+	+	+	16	9
2	+	+	-	2	9
3	+	-	+	7	13
4	-	+	+	2	0
5	+	-	-	0	20
6	-	+	-	1	3
7	-	-	+	1	1
8	-	-	-	0	11

注：7 天内病区暴露累积超过 2 天或以上，用 "+" 表示；7 天内病区暴露累积少于 2 天，用 "-" 表示。

表4-19-6 病区暴露时间与洗手关系

病区暴露时间多	少洗手	病例 +	病例 -	OR	95% CI	P
+	+	23	22	14.64	1.73～323.47	0.002
+	-	2	29	0.97	0.06～29.51	0.978
-	+	3	1	42.00	1.37～7333.64	0.003
-	-	1	14	1.00		

注：每天洗手0～1次，用"+"表示；每天洗手2次以上，用"-"表示。

表4-19-7 病区暴露时间与开窗关系

病区暴露时间多	不开窗	病例 +	病例 -	OR	95% CI	P
+	+	18	18	12.00	1.34～273.31	0.007
+	-	7	33	2.55	0.26～60.87	0.390
-	+	3	3	12.00	0.64～459.92	0.035
-	-	1	12	1.00		

表4-19-8 开窗与洗手关系

不开窗	少洗手	病例 +	病例 -	OR	95% CI	P
+	+	18	9			
+	-	3	12			
-	+	8	14			
-	-	0	31			

注：不开窗，用"+"表示，为每天不开窗或开窗时间累积少于1小时；开窗，用"-"，为每天开窗或开窗时间超过1小时。

结果显示，病区暴露时间是混杂因素，而不开窗和少洗手才是真正的影响因素。

第四章 医源性感染类突发公共卫生事件

第三部分 结 论

> 问题12：从本次医院暴发甲型H1N1流感的应对中可得到什么启示？
> 参考答案：
> 　　本次事件的发生并非直接与医疗行为有关，医院是一个特殊的社区集体单位，人口流动频繁，相对密集，且大多数患者体质较差，一旦传入传染源，极易扩散并引起暴发。当医院发生传染性疾病时，关闭病区需要进行充分论证，虽然可以较快控制疫情，但带来的负面影响也很大，如病人原来的疾患无法得到及时救治等，所以在关闭局部病区甚至整个医院前，需要进行充分评估，并做好病区的后续工作。

一、调查结论

结合流行病学调查、临床表现、实验室结果和卫生部《甲型H1N1流感流行病学调查和暴发疫情处理技术指南（试行）》的规定，判定该事件为一起发生在医院病区的甲型H1N1流感暴发。暴发原因是院外感染甲型H1N1流感病毒后入住病区，感染同室患儿、陪护及医护人员。医院未能对新进人员执行严格预检分诊和及时采取隔离措施，再经医护人员带病上班引起传播。灌肠室传播是由于患者家属在没开水的情况下到灌肠室使用开水器中的开水，造成灌肠室暴露者的感染和传播。

二、建议

（1）医疗机构应完善陪护制度，尽量减少陪护人数，陪护人员要相对固定。病区功能分区要明确，污染区和清洁区要划分清楚，不能有交叉情况。完善各病区洗手设备，为病区厕所特别是公共厕所提供洗手液，指导正确洗手。强化病房通风管理，落实必要的辅助通风设备。

（2）全市各级医疗机构要结合甲型H1N1流感容易在通风不畅的环境传播的特点，积极自查自纠，升级病区环境的通风布局和硬件措施，改善通风条件。严格执行《甲型H1N1流感医院感染控制技术指南（2009年修订版）》的要求，落实各项防控措施，并做好预检分诊措施，及时隔离治疗病人。建立医务人员健康监测系统，及时甄别和排查发热人员，让疑似病例按要求及时隔离休息，不宜继续在岗服务。组织医务人员学习《医院隔离技术》和《医务人员手卫生规范》等相关预防医院感染的指引、规范，并适当予以效果评估，发现存在的薄弱环节，并加以改进。

（3）CDC要继续做好全市疫情监测，组织培训医院防控甲型H1N1流感医院感染，既要加强对综合性医疗机构的培训，又要加强对社区医疗机构的培训，并注意培训方式的多样性及效果。

(4) 监督部门需协助医院落实好预检分诊以及住院发热病人的隔离工作，加强病区检查、监督整改，防止病毒通过医疗环境传播而造成暴发。

（陈建东）

点评：

面对特殊场所出现的新发传染病疫情，我们在迅速采取控制措施的同时，应尽快进行病例感染来源、传播途径、传播因素等调查，分析疫情传播的特点，为控制此后同类的疫情积累经验。在新发传染病疫情控制过程中，能灵活合理地理解和运用新的技术指南，这在实际工作中是难能可贵的。

参考文献

[1] 卫生部. 甲型 H1N1 流感预防干预措施应用技术指南（试行），2009.
[2] 张凤林，李春辉，黄昕，等. ICU 多药耐药鲍曼不动杆菌医院感染暴发的危险因素分析[J]. 中国现代医学杂志，2009，(9)：1355-1358.
[3] 施侣元，李立明，叶冬青，等. 流行病学[M]. 5版. 北京：人民卫生出版社，2004：442-443.
[4] Novel Swine-Origin Influenza A (H1N1) Virus Investigation Team. Emergence of a novel swine-origin influenza A (H1N1) virus in humans [J]. N Engl J Med, 2009, 360 (25)：2605-2615.
[5] 李洁. 长期住员工病区和急诊病区预防与控制流行性感冒传播的措施[J]. 中国感染控制杂志，2006，5 (4)：380.
[6] 徐志毅. 流感病毒与人流感和禽流感[J]. 生物学通报，2006，41 (2)：9-10.
[7] Beigel J H, Farrar J, Han A M, et al. Writing Committee of the World Health Organization (WHO) Consultation on Human InfluenzaA/H5：Avian influenzaA (H5N1) infection in humans [J]. N Engl J Med, 2005, 353：1374-1385.

案例 20
准分子激光原位角膜磨镶术后弥漫性板层间角膜炎暴发事件

学习目的

- 掌握陌生领域突发公共卫生事件调查思路与方法。
- 了解弥漫性板层间角膜炎定义及临床分期。
- 掌握队列研究的设计条件。
- 掌握验证病因假设的方法。
- 了解计算潜伏期的目的。
- 熟悉医院消毒隔离规范。

第一部分 背 景

2009年10月26日19时，某大学附属眼科中心向广州市CDC报告称，其准分子激光手术室10月21日的10台手术病人中，有3例病人的6只眼睛发生术后异常反应，要求协助调查其异常反应原因。

问题1：接到电话，需要向对方了解哪些信息？
参考答案：
（1）术后反应异常时临床表现怎样？症状是否严重？是否导致人员失明、死亡等？
（2）过去该手术室是否有类似情况？
（3）已经采取了哪些调查与控制措施？
（4）医院认为是什么原因造成的？
（5）手术室最近有什么变化，包括人员是否有变动、药物是否有更换、洁净手术室设备层是否已过保养期？
（6）3例病人与其他病人有何不同？是否同一位医生或同一班助手负责手术？

经了解，医院已经采取的措施有：

（1）立即停止手术。

（2）积极救治病人。

（3）医务科立即组织本院相关专家对 3 例术后异常反应的病人进行会诊，及时治疗，密切观察病情发展，并对术眼进行采样查找可疑病原体，未检出阳性结果。

（4）通知同一批次手术病人复诊，追踪近一个半月开展手术的病人，如发现出现类似症状和体征的病例，及时会诊和开展病原学检查，做好详细的病情记录。

（5）医院感染管理科组织对激光手术室医务人员手部卫生、环境卫生、无菌物品、水、消毒液等进行检测，寻找感染源，未检出阳性结果。

（6）医务科、手术室工作人员查找病人诊治过程中每一环节可能存在的问题并及时整改。

（7）10 月 22 日晚电话报告学校医院管理处。

（8）准分子激光手术室工作人员提供术前、术中及术后的所有药物使用清单交给中心药剂科，对药物开展相关检测，未检出阳性结果。

（9）10 月 26 日召开中心质量委员会紧急会议，通报准分子激光手术后异常反应病人的会诊意见，其中有两例疑似术后感染。对照《关于印发〈医院感染暴发报告及处置管理规范〉的通知》（卫医发〔2009〕73 号文）的规定，医疗质量管理委员会决定根据专家意见及微生物实验室检测结果，以及结合目前情况，以暂不符合医院感染暴发事件向 CDC 报告，但可以邀请广州市 CDC 协助开展相关病原调查。同时，要求准分子激光手术室密切观察病情发展，有新情况及时向医务科报告。

其他情况在调查组进入调查现场前，尚未清楚。

第二部分　现场调查

2009 年 10 月 27 日 9 时，广州市 CDC 会同越秀区 CDC 组成调查组到达该眼科中心开展调查。调查组人员主要由现场流行病学、微生物检验和消毒与医院感染控制的专业技术人员组成。

> 问题 2：现场流行病学调查的基本步骤是什么？
> 参考答案：
> （1）准备工作。
> （2）确定流行的存在。
> （3）核实诊断。
> （4）病例定义，病例搜索。
> （5）三间分布描述。
> （6）建立假设。

(7) 验证假设。
(8) 再考虑、再修订和再测试假设。
(9) 采取控制和预防措施。
(10) 准备书面报告。

进入调查现场后,流行病学调查人员制定本次调查的方案。方案中调查分为3类内容来开展:①对该准分子激光手术室的基本情况进行调查,查找可能病因;②搜索病例,并描述病例的三间分布,查找可能的病因;③对手术前、中、后所使用的药物、无菌物品、高压蒸气灭菌器等物品,以及手术室空气致病菌、空气中尘埃粒子浓度等环境进行采样,查找可能的病因。

通过询问和查阅资料,调查组也调查手术室近期是否存在异常情况、人员变动和药物使用变化等情况。

一、一般情况

该眼科医院是广州市一家眼科专业机构,其准分子激光手术室以激光方式治疗屈光不正,每天的手术量为20~36眼。该手术室共有医生4人,每周每人负责1天手术,周五一般情况下作为全科休整时间,同时安排下一周手术计划;现有护士3人,其中A护士负责手术辅助工作,B和C护士主要负责术眼术前准备和术后微型角膜刀头的清洗、消毒和高压灭菌工作,C护士于10月9日开始才调入准分子激光手术室工作。

手术使用的微型角膜刀头结构精细复杂,清洗困难,对刀头、吸力环、马达和真空管的清洁、消毒或保养有特殊要求。微型角膜刀头在手术过程中主要是用于固定术眼和操作一次性手术刀片(用于切割角膜,使角膜下的基质暴露在激光下)。图4-20-1显示了微型角膜刀头的结构。为更好地理解准分子激光原位角膜磨镶术的手术过程原理,调查者查阅了相关文献,图4-20-2详细说明了手术过程。

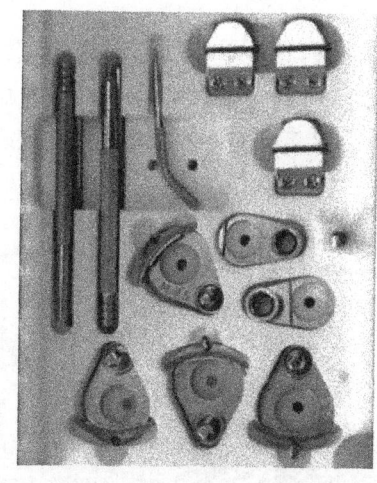
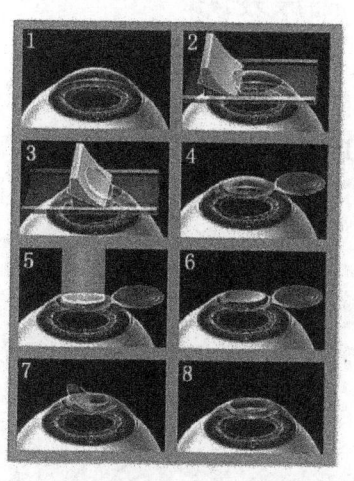

图4-20-1 微型角膜刀头的组成零件　　图4-20-2 准分子激光原位角膜磨镶术手术过程示意图

该激光手术室由手术病人预处理间、洁净物品储存间和千级洁净手术室构成(图4-20-3)。洁净物品储存间内有用于摆放各种眼科药品、一次性刀片等无菌物品的储存架、一个用于清洗微型角膜刀头的白色带盖搪瓷盘、刷子和无菌用水等。进口卡式 STATIM2000 压力蒸气灭菌器用于手术之间器械的灭菌(包括微型角膜刀头)。洁净区和污染区存在混用情况。

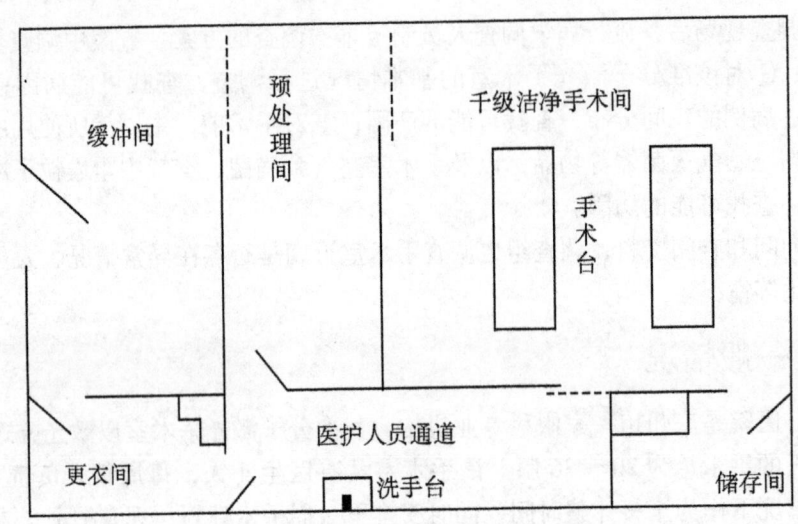

图 4-20-3 某大学附属眼科中心准分子激光手术室平面示意图

千级洁净手术室中有博士伦 Technolas 2172 准分子激光机 2 台和博士伦 Hansatome 微型角膜刀 1 套。每天手术结束后微型角膜刀送眼科中心供应室消毒。角膜刀片为一次性使用。

10月20日完成手术任务后,教授所带博士使用同一套手术设备,对独体猪眼睛进行 LASIK 手术操作练习。

二、临床表现

9月21日至10月21日,该手术室开展 LASIK 手术共134例(264眼),其中,男69例(135眼),女65例(129眼);年龄为17~44岁,平均年龄24.76岁;所有病例均排除 LASIK 手术禁忌症。术前裸眼视力 0.09 ± 0.07,眼压 (17.33 ± 2.35) mmHg,平均屈光度 -5.99 ± 1.98,$D-12.5 \sim 1.75$,散光 -0.64 ± 0.61,$D-3 \sim 0$。

问题3:如何在一个专业性强的行业中开展突发公共卫生事件的原因调查?

参考答案:

正所谓"隔行如隔山",对包括准分子激光原位角膜磨镶术(LASIK)工作原理、手术过程空气温度、相对湿度等微小环境要求、手术过程使用的药物种类及其术后发生异常反应的种类、频率和原因等情况,调查者均不熟悉。因此,在一个专业性强的行业中开展突发公共卫生事件的原因调查，可采用以下几种方法让调查者熟悉所调查的行业：

（1）现场调查前向行业内专家请教。调查现场的几位激光手术教授就是很好的专业老师。

（2）对相关的文献进行复习，能获得处理类似事件的经验，提供很好的借鉴作用，帮助调查人员理清现场调查思路。

（3）邀请不同行业专家召开案例调查讨论会，能够快速获得各方面专业意见，但需要在完成了阶段性调查后才能举行。

问题4：病例定义是什么？针对病例定义如何开展病例搜索？
参考答案：

病例定义：从9月15日至10月21日，在该眼科中心实行准分子激光原位角膜磨镶术（LASIK）后1周内裂隙灯显微镜下检查发现角膜层间弥漫散在扁平、白色颗粒者，伴有或不伴有眼红、异物感及畏光感者。

请不同行业专家召开案例调查讨论会。病例的搜索方法：先设计搜索病例一览表，内容包括一般情况及裂隙灯检查结果，再通过查阅病历、电话主动询问、术后常规随访等方式搜索从9月15日至10月21日该中心接受准分子激光原位角膜磨镶术（LASIK）的病人中术后发生异常反应者。

经搜索发现，术后共有11眼有不适感和畏光感，10眼有异物感，13眼有结膜充血、11眼有红肿情况，所有病例角膜瓣对位良好，无水肿，白色颗粒状点状物局限在角膜基质，数量和大小不等。除10月21日感染5人中4人为双侧眼发病外，其余均为术后一侧眼受累。患者受累眼占手术眼68.18%（15/22）。

病例搜索共发现11例病例（11眼）符合病例定义（表4-20-1）。病例在裂隙灯显微镜下可见角膜层间弥漫散在扁平、白色颗粒（图4-20-4）。

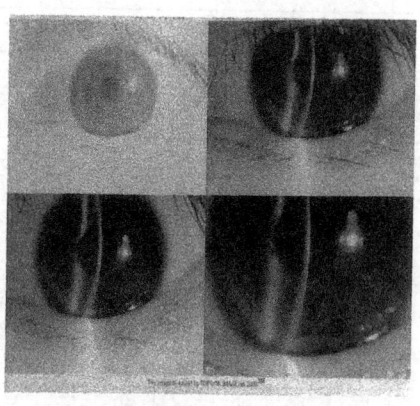

图4-20-4　某一病例在裂隙灯显微镜下角膜层间所见图

表4-20-1 11例LASIK术后弥漫性层间炎症病例调查一览表

序号	性别	年龄	手术时间	台序	发病日期	眼别	右眼(OD) 主诉 不适感	畏光感	异物感	分泌物	结膜体征 充血	红肿	持续天数	角膜瓣对合整齐	瓣下层间细小点状灰白色物质 数量	大小	持续天数	左眼(OS) 主诉 不适感	畏光感	异物感	分泌物	结膜体征 充血	红肿	持续天数	角膜瓣对合整齐	瓣下层间细小点状灰白色物质 数量	大小	持续天数	DLK反应 角膜瓣边缘	角膜瓣周边	角膜瓣中心	突破上皮	深层发展	级别	持续天数
1	男	33	9.21	2	10.1	OD	+++	++	+++	-	+++	-	7	+	1	+++	7	-	-	-	-	-	-	-	-	-	-	-	-	-	-	-	-	-	-
2	女	21	10.12	3	10.22	OS	-	-	-	-	-	-	-	-	-	-	-	+	+	+	-	+	+	5	+	2	+	8	+	+	-	-	-	+	8
3	男	17	10.12	5	10.25	OD	+	+	+	-	+	+	4	+	1	+	4	+	-	+	-	+	+	4	+	-	-	-	+	-	-	-	-	-	-
4	女	40	10.14	3	10.28	OD	+++	+++	+++	-	+++	+++	9	+	1	+++	9	-	-	-	-	-	-	-	-	-	-	-	-	-	-	-	-	-	-
5	男	29	10.15	1	10.23	OD	-	-	-	-	-	-	7	+	1	+	7	-	-	-	-	-	-	-	-	-	-	-	-	-	-	-	-	-	-
6	男	19	10.19	8	10.2	OS	-	-	-	-	-	-	-	-	-	-	-	-	-	-	-	-	-	-	-	-	-	-	-	-	-	-	-	-	-
7	男	22	10.21	1	10.22	OU	++	+	++	-	++	-	12	+	5	++	19	++	++	++	-	++	+	9	+	1	+	9	+	+	-	-	-	+	9
8	男	21	10.21	2	10.22	OU	+	+	+	-	++	-	12	+	5	++	16	++	++	++	-	++	+	10	+	8	++	14	+	+	+++	-	-	+++	19
9	男	22	10.21	4	10.22	OU	++	+	++	-	++	-	12	+	4	+	14	++	++	++	-	++	+	15	+	8	++	26	++	++	+++	-	-	+++	26
10	女	22	10.21	5	10.23	OS	-	-	-	-	-	+	0	+	-	-	-	+	+	+	-	+	-	12	+	3	++	13	+	+	-	-	-	++	12
11	男	22	10.21	8	10.23	OU	+	-	+	-	+	+	0	+	1	+	3	+	+	+	-	+	-	0	+	1	+	2	+	+	-	-	-	+	2

三、潜伏期的计算

11 例术后发生异常反应的病人中,潜伏期中位数为 1 天,其中潜伏期 1 天、2 天和 3 天分别为 4 例(36.36%)、2 例(18.18%)和 1 例(9.09%),4 例(36.37%)潜伏期未明确。

> 问题 5:现场调查计算病例潜伏期的目的是什么?
> 参考答案:
> (1)推算暴露时间。
> (2)不同疾病的潜伏期不同,通过比较潜伏期,可辅助疾病的诊断。

四、分布特征描述

1. 时间分布

首例病例于 9 月 21 日实施手术。自 9 月 21 日至 10 月 21 日共有 11 例(15 眼)术后发病,在实施手术者中罹患率 8.21%(11/134),术眼罹患率 5.68%(15/264)。9 月 21 日、10 月 14 日、10 月 15 日、10 月 19 日的术者各发生 1 例(1 眼),10 月 12 日术者发生 2 例(2 眼),10 月 21 日术者发生 5 例(9 眼)。9 月、10 月的罹患率分别是 1.72%(1/58)和 13.16%(10/76),差异有统计学意义($P = 0.023\ 3$)。见表 4-20-2。10 月 21 日起关闭手术室。

表 4-20-2 11 例(15 眼)发生异常患者手术时间分布

手术日期	术者			术眼		
	总数/人	罹患数/人	罹患率/%	总数/人	罹患数/人	罹患率/%
2009-9-21	9	1	11.11	18	1	5.56
2009-9-22	11	0	0	22	0	0
2009-9-23	13	0	0	26	0	0
2009-9-24	11	0	0	21	0	0
2009-9-25	0	—	—	0	—	—
2009-9-26	0	—	—	0	—	—
2009-9-27	0	—	—	0	—	—
2009-9-28	14	0	0	27	0	0
2009-9-29	0	—	—	0	—	—

续表 4-20-2

手术日期	术者			术眼		
	总数/人	罹患数/人	罹患率/%	总数/人	罹患数/人	罹患率/%
2009-9-30	0	—	—	0	—	—
2009-10-1	0	—	—	0	—	—
2009-10-2	0	—	—	0	—	—
2009-10-3	0	—	—	0	—	—
2009-10-4	0	—	—	0	—	—
2009-10-5	0	—	—	0	—	—
2009-10-6	0	—	—	0	—	—
2009-10-7	0	—	—	0	—	—
2009-10-8	0	—	—	0	—	—
2009-10-9	0	—	—	0	—	—
2009-10-10	0	—	—	0	—	—
2009-10-11	0	—	—	0	—	—
2009-10-12	6	2	33.33	12	2	16.67
2009-10-13	11	0	0	21	0	0
2009-10-14	10	1	10.00	19	1	5.26
2009-10-15	15	1	6.67	30	1	3.33
2009-10-16	6	0	0	12	0	0
2009-10-19	10	1	10.00	20	1	5.00
2009-10-20	9	0	0	18	0	0
2009-10-21	9	5	55.56	18	9	50.00
2009-10-22	0	—	—	0	—	—
2009-10-23	0	—	—	0	—	—
合计	134	11	8.21	264	15	5.68

问题6：请根据以上数据绘制流行曲线。

参考答案：

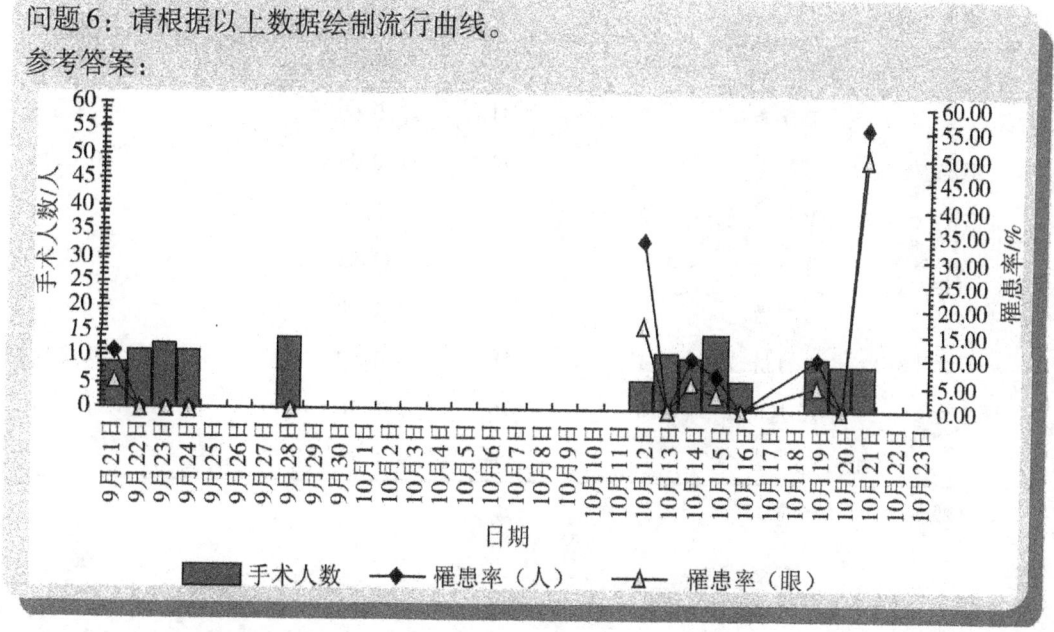

2. 人群及暴露分布

年龄、性别、戴眼镜史、戴隐形眼镜史和不同医生手术后发生异常情况者的分布差异没有统计学意义（$P>0.05$），前5台和5台后术者发生异常的罹患率分布差异有统计学意义（$\chi^2=5.28$，$P=0.0215$），分别由C或B护士负责微型角膜刀头清洗工作的2组术者发生异常的罹患率差异有统计学意义（$P=0.002$）。见表4-20-3。

表4-20-3 11例术后异常者分布情况比较

项目	分类	病例数/人	总数/人	罹患率/%	χ^2	P
年龄/岁	17～	2	19	10.53	0.38	0.8278
	20～	7	96	7.29		
	30～	2	19	10.53		
性别	男	9	69	13.04	3.19	0.0741
	女	2	65	3.08		
戴眼镜史	无	1	7	14.29	*	0.4589
	有	10	127	7.87		
戴隐形眼镜史	无	8	78	10.26	*	0.3585
	有	3	56	5.36		
手术医生	A医生	5	37	13.51	6.04	0.1095
	B医生	1	24	4.17		
	C医生	5	39	12.82		

续表 4-20-3

项目	分类	病例数/人	总数/人	罹患率/%	χ^2	P
	D 医生	0	34	0.00		
清洗护士	C 护士	9	44	20.45	*	0.000 7
	B 护士	2	90	2.22		
手术台序	前 5 台	9	65	13.85	5.28	0.021 5
	5 台后	2	69	2.90		
手术月份	9 月份	1	58	1.72	*	0.023 3
	10 月份	10	76	13.16		
合计		11	134	8.21	—	—

* 使用 fisher 确切概率计算法。

问题 7：为什么要对病例分布进行统计描述？
参考答案：
（1）描述疾病相关特征。
（2）探索疾病与暴露之间可能存在的关联情况。
（3）为进一步的病因研究提出假设提供参考，是现场流行病学研究必不可少的一个环节。

3. 病例的诊断与临床分期

通过现场请教专业医生和查阅有关文献，了解到该次准分子激光原位角膜磨镶术（LASIK）后发生异常者，应为弥漫性板层角膜炎（DLK），其病因多为毒素或过敏源进入角膜层间引起。

随着 LASIK 手术的普及，临床上越来越多的并发症被发现，1998 年 Smith 和 Maloney 首次报道了一种出现于 LASIK 术后早期表现为角膜层间非感染性的炎症反应，并将之定义为"弥漫性板层角膜炎"（diffuse lamellar keratitis, DLK）。DLK 的潜伏期为术后 1～4 天。

DLK 病例定义为裂隙灯显微镜下可见角膜层间弥漫散在扁平、白色颗粒，颗粒仅限于层间，并不向前侵入角膜瓣或向后侵入角膜基质；伴有或不伴有眼红、异物感及畏光感，病例已排除角膜感染性浸润、角膜上皮异常以及 Meibomian 腺分泌物的混淆，根据 DLK 的严重程度和累及部位进行临床分期，共分 4 期。DLK 病例按临床严重程度进行分期，见图 4-20-5。

15 只患眼 DLK 按照分期标准分别处于 I 期、II 期、III 期的各有 7 眼（46.67%）、2 眼（13.33%）和 6 眼（40.00%），没有出现 IV 期病眼，具体见表 4-20-1。

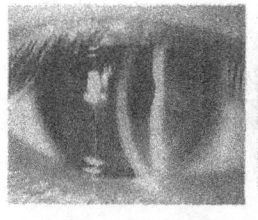 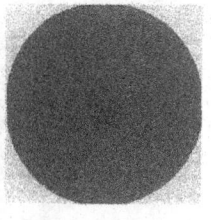 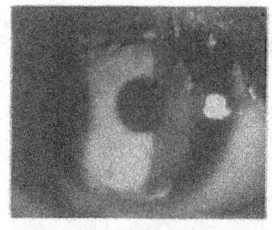 

DLK Ⅰ期：白色颗粒状细胞仅见于角膜瓣的周边部，视轴中央部未受累

DLK Ⅱ期：白色颗粒状细胞见于角膜瓣的中央部，视轴中央部均受累

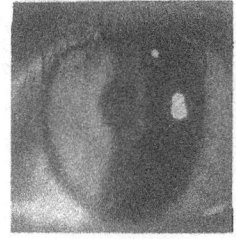 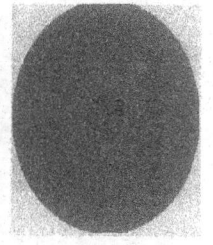 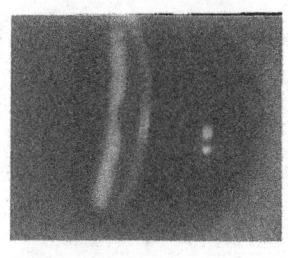 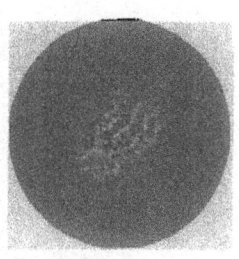

DLK Ⅲ期：视轴中央部的白色颗粒状细胞更为稠密并集结成簇，而周边部相对清晰

DLK Ⅳ期：视轴中央部出现角膜基质混浊、水肿，基质融解，角膜皱褶形成

图 4-20-5　DLK 病例临床分期图

五、现场采样与实验室结果

11 月 3 日，广州市 CDC 再次派出 4 人对该院激光手术室进行现场调查和采样。

调查、采样内容包括有：

（1）与激光手术有关的使用物品是否被污染。包括手术前所有的消毒用品：注射液瓶盖开启器、使用中的 0.06% 聚维酮碘伏、灭菌注射用水、无菌眼科冲洗针头和氯化钠注射液，开展染菌量的检测。手术中接触手术眼的微型角膜刀头和刀片：用生理盐水借助超声波振荡仪采集其冲洗水，开展热源实验，同时用嗜热脂肪杆菌芽孢片对灭菌刀头的卡式压力蒸气灭菌器（STATIM2000）进行生物监测，并对一次性使用刀片做无菌检查。手术后所有消炎药品：对 16 万单位/500 mL 庆大霉素冲洗液、氧氟沙星滴眼液、卡波姆滴眼液、盐酸丙美卡因滴眼液、妥布霉素滴眼液做无菌检查，并通过以上药品经销商，了解销售到其他医疗机构相同药品的使用是否有异常。

（2）观察激光手术的操作模拟过程，了解手术过程中无菌操作是否存在隐患。

（3）手术环境的采样，使用空气采样器收集手术室空气，做空气中致病菌的检测，用尘埃粒子计数器检测千级洁净手术室的洁净度，以及模拟手术过程中尘粒的变化情况。

以上样品及时送广州市 CDC 卫生检验中心按《消毒技术规范》2002 年版要求进行相关项目的检验。结果是 12 种手术使用的药械细菌总数未超标，无菌实验和热源试验为阴性；2 个空气样品致病菌为阴性。具体结果见表 4-20-4。

表4-20-4 实验室检测结果汇总表

序号	检品名称	检验项目	结果
1	注射液瓶盖开启器	细菌总数致病菌	0 CFU/件阴性
2	0.06%聚维酮碘伏	无菌试验	阴性
3	灭菌注射用水	无菌试验	阴性
4	氯化钠注射液	无菌试验	阴性
5	16万单位/500 mL 庆大霉素冲洗液	无菌试验	阴性
6	无菌眼科冲洗针头	无菌试验	阴性
7	氧氟沙星滴眼液	无菌试验	阴性
8	卡波姆滴眼液	无菌试验	阴性
9	盐酸丙美卡因滴眼液	无菌试验	阴性
10	妥布霉素滴眼液	无菌试验	阴性
11	卡式压力蒸气灭菌器（STATIM2000）	灭菌效果	阴性
12	刀头清洗液	热原试验	阴性
13	空气	空气致病菌	阴性
14	空气	空气致病菌	阴性

问题8：现场调查采样的目的和原则是什么？如何对待样品检测结果与流行病学调查结果的关系？

参考答案：

现场调查的目的主要可分为两大类：一是查明突发公共卫生事件或疾病暴发流行的原因，二是进行卫生质量监测和评价。尽管根据调查目的、检测对象和样品种类不同，采样具有其特殊性，但应该遵循如下总原则：

（1）注意生物安全。采样中避免造成人员感染、标本和环境的污染。采用防护装备，注意安全操作和安全包装样品。

（2）注意采样的代表性或针对性。以卫生质量评价为目的的样品采集，影响采样代表性的因素包括采样量、采样部位、采样时间、采样的随机性和均匀性，以及按批号抽样。同时还应考虑原料情况（来源、种类、地区、季节等）、加工方法、运输、保藏条件、销售中的各个环节（例如有无防蝇、防污染、防蟑螂及防鼠等设备），及销售人员的责任心和卫生认识水平等对样品可能产生的影响。以查明突发公共卫生事件或疾病暴发流行的原因为目的的样品采集，不要求样品的代表性，强调针对性，尽可能采集病原微生物含量最多的部位和足够检测用的样本；根据疾病表现和流行病学调查资料，指导采集正确的样品。

（3）注意采样时间和种类。一般原则是根据不同疾病的特点和临床表现，确定采样时间和标本种类。以分离培养细菌为目的，则应尽量在急性发病期和使用抗生素之前采集标本，如果已使用抗生素，采样和分离培养最好加入相应的中和剂（中和样品中残存的抑菌物质）或进行其他处理，避免抗菌药物对细菌培养的干扰。作病毒分离和病毒抗原检测的标本，应在发病初期和急性期采样，最好在发病1～2天内采取，此时病毒在体内大量繁殖，检出率高。

（4）注意避免采样引入新的污染或者微生物的杀灭因子。所有采样用具、容器需严格灭菌，并以无菌操作采样。对容器的基本要求是选耐用材料制成，容器包装好后可防渗漏，能承受空中或地面运送过程中可能发生的温度和压力变化。对微生物样品，应避免采样时对微生物的杀灭作用和引入新的抑菌物质，如容器是否有消毒剂的残留，或是否使用刚烧灼未冷却的采样工具。并注意保护目的微生物，注意使用正确的采样液和加入中和剂。

（5）注意对样品的详细标记。用于卫生质量评价的样品，应标明样品名称、编号、采样时间、采样量、采样者、检测项目等。

样品检测结果与流行病学调查结果，以及临床表现相符时，得出调查结论或进行卫生质量评价并不难。但在很多情况下，检验结果可能不支持调查结果，因此需要调查人员综合分析，查找原因，对检测结果进行正确的判读，最后得出比较可靠的推论。对检测结果进行正确判读应注意如下几点：①流行病学调查资料的可靠性；②样品采集时间是否恰当，样品量是否足够用于检测，样品保存和运送条件是否恰当；③检验方法的灵敏度和特异性如何？应详细了解检测过程和结果，尽量得到原始数据或图谱，对有结论性质的报告，分析其合理性和可靠性。

通过以上的描述性研究，调查者提出C护士负责清洗、前5台与10月术者可能是导致DLK的危险因素的假设。

问题9：如何验证假设？
参考答案：
可以采用队列研究、病例对照研究或实验性研究等方法验证假设。

准分子激光手术室为手术者均建立了完善的档案记录，包括患者的联系电话等信息。调查组可以从9月21日到10月21日手术者的记录中较容易追踪到其临床转归情况。因此，现场调查者采用回顾性队列研究的方法，对前面发现的可能危险因素与疾病DLK的关系进行验证。

问题 10：现场调查病因判断的标准是什么？

参考答案：

(1) 关联的时间顺序。

(2) 关联的强度，包括剂量 - 反应关系和暴露与疾病的分布一致性。

(3) 关联的可重复性。

(4) 关联的合理性。

(5) 终止效应。

六、队列研究

1. 暴露与疾病分布的一致性分析

从队列研究的结果来看，C 护士负责清洗、前 5 台与 10 月份术者是发生 DLK 的危险因素，且有统计学意义（$P<0.05$）。结果见表 4-20-5。

表 4-20-5　11 例弥漫性板层角膜炎（DLK）病例流行病学原因队列研究

项目	分类	总数/人	罹患数/人	罹患率/%	RR 值	95% CI
清洗护士	C 护士	44	9	20.45	9.2	2.08～40.81
	B 护士	90	2	2.22		
台序	前 5 台	65	9	13.85	4.78	1.07～21.29
	5 台后	69	2	2.9		
月份	10 月份	76	10	13.16	7.63	1.01～57.94
	9 月份	58	1	1.72		

2. 剂量反应关系分析

分析 DLK 病人临床分期在台序、手术月份的分布情况，结果见表 4-20-6。临床表现前 5 台较 5 台后手术者（Wilcoxon W 值 = 17 259.00）、10 月份较 9 月份手术者（Wilcoxon W 值 = 7 831.50）更严重，且有统计学意义（$P<0.05$）。

表 4-20-6　134 例（264 眼）术后罹患弥漫性板层角膜炎（DLK）临床分期分布情况比较

项目	分类	临床分期 0 例数/人	分布率/%	Ⅰ 例数/人	分布率/%	Ⅱ 例数/人	分布率/%	Ⅲ 例数/人	分布率/%	Wilcoxon W 值	P
台序	前 5 台	118	44.70	4	1.52	2	0.76	6	2.27	17 259	0.007
	5 台后	131	49.62	3	1.14	0	0.00	0	0.00		

续表 4-20-6

项目	分类	临床分期								Wilcoxon W值	P
		0		I		II		III			
		例数/人	分布率/%	例数/人	分布率/%	例数/人	分布率/%	例数/人	分布率/%		
月份	10月份	136	51.52	7	2.65	2	0.76	5	1.89	7 831.5	0.005
	9月份	113	42.80	0	0	0	0	1	0.38		

3. 手术台序与DLK罹患率的相关性研究

随着手术台序的增加，DLK罹患率下降（$r = -0.750$），且有统计学意义（$P = 0.032$），结果见表4-20-7。

表4-20-7 手术台序与弥漫性板层角膜炎（DLK）罹患率的相关性研究

手术台序	手术数/人	罹患数/人	罹患率/%
第1台	13	3	23.08
第2台	13	4	30.77
第3台	13	1	7.69
第4台	13	1	7.69
第5台	13	0	0
第6台	13	1	7.69
第7台	11	1	9.09
第8～15台	45	0	0
合计	134	11	8.21

4. 同行专家意见

11月11日，广州市CDC组织省内准分子激光、医院感染以及流行病学等领域专家召开了关于"某大学附属眼科中心准分子激光手术室疑似医院感染事件"调查讨论会。

参加会议的有某医科大学眼科准分子激光治疗专家、广东省卫生监督所医院消毒监督管理主任医师、广东省CDC医院感染控制专业副主任医师、广州市CDC流行病专业主任医师和医院感染控制专业人员等。专家们在听取该事件的调查报告和核查调查证据后，提出如下意见：

（1）赞同广州市CDC的调查工作和初步结论，将此事件定性为非病原体感染的炎症反应聚集性发生事件。

（2）认为聚集性事件发生的可能原因如下：事件发生前一天进行了动物组织实验后，因清洗不彻底，使直接接触病人眼睛的微型角膜刀上残留异体蛋白（随着清洗次数的增加，残留量逐渐下降，使病例多分布在当天手术较前台序，而且病人临床表现也越来越轻)。

(3) 建议进一步核查引起该事件发生的可能污染细节。

(4) 国内外在类似的手术后,弥漫性层间角膜炎病例时有发生,散发的多与患者体质或医生水平相关,聚集性多起因于手术过程。

第三部分 结 论

一、调查结论

结合现场流行病学调查、病例的临床表现和实验室结果,调查者认为是微型角膜刀头异体蛋白残留导致LASIK术后DLK并发症暴发,微型角膜刀头供需矛盾,清洗不彻底是暴发原因。

(1) 本事件是在准分子激光原位角膜磨镶术(LASIK)后发生弥漫性板层角膜炎(DLK)并发症暴发,罹患率高达8.21%,远高于文献报道的1/500~1/50或Bigham等的多中心研究结果0.67%的散发水平。在13天的LASIK手术中,6天有DLK发生,且10月21日发病数达5例,呈一天多人发病态势,与MacRae等报道的情况相似。本事件病例临床表现较轻微,都处于Ⅳ期以下,经患眼局部抗菌(万古霉素等)和消炎(氟美瞳等)后,均痊愈。发病时间明确的DLK病例均于术后4天内发病,与文献报道的DLK潜伏期1~6天一致。4例未清楚发病时间的原因是由于患眼无自觉症状,在病例搜索时才被发现确认。DLK病例以单眼发病多见,但本事件罹患眼疾既有单眼发作,也有双眼均受累的情况,文献也有类似情况报道。

(2) DLK的发病与抗原或毒素进入层间引起的急性非特异性过敏性或毒性反应有关。结合现场流行病学调查和实验室结果,调查组推测微型角膜刀头异体蛋白残留是本次LASIK术后DLK并发症暴发的原因。清洗微型角膜刀头工作不彻底,无菌物品储备间没有水龙头,护士只是将用后的刀头放在盛有灭菌注射用水的搪瓷盆中刷洗,没能在流动水下刷洗,带有残留动物组织蛋白的刀头经压力蒸气灭菌器灭菌并冷却一晚后,导致覆着在刀头上的蛋白凝固,这些凝固的蛋白经过第二天的手术清洗,残留量逐渐减少,析出量也逐渐减少,因此表现为前5台罹患者更多发病且临床表现更重;激光手术室仅有一部微型角膜刀头,为应对高频率的临床使用需要,在时间不足的情况下微型角膜刀头清洗不彻底,造成异体蛋白残留而致术眼非特异性过敏反应。微型角膜刀头结构精细复杂,清洗困难,对刀头、吸力环、马达和真空管的清洁、消毒或保养有特殊要求。清洗操作应按冲洗、洗涤、漂洗和终末漂洗的程序严格执行,对难清洗部位要使用软毛牙刷或采用超声波清洗器进行清洗之后,再用蒸气灭菌器进行高压灭菌,才能达到安全使用目的。针对这样的现状,该手术室控制DLK并发症发生的主要措施如下:减少每天的LASIK术,增加微型角膜刀头至3套,改变手术室布局,将清洁区与污染区严格分开,完善清洗设备,规范清洗操作,加强医护人员标准预防教育。以上措施落实后,再没有DLK病例出现。

（3）有人提出在激光手术室使用同一套微型角膜刀进行猪眼实验操作是本次 DLK 暴发原因，调查组认为猪眼操作所引起的角膜刀头污染不能解释该事件的全部。显然，DLK 暴发的主因在于角膜刀头清洗不彻底，而猪较人而言，蛋白有更强的免疫原性，所以造成 10 月 21 日手术者 DLK 罹患率更高。

二、控制及整改措施

（1）暂停开展 LASIK 手术，积极搜索、治疗罹患病人。

（2）对洁净手术室设备层进行阶段性检修：更换洁净手术室初、中效过滤器和回风口滤网（标准规范要求，洁净室必须定期更换初、中、高效过滤网，定期清洗回风口滤网）。

（3）改进手术室的建筑布局，原来使用后的污染器械的清洗消毒（污染区）与高压灭菌（清洁区）同在储存间内完成，存在交叉感染的风险，目前标准规范要求凡是需要清洗消毒灭菌的物品尽量送消毒供应中心完成，不能送消毒供应中心的物品清洗时也需按照消毒供应中心的要求进行。因此，为将污染区和清洁区划分开，根据该手术室的现有条件，将清洗环节移到医护人员通道处完成。在医护人员通道处增加了清洗池、超声波清洗器、恒温消毒箱等设备。在无菌物品储存间与清洗处增设一传递窗，作为器械清洗后进入储存间高压灭菌的通道。改造后的手术室间见图 4-20-6。

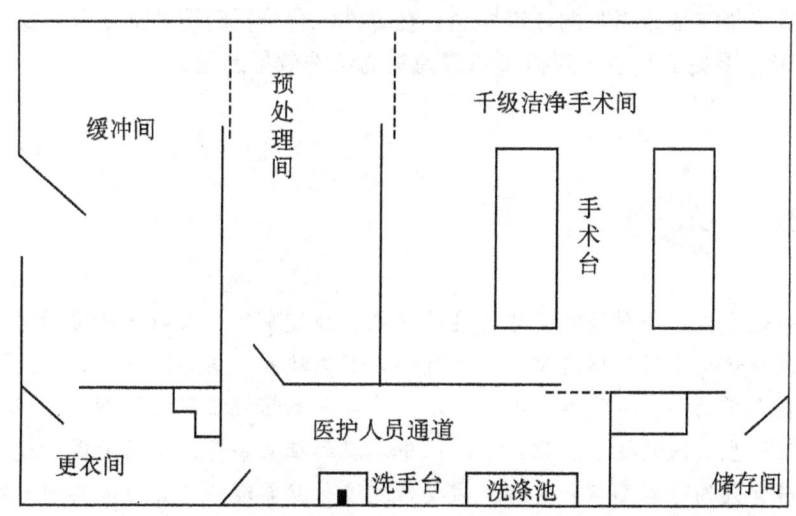

图 4-20-6　某大学附属眼科中心准分子激光手术室整改后平面示意图
注：在医护人员通道增设洗涤池，增设储存间与洗涤处的物品传递窗。

（4）新购进两套微型角膜刀头，重开手术初期每天手术台数控制在 5 台左右。

（5）尽可能减少进入激光手术室的人数和停留时间。

（6）强化医护人员的《消毒技术规范》学习，认真贯彻执行 WS 310.1《医院消毒供应中心　第 1 部分：管理规范》、WS 310.2《医院消毒供应中心　第 2 部分：清洗消毒及灭菌操作技术规范》、WS 310.3《医院消毒供应中心　第 3 部分：清洗消毒及灭菌效果监测标准》等。

(7) 制定了《眼科手术器械处理流程》等制度，使激光手术按照内眼手术要求进行管理，建立质量控制过程的记录与可追溯制度。

(8) 严禁在对人进行手术的手术室开展动物手术。

(9) 建立手术病人异常反应监测系统。

三、控制效果评估

11月20日重开手术室后未再有病例出现。统计该院重新恢复准分子激光原位角膜磨镶术（LASIK）后2009年11月30日至2009年12月2日的手术患者共32（62眼）例，其中接受LASEK（另外一种术式）的患者4例（8眼），接受LASIK的患者28例（54眼）。LASEK术后一周，4例患者的角膜上皮均愈合，裸眼视力逐步上升。LASIK术后1天，裸眼视力≥0.8的占87.04%，角膜瓣均对位良好，层间未出现任何异常反应。

四、不足之处

(1) 没有开展对清洗"不彻底"的灭菌微型手术刀头造成DLK的实验研究。

(2) 调查时间跨度短，未查清该中心DLK流行基线。

(3) 医疗机构在最初怀疑为医院感染时，已对现场进行了消毒处理，CDC介入现场调查时所采集样本非当时的环境样品，在事件综合分析时应考虑实验室结果的影响。

(4) 未开展关于C护士对微型角膜刀头的清洗效果的测试。

（陈建东　贺征）

点评：

这是一起发生在专科医院的非感染性的病例暴发事件，与以往传统的医院感染事件不同。但调查运用了医院感染事件的流行病学调查技术一层层进行剖析。这类事件对流行病学调查人员的调查技能要求很高，不仅需要熟悉掌握流行病学调查技术，而且要深入了解相对陌生领域的技术流程，才能从中发现和证实事件发生的原因。这类调查需要具有多学科背景的专家参与和支持，需要传统流行病学理论，并结合其他领域专业学科理论和方法共同查找原因。

参考文献

[1] Smith R J, Maloney R K. Diffuse lamellar keratitis A newsyndrome in lamellar refractive [J]. Ophthalmology, 1998, 105 (9): 1721-1726.

[2] Kaufman S C, Maitchouk D Y, Chiou A G, et al. Interface inflammation after laser in sim keratomileusis. Sands of sahara syndrome [J]. J Cataract Refract Surg, 1998, 24 (12): 1589-1593.

[3] Linebarger E J, Hardten D R, Lindstrom R L. Diffuse lamellar keratitis: diagnosis and management [J].

J Cataract Refract Surg, 2000, 26: 1072 - 1077.

[4] 朱大权. 准分子激光矫正近视的原理、方法及其优缺点 [J]. 当代医学（学术版）, 2008, 143 (8): 14 - 15.

[5] Bigham M, Enns C L, Holland S P, et al. Diffuse lamellar keratitis complicating laser in sim keratomileusis: post-marketing surveillance of an emerging disease in British Columbia, Canada, 2000—2002 [J]. J Cataract Refract Surg, 2005, 31 (12): 2340 - 2344.

[6] MacRae S, Macaluso D C, Rich L F. Sterile interface keratitis associated with micropannus hemorrhage after laser in sim keratomileusis [J]. J Cataract Refract Surg, 1999, 25 (12): 1679 - 1681.

[7] McLeod S D, Tham V M-B, Phan S T, et al. Bilateral diffuse lamellar keratitis following bilateral simultaneous versus sequential laser in situ keratomileusis [J]. Br J Ophthalmol, 2003, 87 (9): 1086 - 1087.

[8] Howard V. Prevention and management of microkeratomerelated laser situ keratomileusis complications [J]. Ref ract Surg, 2000, 16 (suppl): 226 - 229.

[9] 钟秀玲, 孙兰, 周建玲, 等. 外科手术器械去污方法的研究 [J]. 中华医院感染学杂志, 2006, 16 (6): 657 - 659.

[10] 王红英, 金美英, 赵春燕, 等. Hansatome 角膜板层刀的消毒与保养 [J]. 中国实用护理杂志, 2004, 20 (1): 57.

[11] 徐兆宏. 准分子激光原位角膜磨镶术后连续性群发性 DLK 临床分析 [J]. 国际眼科杂志, 2007, 7 (5): 1489.

[12] WS 310.1—2009《医院消毒供应中心 第 1 部分：管理规范》.

[13] WS 310.2—2009《医院消毒供应中心 第 2 部分：清洗消毒及灭菌技术操作规范》.

[14] WS 310.3—2009《医院消毒供应中心 第 3 部分：清洗消毒及灭菌效果监测标准》.

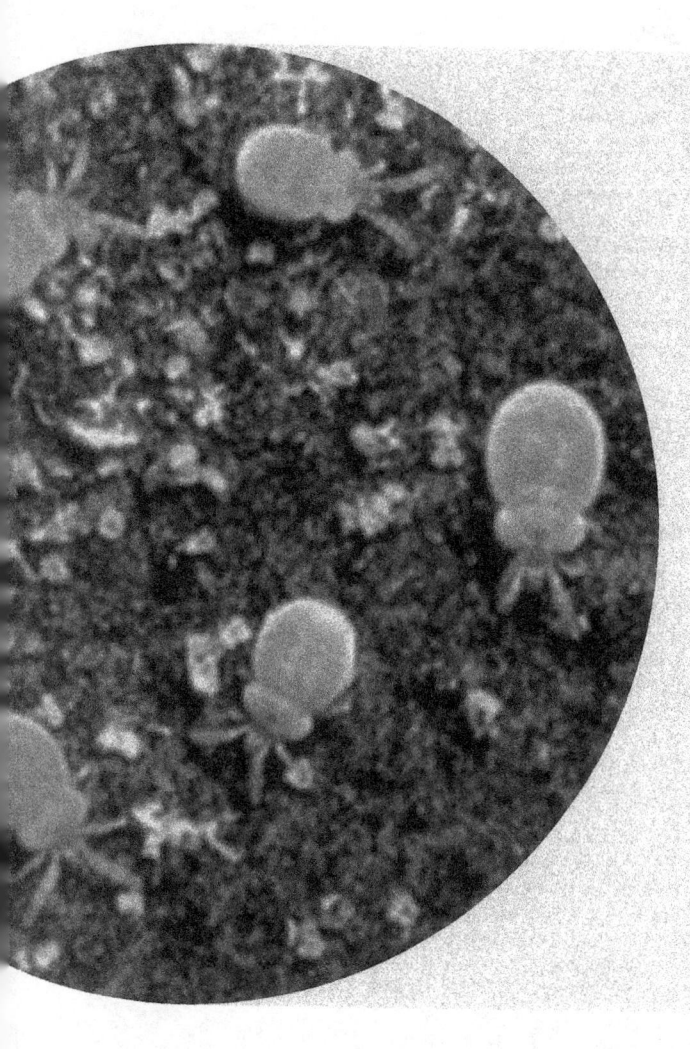

第五章 昆虫类突发公共卫生事件

案例 21
公园里发生的恙虫病聚集事件

学习目的

- 掌握城市环境中常见发热皮疹性传染病的种类。
- 了解恙虫病与发热伴血小板减少综合征、新型布尼亚病临床表现的异同。
- 了解外斐氏试验在恙虫病疫情判断中的意义。
- 掌握该起事件确诊的依据与原则。
- 了解突发公共卫生事件中的媒体应对。
- 了解如何处理动物保护与人类防病之关系。

第一部分 背 景

一、疫情报告

2012年5月22—24日,广州市 CDC 先后接到海珠区 CDC 电话报告,称广州医学院第二附属医院共收治4例(每日2例)疑似恙虫病重症病例,其中2例因抢救无效死亡。

> 问题1:作为市级 CDC 传染病预防控制科的负责人,接到该报告后应如何处置?
> 参考答案:
> (1) 核实疫情信息的真实性。
> (2) 浏览国家疾病监测信息报告管理系统有无相关病例的报告和详细信息。
> (3) 核实国家突发公共卫生事件管理信息系统有无相关信息报告。
> (4) 直接电话询问广州医学院第二附属医院患者的目前状况,病例初步诊断是否确有其事,初步评估事件的严重性和风险。

二、核实诊断

通过初步调查,广州医学院第二附属医院近期确实收治过4例疑似恙虫病的重症病例，以高热、寒战、咳嗽、咳痰、头痛、头晕为主，且病例身体某部位均有疑似焦痂表现。国家疾病监测信息报告管理系统也有相关病例的报告，但国家突发公共卫生事件管理信息系统无相关的事件信息报告。

> **问题2**：初步了解到以上信息后，下一步应如何做？如果要做调查，应做哪些准备？
> **参考答案**：
> （1）初步核实调查该事件可能为一起聚集性疫情，并且出现死亡病例，与平时的散在、轻症病例有差别，需要进行深入详细的现场调查。
> （2）开展现场调查需要做以下准备：相关调查表、调查器械、采样设备、采样管、现场联系资料（联系人及联系电话）、电脑、照相机、个人防护用品、车辆、电筒、套鞋等。
> （3）与事发地区CDC负责人联系，确定现场调查的内容，事先与相关医疗机构、公园管理处相关负责人联系好相关调查事宜。

第二部分 现场调查

一、病例调查

调查组赶赴广州医学院第二附属医院进行病例调查。4名患者的就诊经过、临床表现、临床实验室检查详细如下：

患者1：廖某，男，57岁，离退休人员，现住海珠区南洲街北路和辉花园。5月15日无明显诱因发热，最高体温40℃，伴寒战、胸闷，在家自服百服咛后症状未改善。18日至广州医学院第二附属医院急诊，20日因病情加重、血小板降低等收入风湿科。21日患者体温波动大（36.5～40℃），呈嗜睡状，反应迟钝，血压和血小板计数偏低，全身淋巴结肿大，肝酶、心肌酶升高，遂转入ICU治疗。截至24日24时，患者病情尚未稳定。患者右下腹部可见一大小约1.0 cm×1.0 cm焦痂。

患者2：余某，女，76岁，离退休人员，现住海珠区南园大街。5月12日因发热（最高体温39.5℃）、咳嗽、咳痰等症状前往广州医学院第二附属医院就诊，该院以抗感染、化痰等治疗，病情反复且未见好转。19日以"肺炎"入院，20日13时，出现呼吸困难且进行性加重，全身皮肤散在瘀点瘀斑，口唇中度紫绀，随后转至ICU急救。22日13时因多器官功能衰竭死亡。该患者左侧耳后有焦痂（1.0 cm×1.0 cm）。

患者3：黄某，女，71岁，离退休人员，现住海珠区昌岗街江南大道。5月16日无明显诱因发热，伴头痛、头晕和少许尿痛。自服感冒速效胶囊，症状未见好转。当日前往广州医学院第二附属医院门诊，予以"柴胡、明可欣"治疗后，病情未见好转。21日再次就诊，门诊以"发热查因"收入院。23日，患者高热、气促、双肺下可闻及少许湿性啰音，考虑恙虫病、肺炎Ⅰ型呼吸衰竭。因患者病情较重，急转ICU。截至24

日 24 时，患者尚未脱离危险。该患者左锁骨下可见大小 1.0 cm×1.5 cm 焦痂。

患者 4：何某，女，73 岁，离退休人员，现住海珠区江南中街江南大道中。5 月 15 日开始无明显诱因持续发热（最高体温 38 ℃）。18 日至广州医学院第二附属医院门诊就诊，治疗后未明显好转。22 日因突发上腹部绞痛再次急诊就医。23 日门诊以"胆囊炎并胆囊结石、低小肠梗阻"收入肝胆外科。既往有"高血压、甲亢、肺炎"病史。23 日患者突发心率下降，呼吸心跳停止，经抢救后于 23 时转 ICU 治疗。呈气促状，深昏迷，血压 154/98 mmHg，双目瞳孔 3 mm，对光放射迟钝，双肺听诊弥漫干湿啰音，上腹压痛明显。24 日因多脏器衰竭死亡。该患者右侧锁骨下可见 0.5 cm×1.0 cm 焦痂。

> 问题 3：请从以上病例资料中提取该 4 名患者共同的临床表现和有意义的提示信息。
> 参考答案：
> （1）起病急。
> （2）高热、肺炎表现。
> （3）病情危重。
> （4）高龄离退休人员。
> （5）身体某部位均出现特异性焦痂。

患者 5：陈某，女，47 岁，现住海珠区新港街前进路，为晓港公园卫生清洁人员。5 月 17 日因发热、畏寒、肌肉酸痛等症状至附近诊所就诊。19 日至广州市第一人民医院社区卫生服务中心就诊，23 日因病情反复，怀疑传染病转至广州市第八人民医院就诊，该院以"恙虫病"收治入院。截至 24 日，患者病情已明显好转。患者右侧胸部可见约 1.0 cm×1.0 cm 焦痂。

> 问题 4：城市环境中常见发热皮疹的疾病应该考虑哪些病种？
> 参考答案：
> 城市环境中常见发热皮疹的疾病应该考虑以下病种：斑疹伤寒、登革热、流行性出血热、疟疾、钩体、传染性单核细胞增多症、伤寒、皮肤炭疽、败血症、粟粒性肺结核。

5 例重症和死亡病例临床实验室检查均有不同程度的血小板计数减少和肝、心损害表现。

患者 1，廖某：5 月 18 日 WBC 6.04×10^9/L，PLT 69×10^9/L，CK-MB 28 U/L，CK 815 U/L，LDH 881 U/L，AST 46 U/L；21 日外斐氏反应 OX2 1∶40、OXK 1∶80；22 日 PLT 32×10^9/L。

患者 2，余某：5 月 17 日 WBC 8.64×10^9/L，PLT 55×10^9/L；胸片示左下肺炎；22 日 WBC 28.63×10^9/L，PLT 55×10^9/L；生化检查示肝肾功能损害；外斐氏反应 OX19 1∶40，OX2 1∶40，OXK 1∶40。

患者3，黄某：5月23日WBC 7.97×10^9/L，PLT 56×10^9/L；24日ALT 75 U/L，AST 406 U/L，肌酐199 μmol/L，尿素氮19.19 mmol/L。

患者4，何某：5月24日WBC 21.95×10^9/L，PLT 47×10^9/L，ALT 75 U/L，AST 406 U/L，肌酐191 μmol/L，尿素氮10.42 mmol/L。

患者5，陈某：5月24日WBC 10.32×10^9/L，PLT 78×10^9/L，ALT 335 U/L，AST 148 U/L，LDH 510 U/L。

问题5：简述恙虫病主要临床表现。该起事件中5例重症和死亡病例目前的临床表现是什么？哪些符合恙虫病的诊断？

参考答案：

恙虫病的主要临床表现：有急性起病、弛张高热、剧烈头痛与中枢神经系统症状等一般临床表现，而焦痂与溃疡、淋巴结肿大、皮疹、相对缓脉和肝脾大为相对特异性的临床表现，临床实验室检查血常规白细胞计数多正常，嗜酸细胞减少或消失，血小板可减少；尿常规，可有蛋白尿、白细胞尿、血尿及管型尿；肝功能，转氨酶升高（60%），胆红素升高。

本次事件中，5名病例临床表现除发热和皮肤焦痂外，其余临床表现均以非特异性表现为主，而临床实验室检查提示均有不同程度的血小板计数减少和肝、心损害表现，仅依据目前的数据资料尚不能确诊恙虫病。

问题6：为明确诊断，应考虑进行哪些实验室检测？

参考答案：

(1) 血清学检测（外斐氏反应和间接免疫荧光试验）。

(2) 病原核酸检测（PCR检测、测序）。

(3) 病原体分离培养（动物分离、组织细胞分离、鸡胚培养）。

为尽快明确诊断，广州市CDC对患者血标本进行了外斐氏反应和PCR检测，而病原体分离培养因实验室基础条件的限制未开展。相关实验室检测结果如表5-21-1。

表5-21-1 5例病例外斐氏反应和PCR检测结果

姓名	样本名称	采样时间	外斐氏反应			东方体PCR
			OX19	OX2	OXK	
余某	血	5月22日	<1:40	1:40	1:80	阴性
廖某	血	5月22日	<1:40	1:40	1:80	阴性
	焦痂	5月22日	—	—	—	阴性
	血	5月24日	<1:40	1:40	1:80	阴性
	血	5月25日	<1:40	1:40	1:80	—

续表 5-21-1

姓名	样本名称	采样时间	外斐氏反应			东方体 PCR
			OX19	OX2	OXK	
廖某	血	5月28日	<1:40	1:40	1:80	—
	血	5月29日	<1:40	<1:40	1:40	—
	血	5月30日	<1:40	<1:40	1:40	—
何某	血	5月24日	<1:40	1:40	1:80	阴性
	血	5月24日	<1:40	1:40	1:80	—
黄某	血	5月24日	<1:40	1:40	1:80	阴性
	血	5月25日	<1:40	<1:40	1:80	—
	血	5月25日	<1:40	<1:40	1:80	—
陈某	血	5月29日	1:80	1:80	1:320	—

"—"表示未做该项目。

问题7：什么是外斐氏反应？外斐氏反应在恙虫病诊断过程中有什么临床意义？
参考答案：

外斐氏反应：指用与立克次体有共同菌体抗原的变形杆菌 OX19、OX2、OXK 进行非特异性凝集反应，检测病人血清中有无立克次体抗体。外斐氏反应亦称变形杆菌凝集试验，用以诊断流行性斑疹伤寒、恙虫病等急性传染病。

临床意义：人体被立克次体感染后，血清中逐渐产生相应抗体，该抗体在发病后 5~12 天出现，至数月后基本消失，一般凝集价在 1:160 以上或病程中效价明显上升有诊断意义。在恙虫病诊断中，OXK≥1:160 有诊断意义，该抗体在恙虫病发病第 1 周仅 1/3 的病例呈阳性反应，至第 2 周阳性率可达 90%，第 4 周后阳性率开始下降，2~3 个月后转为阴性，因此抗体检测的采样时机特别重要。

出现发热、皮疹的疾病或传染病种类多样，为进一步明确该起公共卫生事件是由恙虫东方体引起，需要对一些可能的症状接近或类似的疾病进行鉴别。

问题8：恙虫病的诊断应与哪些疾病进行比较鉴别？
参考答案：

恙虫病的诊断应与下列疾病进行比较鉴别：斑疹伤寒、登革热、流行性出血热、疟疾、钩体、伤寒、皮肤炭疽、败血症、粟粒性肺结核。

市 CDC 除了对患者标本进行外斐氏反应和 PCR 核酸检测外，还对患者的相关标本进行了登革热、钩体、出血热抗体、疟疾和伤寒病原体以及粒细胞无形体和新型布尼亚病毒 PCR 检测，同时也排除了皮肤炭疽、败血症和粟粒性肺结核的可能。

同时,病例的流行病学调查显示,与5例病例同住家属均未出现类似症状,5例病例互不相识,家庭现住址相隔较远,但发病前均有晓港公园活动史。其中陈某(患者5)为晓港公园卫生清洁人员,自述病前在焦痂部位有虫叮咬史。另外4名病例病前有晓港公园锻炼和散步活动史。

综合5例病例的特异性焦痂、高热、急性发病和初步的临床实验室结果和外斐氏反应结果以及流行病学调查,初步认为该起事件所涉及的5例病例为恙虫东方体感染的可能性较大,同时可能是一起有共同暴露场所的聚集性恙虫病疫情。

问题9:为评估该起聚集性疫情规模,应该对哪些人群重点关注?如何主动搜索可能病例?
参考答案:
(1)与患者同住、共同生活的家属。
(2)与患者经常在公园一起活动的朋友或市民。
(3)公园内从事清洁、保洁和管理的全部工作人员。
(4)周边各医疗机构门诊和住院的发热、皮疹或有皮肤损害的患者。

二、疫源地调查

晓港公园工作人员共107名,包括行政及服务人员35名、卫生清洁工人34名、绿化工人24名和保安14名,其中除1名卫生清洁工人(患者5,陈某)被广州市第八人民医院诊断出患"恙虫病"外,其余人员无可疑临床表现,对经常在公园内活动的市民随访调查也未发现相类似的病例。

而对周边医疗机构门诊和住院病例的调查除报告的5例病例外,还主动搜索发现了与晓港公园相关的病例6例。与晓港公园相关病例见表5-21-2。

表5-21-2 与晓港公园有关联的恙虫病病例一览表

编号	姓名	性别	年龄	职业	发病日期	报告日期	转归	晓港公园活动史
1	廖某	男	57	离退休人员	5月15日	5月22日	好转	是
2	余某	女	76	离退休人员	5月12日	5月22日	22日死亡	是
3	黄某	女	71	离退休人员	5月16日	5月24日	25日死亡	是
4	何某	女	73	离退休人员	5月15日	5月24日	24日死亡	是
5	陈某	女	47	公园工人	5月17日	5月23日	好转	是
6	谭某	女	44	待业	5月12日	5月27日	好转	是
7	周某	女	61	离退休	5月21日	5月26日	好转	是

第五章 昆虫类突发公共卫生事件

续表 5-21-2

编号	姓名	性别	年龄	职业	发病日期	报告日期	转归	晓港公园活动史
8	彭某	女	53	离退休	5月23日	5月27日	好转	是
9	李某	男	61	家务	5月24日	5月29日	好转	是
10	孙某	女	58	家务	5月28日	5月30日	好转	是
11	蒙某	男	83	离退休	5月25日	5月31日	好转	是

因此，晓港公园可能是本次恙虫病聚集性可能的危险场所，为及时有效地控制疫情，市、区 CDC 立即对晓港公园开展调查。

经初步调查，了解到晓港公园的基本信息：公园位于广州市海珠区前进路，总面积约 $0.17 km^2$，每日入园人数约 1.2 万人次。院中有湖水、草地、灌木丛、竹林等生态环境，有利于媒介昆虫的生长繁殖。公园内除四害工作由 JNZJ 街道消毒杀虫站负责。此外，据园方透露，园内平时有不少放养的流浪猫在活动。

问题 10：若计划对该起事件所涉及的场所晓港公园开展危险因素调查，应从哪几方面开展？

参考答案：
(1) 公园内鼠类的种类、密度及带菌状况。
(2) 公园不同区域恙螨种类、数量、分布及带菌状况。
(3) 公园内工作人员的感染状况及抗体水平。
(4) 公园内放养猫的数量和感染状况调查。

根据公园的分布及相关患者在公园内的具体活动地点，市、区 CDC 制定了现场防控工作实施的方案，及时评估公园内可能的高危风险点，并进行了现场防鼠灭螨的应急处置措施，并对相关标本进行采样，经过调查，采集公园工作人员血清标本 66 份，外斐反应全部阴性。采集公园流浪猫血标本 6 份和游离恙螨 105 只，PCR 检测结果均为阴性。

问题 11：确定该公园可能为该起聚集性事件的危险场所，应该采取哪些防控措施和建议？

参考答案：
(1) 及时制定和组织有效防鼠灭螨措施。
(2) 对一些恙螨可能聚集的生活场所（草坪）进行围网，设置警示标识，提醒游客禁止入内活动。
(3) 对烧烤场、乒乓球场等重点区域进行防鼠灭螨工作。
(4) 对公园内的流浪猫进行管理。
(5) 进行公园内恙虫病感染风险的宣传，提高群众的防病意识。

三、媒体应对

该事件发生后，网络媒体不断出现广州恙虫病夺人性命的媒体报道。

1. 广州出现3例恙虫病死亡个案 去草地当心恙虫（新快报，2013-06-08）

5月以来，广州又进入了恙虫病高发期。昨日市民尧小姐就向新快报报料称，她母亲于5月中旬感染了恙虫病，直至昨天才基本痊愈出院。广州市疾病预防控制中心监测数据显示，今年上半年广州已累计上报了100多例恙虫病个案，且进入5月份后数量呈上升趋势。专家提醒市民，若出现高烧、焦痂等恙虫病症状，应及时就医。病例：根据臂上瘢痕确诊，5月16日下午，尧小姐的母亲陈奶奶突然发高烧，浑身无力且一直出大汗，病情在20日加重。几经周折，尧小姐把母亲送到广东省人民医院治疗。陈奶奶向医生回忆，发病前自己手臂上起过一个水疱，但一摸水疱就破了，最后形成一个像被烟头烧过一样的凹进去的瘢痕，一碰就痛。根据这一线索，医生很快确诊陈奶奶得了恙虫病，那块瘢痕就是恙虫咬出来的"焦痂"。

2. 恙虫病广州再夺一命 死者发病前去过同一公园（广州日报，2012-05-30）

记者昨日从广州医学院第二附属医院获悉，连日来备受关注的恙虫病日前再夺一命，死亡的是一名70多岁的阿婆。和前两个死亡病例相似的是，这位阿婆发病前同样去过晓港公园，入院时已经连续发烧多日，病情严重，最终于上周五因多器官衰竭死亡。

据介绍，广州医学院附属第二医院接连收治了4名怀疑被恙虫叮咬后发病的患者，其中3人死亡。目前仍在广州医学院附属第二医院接受治疗的是一位57岁的男性，据他陈述，发病前曾在晓港公园湖边的草地旁拉二胡。这名病人已经于上周五从重症监护中心转入感染科普通病房进行治疗，目前已退烧，病情比较稳定。

又讯 陈阿姨（化名）算是在晓港公园恙虫病重症患者中"杀出重围"活了下来。昨日记者在广州市第八人民医院见到了陈阿姨，目前她已可以下地走动，但肝功能还是因病受到不小损害。考虑到她是一名辛苦的川籍环卫工人，医院对其治疗费用给予了一定减免。

3. 孕妇晓港公园感染恙虫病 大人救活胎儿不保（南方都市报，2012-06-16）

5月12日，在公园石凳上坐了一会，就被恙虫咬伤了。怀孕2个月的黄小姐一度非常危殆，人最后虽救下了，可胎儿却因用药太多被迫放弃。对其流行病学调查显示，这一次，还是广州晓港公园。而从5月下旬开始，广州市先后有多名市民因在晓港公园草地活动后感染恙虫病。3位阿婆因错过最佳治疗时间、合并有其他基础病死亡。"其实我就去了一趟晓港公园，其间就坐在一棵榕树下的石凳上休息，距离草地还有点距离，就这样都中招了……"黄小姐很是疑惑，据她回忆除5月12日去过一次晓港公园，也没能感觉到被虫子叮咬过。不想10天后的21日，突然出现了持续高热、胃口不好、呕吐等症状。由于除发热外的其他早期表现太像孕后反应了，黄小姐和家人都未曾引起足够重视。可连续看了多家医院一直未能很好解决发热问题，又拖延了一个星期才被转送到广东省中医院治疗。

入院时她已发热多天，血小板持续下降、凝血功能迅速恶化。全身出现瘀斑瘀点，呼吸急促，同时有皮疹，腹股沟有恙虫病主要特征——焦痂。加之流行病学调查证实去过晓港公园，黄小姐很快被诊断为恙虫病。

随后病情变得更为糟糕，呼吸功能衰竭得特别厉害，肝功能也出现损害，被转入ICU治疗。广东省中医院重症医学科主任张敏州表示，鉴于患者当时凝血功能极差，任一小伤口都可能引发大出血，医院先期对其进行了保胎治疗。在病情稳定后，鉴于治疗期间用了许多药物、激素，只能建议其做引产手术，放弃这个孩子。医院在稳定了大人的病情之后，对胎儿实施了引产手术。

4. 雨后放晴去草地当心恙虫（新快报，2013-06-08）

记者昨日从广州市疾病预防控制中心了解到，今年上半年，各大医院上报的恙虫病个案已逾百例。5月份开始进入雨季，恙虫病个案数量呈上升趋势，比平时多了4倍。

广州市疾病预防控制中心副主任杨智聪介绍，今年恙虫病病例数量与往年差不多，不算太严重；雨后潮湿，恙虫会频繁出没，病例数量有所上升也是正常现象。

广州市疾病预防控制中心提醒市民，雨后初晴的几天最好不要坐在草地上，到草地活动最好穿上长裤，避免被恙虫叮咬。特别是小孩，被虫子叮咬后很容易被忽视。

专家称，恙虫病是一种常见病，通常死亡率较低，可预防，也可用抗生素治疗，无须恐慌，但人被恙虫叮咬后会发烧，最高可能达到40℃，如果没有及时就诊，或者被误诊，就有可能死亡。

5. 广州恙虫病今年无明显增加（南方都市报，2012-06-16）

据广州市疾病预防控制中心最新统计数据显示，截至目前，广州一共发生恙虫病100多例。中心副主任杨智聪表示，该疾病为广州地区常见虫媒传染病，以往每年发病数约为400例，今年并无明显增加。

6. 生物学专家：并非晓港公园恙虫特别多（信息时报，2012-05-31）

广州医学院病原生物学教研室马长玲副教授认为，恙虫咬人并非晓港公园特别多，"恙螨多滋生在潮湿隐蔽的草丛，我往年曾听说白云区的山上以及流花公园也出现过类似病例"。

广州中医药大学微生物与寄生虫学教研室主任邝枣园教授，广东省预防医学会微生物免疫学会常委、广州医学院副教授吴爱武都表示，晓港公园并非特别多发地区。

广州市第八人民医院感染科主任王建此前接受媒体采访时也表示，今年有收治从化、天河、增城等地的恙虫病患者，并非只有海珠区发现此病。

众专家表示，恙虫病可防可治。马长玲认为，疾病预防控制中心发布的消息只是说几个病人的共同点是到过晓港公园,并不能确定就是在晓港公园被咬,"还要检测晓港公园周边的老鼠,以确定是否携带立克次体病毒",现在下结论为时过早。

预防恙虫病的方法:
(1) 外露的皮肤及衣服涂抹含10%～30%避蚊胺的驱蚊剂。
(2) 穿浅色长袖衫及长裤。避免在矮树丛中歇息或躺卧。
(3) 避免把衣服挂在草丛或树上。
(4) 避免碰触小径沿边的长草。
(5) 避免喂饲或接近流浪狗。
(6) 进行户外活动时避免涂抹带气味的化妆品如香水、护肤露。
(7) 定期替宠物除虫。
(8) 定期检查宠物的寝具及除虫。
(9) 保持处所整洁。
(10) 定期修剪植物,尤其是处所内的草。

以上信息的及时报道,令全市市民对恙虫病的疫情态势、对健康的危害以及如何有效预防被恙虫叮咬而感染发病起到了积极作用,同时也给该起公共卫生事件的应急处置创造了良好的舆论环境。

问题12:面对网络、媒体的报道,为减轻社会公众恐慌,应该如何应对?
参考答案:
(1) 进行积极的媒体沟通。
(2) 向媒体公布疫情,缓解公众压力。
(3) 向媒体公布全市疫情概况以及历年的疫情监测,让公众对恙虫病疫情有一个全面的认识。
(4) 声明本次疫情引发的聚集性疫情和死亡病例是融合了一些其他因素引起的,如对象均是高年龄组,大多有基础性疾病等。

问题13:简述在该起事件中媒体应对的策略和原则。
参考答案:
(1) 媒体应对危机处理的基本原则:积极、主动、及时、冷静、真实、灵活。
(2) 媒体见面时应注意以下几点:①要对方提前提供访谈提纲和访谈邀请函;②做简要的自我介绍;③控制大局并提供资料;④态度亲切有礼貌、有耐性;⑤传达信息要精简清晰;⑥答案要明确扼要;⑦不要说谎、猜测和推测;⑧集中注意访谈者;⑨不要提出个人意见。

进行媒体沟通要讲究一定的应对策略和原则,有效的媒体应对将会有利于公共卫生事件的有效处置。在前期初步的流行病学调查的基础上,为缓解公众压力,CDC和医疗机构在对恙虫病的预防、控制和危害等方面与媒体记者进行了积极有效的沟通。

第三部分　结　论

　　5月25日，广州市CDC组织专家进行了案例分析，认为这是一起恙虫病聚集事件，晓港公园是本次事件的主要场所，并对疫情控制提出了具体措施。市CDC消毒杀虫和传染病防控专家到晓港公园指导灭鼠和灭螨工作。主要从以下几个方面开展现场防控：

　　(1) 市、区立即联合行动开展重点区域灭鼠灭螨工作。市、区当天立即联合行动对晓港公园重点区域清除杂草、填平坑洼，以增加日照，降低湿度，使之不适于恙螨的生长繁殖。对不能除草的区域可用化学杀螨剂喷洒。同时采取以环境治理为基础，药物毒杀为重要手段的综合措施控制鼠的密度。特别应加强烧烤场、乒乓球场等重点区域的灭鼠灭螨工作。

　　(2) 追踪病例家属及晓港公园工作人员的健康状况及感染状况。

　　(3) 加强宿主动物和媒介监测工作。已要求海珠区CDC近期在晓港公园及周围环境附近开展宿主动物与媒介监测工作，应在27日前完成首次宿主动物监测工作，并采集鼠肝、鼠脾、鼠肺、鼠肾、鼠血和体外寄生虫标本，送市CDC开展相关实验室监测工作。同时做好环境媒介恙螨的监测工作。

　　(4) 做好公众健康教育工作。市CDC正紧急制作恙虫病防治知识画册和海报，于26日前下发海珠区进行公众宣传教育。同时，在中心外网开展恙虫病防治知识宣传。

　　(5) 市CDC全程参与疫情调查和控制工作，在病例调查、媒介控制等具体技术细节方面将加大对海珠区的支持。同时继续密切关注市内恙虫病疫情的动态情况，一旦发现异常情况，将及时采取措施并予以报告。此外，市CDC将疫情向省CDC通报，并要求各区CDC近期加强监测。

　　通过调查发现，公园内烧烤场附近的流浪猫可能是本次恙虫病聚集性疫情的传播宿主，因此在疫情处置过程中，要准备对公园内的流浪猫进行捕杀和清理，但该措施受到动物保护组织和协会人士的一致反对，在这样的环境下，不得不考虑采取另外的防控措施。

问题14：动物保护与人类防病之间的关系应如何应对？
参考答案：
　　该起疫情怀疑与公园内的流浪猫有一定关系，但没有直接的证据表明就是因为猫导致本起事件的发生，可能只是其中的一个危险因素。因此，如果采取直接扑杀清理的防控措施可能会引发动物保护组织和爱心人士的一致反对。在这样的情况下，应该采取另外的措施解除猫只可能的传播风险，比如捕获公园内的流浪猫，使用灭虫药物进行洗澡、杀虫，处理完成后可以把相应的猫只进行转移，这样可以避免直接的冲突发生。同时该项措施可以与动物保护组织和爱心人士进行全面的沟通，争取他们的合作与配合，从而使整个措施能够得到顺利实施。

经过各部门的积极有效的防控，采取防鼠灭螨的综合防控措施后，晓港公园相关恙虫病病例一共报告了 11 例，5 月 25 日相关部门介入调查之后，在公园活动或共同暴露的恙虫病病例发病数迅速降低，仅有 1 例病例发病时间是在现场处置之后发生的，其余病例发病时间均在现场介入处置之前，5 月 31 日后再无相关病例报告，提示该起聚集性疫情得到了有效控制。见图 5-21-1。

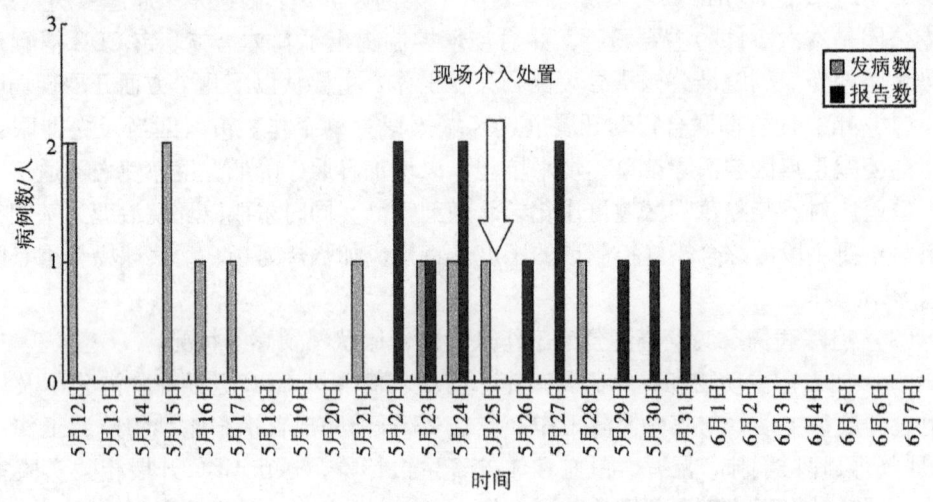

图 5-21-1　报告病例发病时间分布及防控措施效果评估

问题 15：该起事件应急处置过程中存在哪些不足，对今后类似事件的应急处置有何指导意义？

参考答案：

虽然本次事件从流行病学调查角度发现各患者均有晓港公园活动史，存在一定的空间活动聚集现象，从而推测所涉及病例存在共同的感染来源，但患者血标本和焦痂标本中 PCR 检测结果阴性，也为分离获得恙虫东方体病原体，在公园内捕获的传播媒介恙螨标本中病原体核酸和病原体分离培养也均为阴性，从而无法确定患者与恙螨间病原体的关联，也无法确定本次聚集性事件病原体的基因型别。

此外，在血清学监测方面，由于血标本采集的数量、时机的局限性，各患者外斐氏反应除 1 例滴度为 1∶320 有诊断意义外，其余均为 1∶80 以下，诊断意义不显著，事件的最终判断是结合患者特异性焦痂、流行病学史和各类实验室检测结果综合判断的。

因此，在今后类似事件的处置中，需要充分考虑各类标本的有效采集和实验室检测，这样才能对现场防控更具有指导意义。

晓港公园暴发该起聚集性恙虫病疫情，经过积极有效的处置后，疫情得到了及时控制，但恙虫病是广州自行特别规定需要进行呈报的传染病之一，每年均有较多的病例报告，但多以散发为主。因此，为了解广州市不同地区、不同季节恙虫病病人的临床特征、鼠种和恙螨种类、数量、分布及病原体携带情况，市 CDC 计划在全市开展一次恙虫病的专项调查，以评估全市恙虫病疫情严重程度和风险。

问题16：为评估全市恙虫病疫情严重程度和风险，计划在全市开展恙虫病感染风险专项调查，因此需要制订一份全市专项调查方案。请问该方案应该从哪些方面开展？
参考答案：
（1）不同季节病例临床特征调查。
（2）现症病例病原体携带调查。
（3）宿主动物调查（鼠血、鼠内脏和鼠恙螨携带调查）。
（4）外环境媒介恙螨分布、活动及生态调查。
（5）恙虫病东方体分子流行病学调查。

（罗雷　杨智聪）

点评：

突发公共卫生事件都是民众关心、媒体关注之事，正确引导媒体、做好风险沟通十分重要。此案例不但做好了疫情调查和疫点处理等专业工作，而且对媒体的应对也把握较好，既不掩盖信息，也积极地引导群众正确认识和预防恙虫病，这是科学防控传染病的有效做法。

参考文献

[1] 张萌,王显军,赵仲堂,等. 中国恙虫病流行态势及预防控制 [J]. 中华流行病学杂志, 2011, 32（4）：419-423.
[2] 马亦林. 传染病学 [M]. 4版. 上海：上海科学技术出版社, 2005：407-415.
[3] 彭文伟. 传染病学 [M]. 6版. 北京：人民卫生出版社, 2005：118-121.
[4] 冯婷,杜宇,周宇辰,等. 广州老年人恙虫病50例临床分析 [J]. 热带医学杂志, 2008, 8（8）：819-820.
[5] 胡文穗,李美霞,梁会营,等. 广州地区2006—2010年恙虫病流行病学特征分析 [J]. 动物医学防制, 2012, 28（5）：522-524.
[6] 王珊珊,黄佳亮,苏建新,等. 广东省硇洲岛恙虫病疫源地的证实 [J]. 热带医学杂志, 2008, 8（1）：58-60.

案例 22
寄生于蠹虫的球腹蒲螨引发的幼儿皮炎暴发

学习目的

- 掌握昆虫性皮炎的发病特征。
- 掌握统计图表的正确使用。
- 掌握流行病学病因分析方法的应用。
- 了解昆虫性皮炎的控制措施。

第一部分 背　景

一、首次报告

2009年4月22日下午3时，广州市白云区CDC接到某幼儿园报告，该幼儿园近日出现多例"皮疹"患儿。经电话初步核实后，区CDC会同区人民医院有关医师前往该园进行调查处理。

> 问题1：区CDC接到报告电话时，应首先向报告人了解哪些主要信息？
> 参考答案：
> （1）询问报告人姓名、联系电话。
> （2）疫情发生时间、地点、目前发病人数、波及人口。
> （3）主要症状体征、初步诊断、当前医疗救治情况等。
> （4）做好值班记录。
> （5）已采取措施。

初次到达现场后了解的情况是：首发病例为该幼儿园中（2）班一4岁男童，4月9日在脖子、背部、腰部及手部出现红色丘疹，伴痒感。11日到区医院就医，诊断为"丘疹性荨麻疹"，经医生开药膏涂擦后治愈。此后，班级内陆续出现多例类似病例。

调查组调查发现，4月9—22日，该幼儿园共发现35例"皮疹"患儿，主要分布在中（2）班、大（1）班。患儿自诉大部分是在午睡起来后，发现颈背部有痒的感觉。区人民医院临床医师初步诊断为"丘疹性荨麻疹"，考虑可能由尘螨叮咬所致。

区CDC提出控制建议：①要求该园做好晨检和午检，了解近期缺勤儿童缺勤的原因，每天报告新发现的病例；②减少集会，保持课室通风；③在园内进行杀灭害虫措施，用开水烫洗卧席、床板、坐椅等用具，以杀灭螨虫及虫卵等；④建议患儿去医院诊治。

二、再次报告

4月28日下午5时，该幼儿园又报告新增4例出疹儿童。区CDC将情况报告区卫生局和广州市CDC。4月29日上午，广州市CDC、广州市皮肤病防治所、白云区卫生局、白云区CDC、白云区人民医院等单位有关专家前往现场进行调查处理。

> 问题2：赴现场调查处理前，应做哪些准备工作？
> 参考答案：
> （1）人员准备：①组成现场调查组，人员一般应包括流行病学、实验室、临床、健康教育与心理干预、消毒杀虫等专业人员，必要时还可增加其他专业和管理人员。②现场调查组应有负责人，组织协调现场的调查工作，调查组成员应明确各自的职责。
> （2）资料和物资准备：①赴现场前应准备必要的资料、物品，包括调查表（必要时根据现场实际，设计调查表）、调查器材。②采样和检测设备、相应的试剂和用品。③现场用预防控制器材、药品、个人防护用品。④相关的专业资料、现场联系信息、电脑、照相机、交通工具等。

第二部分 现场调查

2009年4月29日、5月20日，广东省、广州市、白云区CDC先后2次到达现场进行流行病学调查。

一、基本情况

该幼儿园为一私立全日制幼儿园，位于广州市白云区黄石西路某楼盘，建筑面积1 498 m^2，为一栋2层高独体楼。环境良好，室内较宽敞，通风与采光俱佳，室外有绿化地、幼儿活动场所和设施。全园现有托幼儿童194人，教职员工35人，有1位专职保健医生。托幼儿童被分在大班、中班、小班、小小班和混龄班等7个班。

问题3：如何进行疫情核实？

参考答案：

核实诊断主要通过检查病例、查阅病史及核实实验室结果进行。核实诊断包括：

（1）收集病人的基本情况，如年龄、性别、地址、职业等，及发病日期、发病人数、人群分布，对疫情做出初步描述。

（2）收集病人的症状、体征和实验室资料。

（3）收集与疾病传播、流行有关的因素，如经水、食物、空气、昆虫等传播媒介的相应信息。根据临床表现、实验室检查与流行病学资料进行综合分析做出判断。

二、临床特征

市、区 CDC 4 月 29 日到幼儿园，现场检查了 24 名患儿、2 名患病老师。主要体征为背部、颈部、手臂和腿部出现红色斑丘疹，新鲜皮疹为梭形、中间有针尖大小丘疹或丘疱疹的风团，皮疹处有抓痕，恢复期皮疹只看到针尖大小瘢痕。皮疹有瘙痒感但无痛感，在患处涂抹药膏后症状缓解，病程一般持续 3～4 天。所有患者均无发热、腹泻及上呼吸道感染等症状。未出现危重住院病例。部分患儿有重复感染现象，可见有新发皮疹和恢复期皮疹并存。

经临床专家诊断为"丘疹性荨麻疹"，初步判断与螨虫叮咬有关。

三、病例分布

根据患者症状，调查组将 4 月以来园区皮肤出现红色斑丘疹者均作为调查病例。经过调查，该园共发现此类病例 100 例，其中幼儿 89 例，罹患率为 45.88%（89/194）；老师 11 例，罹患率为 31.43%（11/35）。患儿及患病老师的家庭成员中均未发现有类似病例。部分患儿放假期间症状已好转，但去幼儿园后再次发病。

1. 发病时间分布

首发病例发病时间是 4 月 9 日，至 5 月 19 日该园病例发病时间分布见表 5-22-1。

表 5-22-1 某幼儿园丘疹性荨麻疹病例发病时间分布

发病时间	病例数/人	发病时间	病例数/人
4 月 9 日	1	4 月 22 日	2
4 月 10 日	1	4 月 23 日	14
4 月 13 日	5	4 月 24 日	15
4 月 14 日	6	4 月 27 日	4
4 月 15 日	4	4 月 28 日	2
4 月 16 日	6	5 月 11 日	5
4 月 17 日	4	5 月 12 日	13
4 月 20 日	4	5 月 18 日	5
4 月 21 日	4	5 月 19 日	5

问题4：根据上表应选用哪种类型统计图更合适？请作图。
参考答案：
应选择直方图。

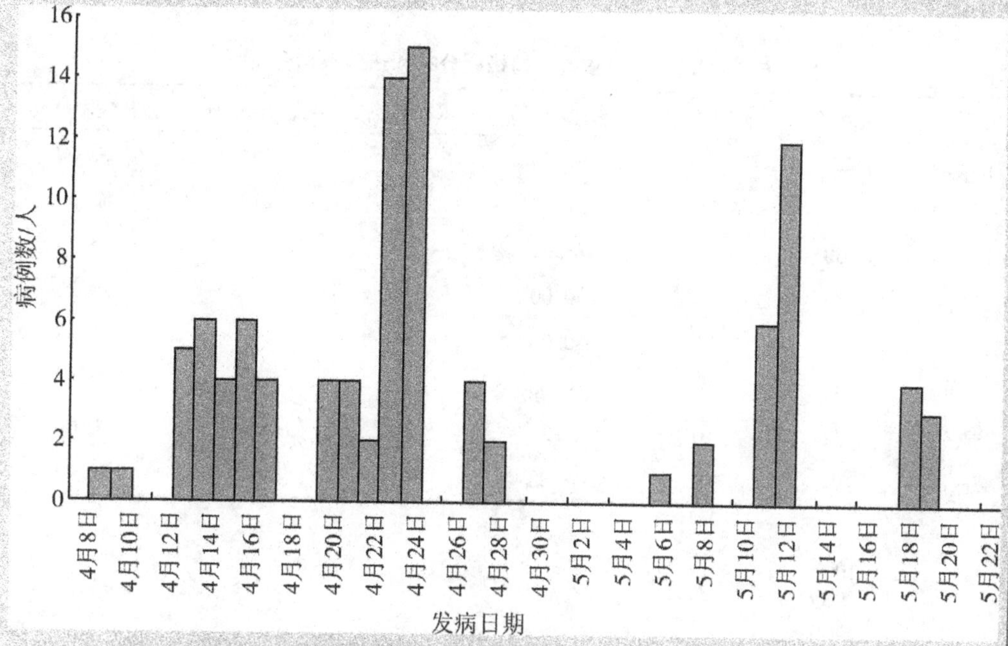

某幼儿园丘疹性荨麻疹发病时间分布

问题5：根据发病时间分布图，请对发病情况进行描述。
参考答案：
本次疫情持续时间长，出现二次发病波峰，发病仍在继续。提示疫情尚未得到有效控制措施。
思考：可能的原因是什么？

2. **人群分布**

89例幼儿病例中男44例（占49%），女45例（占51%），年龄最小3岁，最大6岁。老师病例11例全为女性。

3. **班级分布**

全园7个班及老师均有病例发生，其中大（1）班最多，有28例，占28%；其次为中（2）班，21例，占21%。

四、班级环境情况

该幼儿园各班均有独立的教室和卫生间，但各班寝室与活动室为同一间房间，睡床为木板床,在幼儿活动时被层层叠放于房间墙边,睡觉时才摆放到地面。床上用品由家长每周带回家清洗。但现场察看幼儿所坐木椅发现,大部分木椅有被虫蛀现象,虫洞周围有白色粉状物,形似虫粪。被虫蛀木椅班级分布和班级病例分布见表5-22-2、图5-22-1。

表5-22-2 被虫蛀木椅班级分布和班级病例分布

班级	总数/人	病例数/人	罹患率/%	木椅数/张	虫蛀椅数/张	虫蛀率/%
中(2)	23	21	91.30	25	25	100.00
大(1)	32	28	87.50	33	21	63.64
中(1)	30	7	23.33	32	30	93.75
小小	16	8	50.00	24	5	20.83
小(2)	30	12	40.00	34	6	17.65
小(1)	31	3	9.68	32	4	12.50
混龄	32	10	31.25	32	0	0.00
合计	194	89	45.88	212	91	42.92

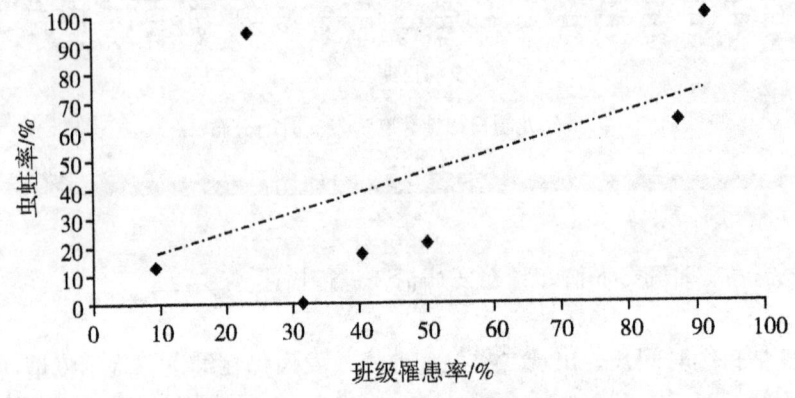

图5-22-1 各班罹患率与虫蛀率相关散点图

问题6:根据表2数据,如何进行统计分析?
参考答案:
　　进行相关性分析。($r = 0.96$, $P < 0.01$)
　　思考:可否进行卡方分析?为什么?

五、病因调查

4月29日、5月12日、5月20日,省、市、区CDC先后3次到现场进行病因调查并采集有关标本进行检查。

4月29日，因主要考虑为尘螨叮咬的因素，故重点采集了幼儿床铺、墙脚、窗台粉尘标本5份，用透明胶粘贴幼儿寝具等，但均未检出尘螨等节肢动物及其残肢。

5月4日后幼儿园又陆续出现皮炎病例。5月12日再次调查该园课室、活动室及寝室环境卫生，发现幼儿睡的床架周围卫生较差，床架脚、床框及周围有头发及垃圾，寝室角落有垃圾及小昆虫，对床架脚、床框及周围环境进行采样，未发现尘螨及其他致敏性昆虫。

幼儿园近一段时间未进行过室内装修等工程，园内、外未见明显鼠迹，也未见流窜猫、狗等小动物作巢的痕迹，室内亦未见有适合尘螨、粉螨等滋生的场所与物品。同时调查幼儿园周围环境树木、草丛以及周边工厂、仓库等场所，未发现可疑的化学及生物性致病因素，临近的仓库场所工作人员也未发现有皮疹患者，基本排除环境化学物质的污染可能。

5月20日，调查组第三次到现场调查时发现幼儿坐的木椅有大量的虫蚀情况，拍打木椅出现较多的虫蚀粉末和蠹虫尸体，即采集虫蚀粉末3份、收集部分蠹虫尸体进行检查。蠹虫尸体经鉴定为加州粉蠹（Trogoxylon aequale），并在这批蠹虫尸体中发现一种寄生性螨虫，该螨虫寄生于蠹虫的成虫体内（图5-22-2），虫体非常细小，半透明状，有足4对，可见有腹部膨大呈球状的虫体（图5-22-3），经查阅相关资料，鉴定为球腹蒲螨（Pyemotes ventricosus），属于真螨目蒲螨科蒲螨属。

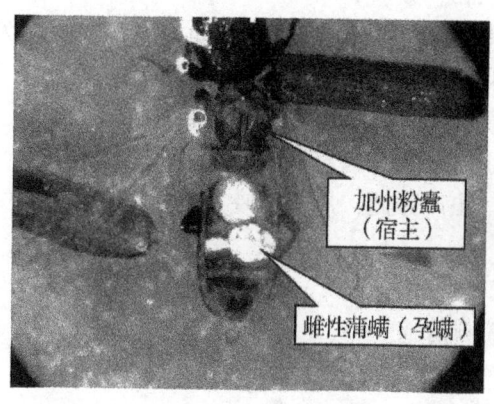

图5-22-2 寄生于加州粉蠹腹内的蒲螨

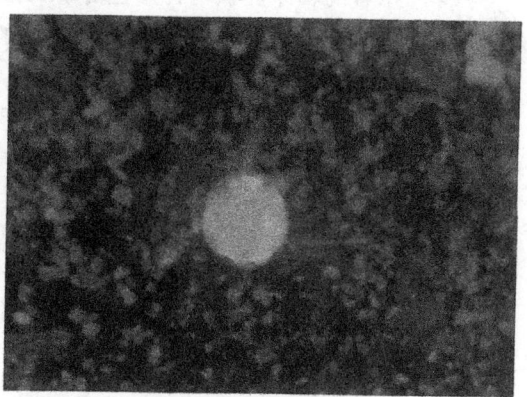

图5-22-3 游离的妊娠蒲螨

问题7：能引起昆虫性皮炎的常见昆虫有哪些？
参考答案：
能引起昆虫性皮炎的常见昆虫主要有：隐翅虫、粉螨、尘螨、小麦寄生螨、革螨、茶毒蛾、桑毛虫等。

现今几乎都认为丘疹性荨麻疹发病与昆虫叮咬有关，被节肢动物类数次叮咬之后则可致病，多数认为属于迟发性变态反应。蒲螨属于节肢动物类，部分种类具有重要的医学意义，叮咬人体后可引发皮炎。球腹蒲螨是最为常见的蒲螨，分布广泛，是昆虫的天敌，在自然界寄生于一些鳞翅目、膜翅目、鞘翅目等仓储害虫体上。当人们接触这些螨类寄生宿主的物品时，就可能受到这种蒲螨的侵袭，并在短时间内引起荨麻疹样皮炎。浮尘中的球腹蒲螨可随风飘扬至较远处，使附近人群受到侵袭。有关蒲螨引起皮炎已有报道，球腹蒲螨引起皮炎暴发也有报道，但主要发生在农作物收获季节搬运农作物的农民、工人等人群中。广州也曾报道过1例婴儿蒲螨皮炎个案，患儿家庭以生产沙发床垫为主要职业，调查时发现患儿母亲也感染了类似皮炎，怀疑患儿发病与环境接触物有关。然而发生在幼儿园的球腹蒲螨引起皮炎暴发还鲜有报道。

第三部分 结 论

一、调查结论

经多次现场流行病学调查，结合疾病的临床特征和实验室检验结果，综合分析认为，此次疫情是一起由球腹蒲螨叮咬引起的丘疹性荨麻疹的暴发，原因是由于球腹蒲螨的寄生致蠹虫死亡，大量的蠹虫死亡后，蒲螨便离开蠹虫游离于环境中，叮咬幼儿引起皮炎，导致暴发。而蒲螨则是由蠹虫带入幼儿园的。主要依据为：

（1）患者的临床症状与丘疹性荨麻疹症状相一致。
（2）患者家人均无发病，部分患儿放假期间症状已好转，但到幼儿园后又再次发病。提示致病因素在幼儿园内，疾病为非传染性。
（3）班级罹患率与班级木椅虫蚀率有显著相关性，虫蚀率高罹患率亦高。
（4）从疫情现场采集的标本中，检出蠹虫，并在蠹虫尸体中检出寄生的球腹蒲螨。
（5）此次疫情发生于春夏之交，正处于螨虫产卵期，易于叮咬人引起发病。

二、控制措施

针对以上调查结论，调查组相应提出了控制措施。

问题8：根据此次病情现状，可提出什么控制措施？
参考答案：
（1）室内外杀虫。
（2）清洁室内外环境卫生。
（3）卧具及课桌椅暴晒、杀虫，更换虫蚀课椅等。
（4）注意个人卫生。

4月29日上午，由市、区CDC、医院等单位专家组成的调查组经过调查，基本排除了经饮用水、食物污染及室内空气污染等因素，认为是由"螨虫叮咬引起的丘疹性荨麻疹"聚集性疫情。病例持续发生与早期控制措施落实不到位及公共用品、个人物品杀虫不彻底有关。因此，再次强调加强如下措施：

(1) 停止全园性的集体活动,发病较多的班级停课1周。
(2) 减少集会,加强教室通风换气。
(3) 大搞园内清洁卫生,清洁擦洗相关物品。
(4) 用开水烫洗睡床及床上用品,以杀死尘螨的虫卵。停课班级的床铺、课桌椅及玩具全部放到天台暴晒。
(5) 患儿及时到医院诊治。可用5%硫黄炉甘石洗剂清洗患处。口服复合维生素B防止尘螨叮咬。
(6) 做好晨检、午检记录及因病缺勤汇总登记。

5月20日,调查组在进一步排除幼儿园周边环境化学物质及其他生物致病因素可能污染的情况下,根据现场调查时发现幼儿坐的木椅有大量的虫蛀现象,判断为"生物性昆虫引发的皮炎"。建议:①立即将全部木椅更换为塑料椅;②木桌注意清查,有虫蛀及时更换;③床板及床上用品等请专业机构清洁、杀虫(被单,被套等高温处理),建议更换床上用品;④加强健康教育宣传。老师、幼儿要勤洗手,注意个人卫生,保持室内通风。

5月22日,市CDC在从虫蛀木椅中发现的蠹虫尸体内检出寄生的球腹蒲螨。至此,疫情的致病因素被最终确定。经过及时治疗患儿、全园彻底更换小木椅为塑料坐凳、全面清洗寝具、清理环境、杀虫灭螨等措施,21日以后再无新发病例出现,疫情得到控制。

三、经验与教训

此次疫情历时长达42天(图5-22-4),有9名儿童出现反复感染;罹患率高,幼儿罹患率45.9%,老师罹患率31.4%,班级罹患率最高达91.3%;但病情较轻,无重症并发症和住院病例,所有患者无发热、腹泻及上呼吸道感染等症状;发病有明显聚集性。经过多次现场调查,最终确定致病因子,使疫情得到控制。

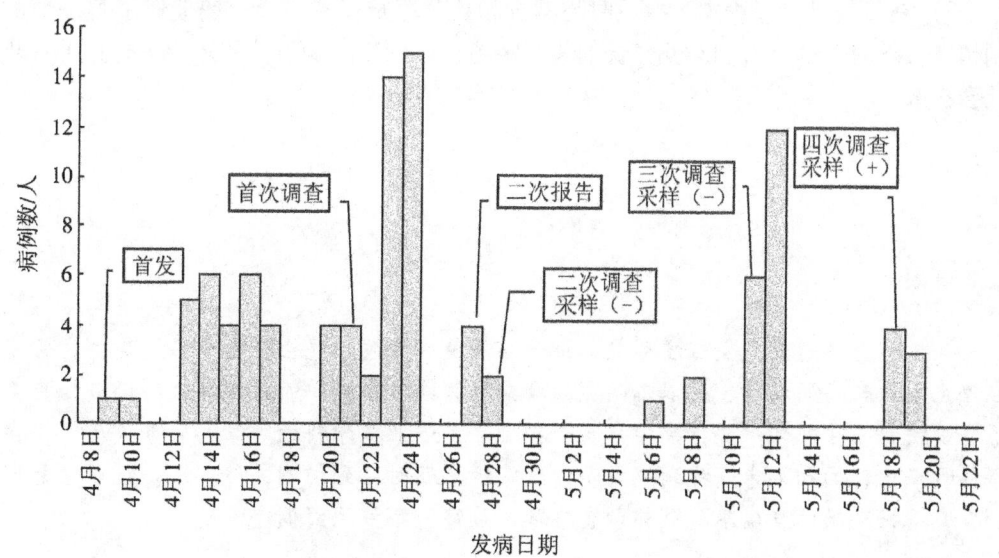

图5-22-4 某幼儿园丘疹性荨麻疹发病时间分布

问题9：根据上述疫情发生、现场调查的过程，分析此次疫情处置有什么经验与教训？

参考答案：

(1) 报告不及时。

(2) 多次调查未能确定病因，缺乏针对性措施，疫情难以控制。

(3) 流行病学病因调查既要多方位考虑，又要细致观察。

此次疫情虽然临床诊断明确，但疫情并未得到及时控制，致使疫情持续发生，使幼儿园、医疗机构、疾病预防控制机构、卫生行政部门等增加了工作压力，也给儿童家长带来了心理上的紧张。综合分析事件的主要教训和经验启示有如下几点：

(1) 主要教训。

1) 早期幼儿园发现并报告疫情不及时，直到发病35例、疫情发生14天才向CDC报告。

2) 由于初期将杀灭尘螨作为主要措施，忽视了其他的致病因素，使得疫情处置不到位，达不到控制效果。

3) 虽然进行了多次现场调查，也排除了部分相关的致病因素，但未能及时发现确切的致病因子，无法采取有针对性的控制措施，致使疫情不能迅速得到控制。

(2) 经验启示。

1) 及早发现并报告疫情，是控制疫情的重要环节。

2) 即使对疾病的临床诊断是正确的，但在采取措施后疫情仍不能被有效控制时，应及时调整处置思路，多方位地考虑可能的致病因素，尽快查明病因，提出针对性措施，这是有效处置疫情的关键。

3) 在疫情处置过程中，要及时与园方和幼儿家长保持沟通，使他们了解疫情的控制情况，随时化解园方和幼儿家长的紧张情绪，以利于减少事件的影响，防止进一步向社会扩散。

(王玉林)

点评：

此案例是一起因昆虫叮咬引起的群体性皮炎的暴发，昆虫性皮炎暴发事件常常发生在卫生条件较差的场所，并以不明原因疾病报告疾控机构。而该类事件的调查处置需要综合皮肤科、生物学、流行病学、媒介控制等多专业多学科的专家共同查找原因。在本事件调查中，因初期未查到病因而导致疫情未及时得到控制，经过调查组多次赴现场调查，根据现场的发现不断调整调查思路，最终将事件原因调查清楚了。

参考文献

[1] 姚永政,许先典. 实用医学昆虫学 [M]. 2版. 北京:人民卫生出版社,1982.

[2] 何巨堂,南兴远,安熙兰,等. 甘肃某县家贮小麦寄生螨引发皮炎调查研究 [J]. 现代预防医学,2009,36 (5):959-960.

[3] 崔玉宝. 蒲螨与人类疾病 [J]. 昆虫知识,2005,42 (5):592-594.

[4] 周冼苡,于娜沙. 婴儿蒲螨皮炎1例 [J]. 临床皮肤科杂志,2003,32 (7):405-406.